U0209628

大众健康理论与实践研究

魏烨　董好杰　李昊泽　著

人民体育出版社

图书在版编目（CIP）数据

大众健康理论与实践研究 / 魏烨, 董好杰, 李昊泽
著. -- 北京 : 人民体育出版社, 2021 (2023.12重印)
ISBN 978-7-5009-6088-1

Ⅰ.①大… Ⅱ.①魏… ②董… ③李… Ⅲ.①保健—
研究 Ⅳ.①R161

中国版本图书馆CIP数据核字(2021)第201220号

*

人 民 体 育 出 版 社 出 版 发 行
北京中献拓方科技发展有限公司印刷
新 华 书 店 经 销

*

787×960　16开本　17.75印张　300千字
2021年10月第1版　　2023年12月第2次印刷

*

ISBN 978-7-5009-6088-1
定价：88.00元

社址：北京市东城区体育馆路8号（天坛公园东门）
电话：67151482（发行部）　　　邮编：100061
传真：67151483　　　　　　　　邮购：67118491
网址：www.psphpress.com
（购买本社图书，如遇有缺损页可与邮购部联系）

前　言

　　随着生活水平的提高和卫生知识的普及，人们对自身的健康水准和生命价值的要求越来越高，人们关切的医疗课题不再只是治疗已出现临床症状的病人，而是研究"未病之人"的健康促进和疾病预防与控制，达到早期发现、早期治疗的目的，也就是"预防重于治疗"。因此，我们研究了民众亚健康状况，并运用运动生理学、运动训练学、运动心理学方面的知识解析了人体健康机制，提出了健康促进策略。当然，随着我国经济的发展和人民生活水平的提高，人口年龄谱与疾病谱发生了改变，社会对运动康复的需求会逐年增多，因而，我们运用运动健康理论构建了大众运动康复模式，并提出了发展中国特色的大众运动康复途径。

　　随着社会结构体系的调整，民众由于社会竞争压力、环境污染、现代文明综合征而导致的失健人群比例增高。许多过去的老年病症，现在已经频频发生在中年甚至青少年身上，随着我国人口老龄化程度的加深，老年人口的健康问题也呈现日益严重的趋势，已成为影响中国当前及未来社会经济发展的重大问题。此外，久治不愈慢性病、生活方式病、心理障碍、残疾、急性病恢复期等失健人群的康复和干预，会随着社会的发展而需求倍增，增加了健康产业的人口基数，也为健康产业提供了良好的市场前景。因此，我们通过分析健康产业状况和发展规律，论述了我国健康产业发展模式和思路。

本书由河南科技大学魏烨撰写前言、第一章、第六章、附件，董好杰撰写第七、第八章（第一～七节）、参考文献，李昊泽撰写第二、第三、第四、第五章、第八章（第八、九节）。

目　录

第一章　大众亚健康

第一节　亚健康概况及研究对象和方法

一、亚健康的提出

亚健康指非病非健康状态，是介于健康与疾病之间的状态，无器官质性病变，但有功能性改变，故又有"疲劳综合征""第三状态""中间状态""游离（移）状态""灰色状态"等称谓。

亚健康在临床上常被诊断为疲劳综合征、内分泌失调、神经衰弱等，其在心理上的具体表现是精神不振、健忘、失眠、情绪低沉、反应迟钝、烦躁、焦虑不安、抑郁等，在生理上则表现为疲乏无力、气短、腰酸腿疼等。此外，还有可能出现类似心血管系统疾病的症状，如心悸、心律不齐等。现代生活综合征、双休日综合征、空调综合征、大楼综合征、信息焦虑综合征、时间紧迫综合征、富贵病综合征等形形色色的与现代生活有关的病症都属于此列。

二、国内外亚健康人群概况及研究状况

根据2016年世界卫生组织报告，全球亚健康人数超过60亿，占全球总人口的85%。中国亚健康人数约9.5亿，占国内总人口数的70%。亚健康问题的普遍存在也使得人们对健康保障越发重视，未来与健康相关的民生产业将迎来更加快速的发展[1]。可见，亚健康是21世纪威胁人类健康的重大问题，已成为不可忽视的社

---

[1] 互联网+康养 全方位覆盖亚健康人群需求［EB/OL］. http://finance.eastmoney.com/a/201901241033-803632.html.

会问题，必须予以高度重视。

1989年，美国建立慢性疲劳综合征中心研究所，2004年，大大小小的慢性疲劳综合征研究所已遍及全美92%的城市，发展非常迅速。近年来，日本、瑞典等国家规定国民从中年就开始进行专项健康调控。

中国对亚健康的研究起步较晚且不够完善，还有很多课题需要我们去探索。

三、课题的提出

处在亚健康状态中的人在生活、工作、学习方面的压力非常大，他们常常感到身体疲惫、虚弱不堪，生存质量大幅下降，亚健康已成为不可忽视的社会问题，必须予以高度重视。人如果长期不能摆脱亚健康状态，就会成为许多疾病的诱因。这种被称为"身心疾病"的现代社会疾病，发病的原因不再是单纯的感染或营养因素，而是涉及自然、社会、精神及身体等多方面因素，治疗也变得异常复杂。

据统计，美国每年有600万人被怀疑处于亚健康状态，亚健康状态严重影响着患者的生命质量，西方国家对亚健康问题的研究较多地从医学领域查找原因，在细菌感染、免疫系统抑制、内分泌代谢失调等方面考虑过多，但过于局限，轻视了亚健康问题形成的社会心理、环境因素和生活方式的影响。在制定干预对策上也是强调单纯的医学手段治疗效果并不太理想，主张以合理运动法（运动处方）的方式预防和控制亚健康。

收集近8年来有关亚健康治疗的论文，经分析发现，非药物治疗是亚健康治疗的趋势。

据北京和广州亚健康门诊医院的部分医生讲述，近80%的亚健康患者靠药物治疗，效果不太好，目前，非药物综合治疗方法最流行。从社会、心理、生理等方面多角度调控亚健康患者比单纯药物治疗效果要好。2005年雷欣教授运用综合物理康复治疗亚健康在状态患者112例，有效率100%。

综上所述，非药物调控和治疗亚健康是今后康复医学发展的一个方向。亚健康是多种致病因素综合作用的结果，单纯生物医学的方法很难解决。所以我们应从多因素角度分析其深层的社会、心理、生理等方面的综合原因，探求调控中、小城市亚健康人群非药物治疗方法是目前的重大课题。

四、研究对象和方法

（一）研究对象

河南省中小城市和市、县辖区共25个（地级市有开封、洛阳、平顶山、安阳、鹤壁、新乡、焦作、濮阳、许昌、漯河、三门峡、南阳，县级市有新郑、登封、荥阳、卫辉、辉县、灵宝、义马、邓州、禹州、长葛，县有伊川、汝阳，市辖区有偃师），九类职业人群（18～57岁），将高校教师群体从专业技术人员群体予以分离（高校教师是亚健康的高发群体），根据地理位置、人口分布和区域经济发展的特点，采取按职业群体分层随机抽样（参考《城市人的理性化与现代化》）和陆学艺的研究中涉及城市职业群体的部分及本课题组所做的实证调查的职业分类[1]，将社会职业人群分为九类职业群体的方法展开研究。

（1）公务员群体：我国的国家公务员是指各级国家行政机关中除工勤人员以外的工作人员。

（2）经理人员群体：指在企业和部分事业单位（银行等）中非业主身份的中高层管理人员，是因拥有部分权力资源而对职能组织的人力物力资产有一定的支配权，同时也分享少量的决策权的人。这个社会阶层主要包括全民企业单位、企业化事业单位中行政级别为中层领导干部，但不包括主要经营管理人，如公有制企业的厂级领导属于领导干部阶层；也不包括混合经济、私营企业、三资企业的私有资产出资人、老板等，他们属于私营企业主阶层。

经理人员群体的特点是在非公有制企、事业中，他们不是出资人或股东，而在公有制企、事业中，虽然不是企、事业的主要领导，但他们对企、事业享有一定（甚至较大）的经营管理权，而且他们的文化素质较高。

（3）私营企业主群体：指拥有私人资本和固定资产，并雇佣职工进行经营以获取利润的人员，在我国私营企业中，企业主不仅是所有者，也是经营者。

---

[1] 陆学艺. 当代中国社会阶层研究报告 [M]. 北京：社会科学文献出版社，2002：13-68.

私营企业主阶层指的是直接或间接拥有中等以上规模的经济资源的人。按照我们的标准来衡量，除了私营企业主外，这个社会阶层的成员还包括其他非公有制经济中拥有中等规模的经济资源的企业主、投资商、企业股东、债券经营者等。

（4）专业技术人员群体：指在各种经济成分的机构中专门从事各种专业性工作和科学技术工作的人员。专业技术人员阶层是拥有较多文化资源的阶层，由从事专业技术工作且已被评定专业技术职称或被聘任一定专业技术职务的人员所组成的社会阶层，具体包括工程技术人员、农业技术人员、科研人员（含自然科学研究人员、社会科学研究人员及实验技术人员）、卫生技术人员、民用航空飞行技术人员、船舶技术人员、经济业务人员、会计人员、统计人员、翻译人员、图书资料管理人员、档案管理人员、文博人员、新闻出版人员、律师、公证人员、广播电视播音人员、工艺美术人员、艺术人员等（本课题规定：不包括教师）。

（5）企业职员群体：指协助企业党政机关、企业单位的领导处理日常行政事务的专职办公人员。各种所有制企业单位中的基层管理人员和非专业性办事人员。

（6）商业服务业员工群体：指在商业和服务行业中从事非专业性的、非体力的和体力的工作人员。

（7）产业工人群体：指在第二产业（工业、建筑业）中从事直接和辅助性生产的体力、半体力劳动的人员。具体构成包括：国有、集体企业单位的工人；原国有、集体企业改制由国家或集体控股的有限公司的工人；三资企业和私营企业的雇工；乡镇企业工人和部分农民工。

（8）大学生：现拥有高校学籍的大学生。

（9）高校教师：现在高校从事教学职业的教师。

（二）研究方法

1. 文献资料法

查阅CNKI、人大复印资料、超星电子图书库、中小城市社区与本课题有关的论文和其他相关文献资料，为本课题的研究提供翔实的资料。

2. 专家访谈法

走访部分高校和社会相关部门在此方面研究经验丰富的研究员，从中获得大量详细的资料，为本课题研究、分析提供理论依据。

3. 问卷设计与抽样调查

制定《河南省中、小城市和县、市辖区亚健康调查表》（见附件），该表经有关专家修订后使用。问卷抽样采取聚类分层抽样的方法，其中在问卷调查时，对于部分文化程度较低、个人填写困难的人，采取由相关人员问答式填写。

（1）调查问卷的制定及诊断标准确立：在总结前人研究成果的基础上，参照陈青山等人主持的亚健康课题组研制的调查问卷及其诊断标准，并结合河南省的文化、经济等特点自行设计调查问卷及诊断标准，经河南科技大学第三附属医院和新疆医科大学有关专家修改并应用Delphi评价制定。

（2）亚健康问卷内容：16项症状归为4类综合症状，即躯体性亚健康5项（疲劳、头痛或头晕、懒怠、不能解释的全身肌肉不适感、咽部有异物感）；心理性亚健康6项（心烦意乱、孤独感、焦虑、精力不集中、睡眠不好、感觉能力差）；情感性亚健康3项（对周围事物不感兴趣、情绪低落、情绪不稳定）；社会适应性亚健康2项（有厌倦工作感、人际关系易紧张）。并规定在一年时间内持续2个月以上出现所列16项症状中的1项以上者，即为亚健康（前提条件是：去医院看病但未确诊的情况下）。

（3）促成亚健康的主要成因：

①社会因素：社会转型期所引起的突出问题，因调节不当所带来的一系列心理（生理）问题。如现代生活节奏快，知识更新快，竞争激烈，给人们带来的风险和压力等；因家庭经济问题引起的突出问题，如教育、住房等带来的一系列心理（生理）问题。

②生活因素：主要是指不良的生活方式所引起的身体突出不适感。如长期不合理的饮食结构和不健康的饮食习惯，无规律的生活方式，缺乏适量运动，大量吸烟和酗酒所带来的一系列心理（生理）问题。

③人际关系因素：主要指不良的人际关系问题所带来的一系列心理（生理）问题。

④环境因素：主要指周围的不良环境，对人体危害所带来的一系列心理（生理）问题。如光、噪声、电磁波辐射、化学污染、光污染、室内外空气污染、生活或工作空间环境不佳（空间过于狭小）等。

4. 问卷调查法

课题组针对河南省25个中、小城市、县、市辖区的九类职业群体进行了问卷调查，调查前先对河南科技大学的400名学生进行培训，随后对调查对象进行随机问卷调查，共发放问卷11479份，回收9164份，回收率79.83%，有效问卷8240份，有效率89.92%。

5. 访谈法

学生及研究员直接进入当地调查对象的生活中，观察、访谈，取得有关当地人亚健康的第一手资料，访谈人数为1201人。

6. 数理统计法

统计数据运用spss 11、Excel软件对调查结果进行统计分析处理。

7. 逻辑分析法

运用统计结果，对现状进行逻辑分析，提出对策。

第二节　大众亚健康概况及因素分析

一、结果与分析

（一）九类职业群体亚健康状态的现状分析

从图1-1可以看出，高校教师亚健康状态率最高，企业职员群体亚健康状态率最低。所调查的九类职业群体基本上包括了除社会最底层、少年儿童和老年人群体之外的所有中间群体。高校教师亚健康状态率是74.17%，可见高校教师的身体状况不容乐观，经理人员群体、专业技术人员群体、公务员群体和私营业主群体亚健康状态率分别是67.20%、66.51%、63.47%、61.34%，说明此四类职业群体也是亚健康状态发生的高发人群，九类职业群体中，企业职员群体亚健康状态率最低，但也达到了28.03%，其他三种职业群体亚健康状态率在42.83%～51.91%之间，说明此三种职业群体的亚健康状况问题也不容忽视。

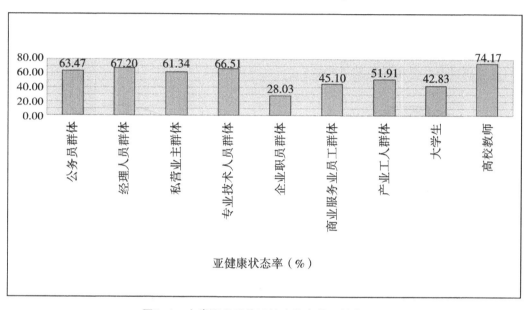

图1-1　九类职业群体亚健康状态的现状直观图

表1-1　九类职业群体亚健康状态的现状一览表

职业群体人数	公务员群体	经理人员群体	私营业主群体	专业技术人员群体	企业职员群体	商业服务业员工群体	产业工人群体	大学生	高校教师	累计人数		
										总人数	男	女
调查人数	720	945	763	654	742	1102	996	1137	1181	8240	4162	4078
亚健康人数	457	635	468	435	208	497	517	487	876	4580	2747	1833
亚健康率（%）	63.47	67.20	61.34	66.51	28.03	45.10	51.91	42.83	74.17	55.58	66	44.95

（二）亚健康人群亚健康状态率的比较

由图1-2可知，河南中、小城市和县、市辖区九类职业群体亚健康状态率（55.58%）远小于中国保健科技学会国际传统医药保健研究会2002年对市内过百万人口以上的城市调查中，北京居民亚健康状态率（75.31%）、上海居民亚健康状态率（73.49%）、广东居民亚健康状态率（73.41%）[1]，也远小于2002年世界卫生组织公布的调查数据（75%）、2002年《中国国际亚健康学术成果研讨会》公布的数据（70%）。

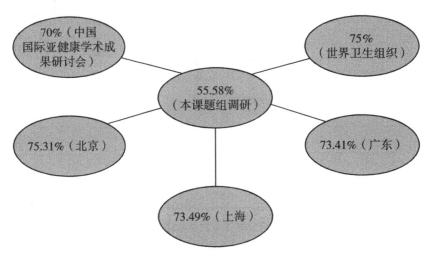

图1-2　本课题调研的亚健康人群亚健康状态率与国内外调研的部分人群亚健康状态率比较

由图1-3可知，本课题组调研河南高校大学生亚健康状态率（42.83%）远小于杨现新（2005）等人对河南省5所普通高校大学生调研的亚健康状态率（78.32%）[2]，以及何万生（2006）等人对武汉市3所大学的大学生调研的亚健康状态率（70.45%）[3]。

［1］陈复平.亚健康概论［M］.北京：中国轻工业出版社，2004：13-68.

［2］杨现新.成年人亚健康现状调查［J］.实用预防医学，2005（6）：1344-1345.

［3］何万生.大学生亚健康的现状分析及预防措施［J］.现代医院，2006（2）：114-115.

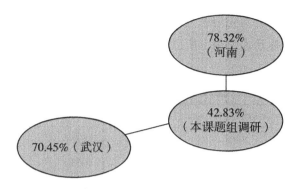

图1-3 国内部分省市的大学生亚健康状态率比较

注：3次调查成果的评价标准不同。

（三）九类职业群体亚健康状态的年龄段特征分析

根据图1-4、表1-2可知，职业群体亚健康状态的年龄段特征呈中间大，两头小的趋势，31～40岁年龄段亚健康状态率最高。31～40岁和41～50岁两个年龄段亚健康状态率分别是69.05%、63.11%，与其他学者调查中青年是亚健康高发人群的结论相符，此两个年龄段的人群，肩负着事业、家庭的双重重担，同时，也是人生发展的最重要的阶段，最易出现亚健康状态。而26～30岁年龄段的人群大多数正处于事业起步、家庭初建阶段，各种因素没有以上两个年龄段的人群事务繁多，所以亚健康状态率稍低，51～57岁年龄段的人群亚健康状态率为48.01%，这与该年龄段人群的各种因素稳定性有关（如家庭、事业、人际关系

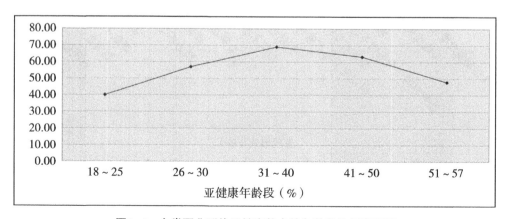

图1-4 九类职业群体亚健康状态的年龄段特征直观图

的平稳性），在18~25岁年龄段人群中，年轻且精力旺盛，对各种因素的应激调控能力也强，同时生活也简单，所以亚健康状态率最低。

表1-2　九类职业群体亚健康状态的年龄段特征一览表

年龄段（岁）	18~25	26~30	31~40	41~50	51~57
调查人数（人）	1261	1896	1525	1548	2010
亚健康人数（人）	504	1081	1053	977	965
亚健康状态率（%）	39.97	57.01	69.05	63.11	48.01

（四）亚健康状态者的亚健康主要表现形式的分析

造成亚健康状态的原因有很多，故亚健康的表现呈多样性，综合多方面因素，课题组把亚健康的表现形式归纳为4个方面，即躯体性亚健康、心理性亚健康、情绪性亚健康、社会适应性亚健康。4580名亚健康状态者的亚健康突出表现形式为疲劳、情绪不稳定、焦虑（图1-5）。

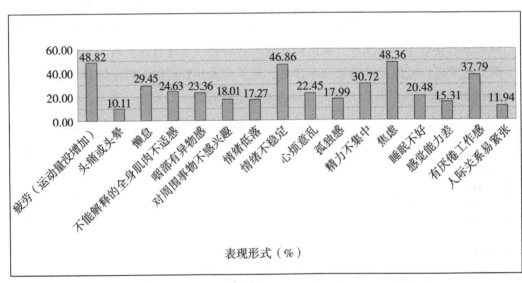

图1-5　亚健康状态者的亚健康主要表现形式的直观图

躯体性亚健康中的疲劳表现形式出现频率为48.82%，排在第一位，而头痛或头晕出现频率是10.11%，出现频率最低，所以躯体性亚健康有慢性疲劳综合征学说论。其余3种亚健康表现形式出现频率基本相当（表1-3）。情感性亚健康主要表现形式是情绪的不稳定，出现频率是46.86%，对周围事物不感兴趣和情绪低落出现频率分别是18.01%、17.27%，情绪亚健康与个体的心理应激反应程度及个性有关（表1-4）。在心理性亚健康表现形式中，焦虑出现频率是48.36%，精力不集中出现频率是30.72%，心烦意乱和睡眠不好出现频率分别是22.45%、20.48%，其他2项表现形式出现频率基本相当，理论认为各种因素应激作用于心理，心理压力累积过大，造成心理失衡，内分泌紊乱，如调控不当，使正常的生理功能失调，心理就会表现出一系列的不良症状（表1-5）。社会适应性亚健康突出表现形式为有厌倦工作感，其出现频率为37.79%，人际关系易紧张出现频率为11.94%。这说明对工作、生活等环境的长期不适应和人际关系不协调易发生社会适应性亚健康（表1-6）。

表1-3　亚健康状态者的躯体性亚健康主要表现形式一览表

表现形式	累计人数（人）	表现率（%）	排序
疲劳（运动量没增加）	2236	48.82	1
头痛或头晕	463	10.11	5
懒怠	1349	29.45	2
不能解释的全身肌肉不适感	1128	24.63	3
咽部有异物感	1070	23.36	4

表1-4　亚健康状态者的情感性亚健康主要表现形式

表现形式	累计人数（人）	表现率（%）	排序
对周围事物不感兴趣	825	18.01	2
情绪低落	791	17.27	3
情绪不稳定	2146	46.86	1

表1-5　亚健康状态者的心理性亚健康主要表现形式

表现形式	累计人数（人）	表现率（%）	排序
心烦意乱	1028	22.45	3
孤独感	824	17.99	5
精力不集中	1407	30.72	2
焦虑	2215	48.36	1
睡眠不好	938	20.48	4
感觉能力差	701	15.31	6

表1-6　亚健康状态者的社会适应性亚健康主要表现形式

表现形式	累计人数（人）	表现率（%）	排序
有厌倦工作感	1731	37.79	1
人际关系易紧张	547	11.94	2

（五）解析亚健康的成因

导致4580名亚健康状态者产生亚健康问题的突出性诱因子是社会因素诱因子（图1-6）。从累计频数率看：社会因素（38.50%）是引发4580名亚健康状态者的最主要的诱因，生活因素（28.72%）排在第二位，人际关系因素（23.32%）

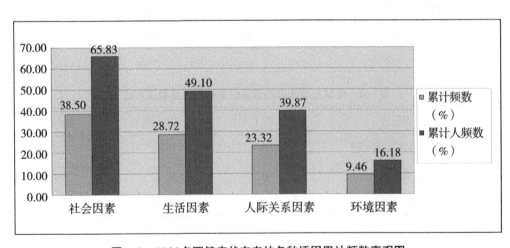

图1-6　4580名亚健康状态者的各种诱因累计频数直观图

排在第三位，环境因素（9.46%）排在最后。从累计人频数率看：社会因素（65.83%）是引发4580名亚健康状态者产生亚健康问题的最主要诱因，生活因素（49.10%）排在第二位，人际关系因素（39.87%）排在第三位，环境因素（16.18%）排在最后（表1-7）。

表1-7 4580名亚健康状态者的各种诱因累计频数一览表

	社会因素	生活因素	人际关系因素	环境因素
累计频数（次）	3015	2249	1826	741
累计频数率（%）	38.5	28.72	23.32	9.46
累计人频数率（%）	65.83	49.10	39.87	16.18

（六）九类职业群体亚健康状态的现状具体分析

1. 公务员职业群体亚健康状态的现状分析

公务员职业群体的亚健康状况的年龄段特征呈"中间高，两头低"的趋势（图1-7）。31～40岁年龄段亚健康发生率最高；其次是41～50岁年龄段，亚健康发生率是66.67%；26～30岁和51～57岁两个年龄段亚健康发生率分别为60.22%、60.19%，18～25岁年龄段亚健康发生率最低（表1-8）。

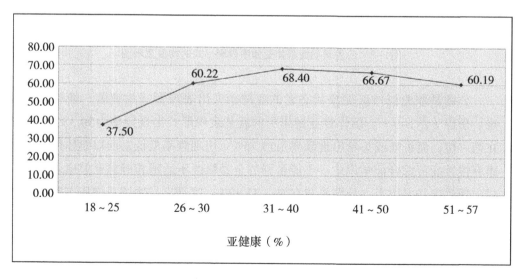

图1-7 公务员职业群体的亚健康状况的年龄段特征直观图

表1-8　公务员职业群体的亚健康状况的年龄段特征状况一览表

年龄段（岁）	18～25	26～30	31～40	41～50	51～57
调查人数（人）	8	274	212	123	103
亚健康人数（人）	3	165	145	82	62
百分比（%）	37.50	60.22	68.40	66.67	60.19
排序	5	3	1	2	4

公务员职业群体的亚健康表现形式：躯体性亚健康（31.42%）排在第一位，情感性亚健康（29.32%）排在第二位，社会适应性亚健康（27.24%）和心理性亚健康（26.00%）分别排在第三、第四位（图1-8）。

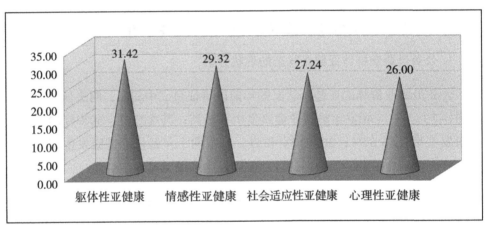

图1-8　公务员职业群体亚健康表现形式的均值直观图

公务员职业群体亚健康状态者的亚健康突出表现形式为疲劳、情绪不稳定、焦虑（图1-9）。躯体性亚健康中的疲劳表现形式出现频率为50.33%，排在第一位，而头痛或头晕出现频率是15.75%，出现频率最低，所以躯体性亚健康有慢性疲劳综合征学说论。不能解释的全身肌肉不适感和懒怠亚健康表现形式出现频率基本相当，分别是38.07%、35.89%，咽部有异物感亚健康表现形式出现频率是17.07%（表1-9）。情感性亚健康主要表现形式是情绪不稳定，出现频率是53.17%，情绪低落和对周围事物不感兴趣出现频率分别是18.60%、16.19%（表1-10）。在心理性亚健康表现形式中，焦虑出现频率是53.61%，精力不集中出现频率是31.29%，孤独感出现频率是25.38%，睡眠不好和心烦意乱分别是17.51%、16.85%，感觉能力差出现频率最低（表1-11）。社会适应性亚健康突出表现形式为有厌倦工作感，其出现频率为34.35%，人际关系易紧张出现率为20.13%（表1-12）。

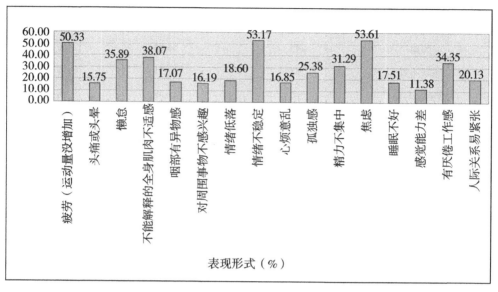

图1-9　公务员职业群体的亚健康因子表现形式直观图

表1-9　躯体性亚健康因子表现形式状况一览表

表现形式	累计人数（人）	百分比（%）	排序
疲劳（运动量没增加）	230	50.33	1
头痛或头晕	72	15.75	5
懒怠	164	35.89	3
不能解释的全身肌肉不适感	174	38.07	2
咽部有异物感	78	17.07	4

表1-10　情感性亚健康因子表现形式状况一览表

表现形式	累计人数（人）	百分比（%）	排序
对周围事物不感兴趣	74	16.19	3
情绪低落	85	18.60	2
情绪不稳定	243	53.17	1

表1-11　心理性亚健康因子表现形式状况一览表

表现形式	累计人数（人）	百分比（%）	排序
心烦意乱	77	16.85	5
孤独感	116	25.38	3
精力不集中	143	31.29	2
焦虑	245	53.61	1
睡眠不好	80	17.51	4
感觉能力差	52	11.38	6

表1-12　社会适应性亚健康因子表现形式状况一览表

表现形式	累计人数（人）	百分比（%）	排序
有厌倦工作感	157	34.35	1
人际关系易紧张	92	20.13	2

引起公务员职业群体亚健康的突出性诱因子是人际关系因素、社会因素（图1-10）。人际关系因素（72.43%）是引发公务员职业群体亚健康的最主要的诱因，其次是社会因素（68.49%），排在第三位的是生活因素（20.57%），环境因素（8.32%）排在最后（表1-13）。

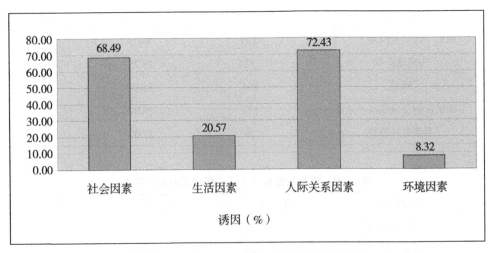

图1-10　公务员职业群体的亚健康诱因直观图

表1-13　公务员职业群体的亚健康诱因状况一览表

诱因	社会因素	生活因素	人际关系因素	环境因素
累计人数（人）	313	94	331	38
累计人数率（%）	68.49	20.57	72.43	8.32
排序	2	3	1	4

2. 经理人员群体亚健康状态的现状分析

经理人员群体的亚健康状况的年龄段特征呈"中间高，两头低"的趋势，但此趋势起伏性不太大（图1-11），18～25岁年龄段（50.00%）亚健康发生率最低，其余4个年龄段的亚健康发生率都在60.00%以上，31～40岁年龄段（76.47%）最高，其次是41～50岁年龄段（72.15%），26～30岁和51～57岁两个年龄段亚健康发生率分别为67.31%、61.80%（表1-14）。

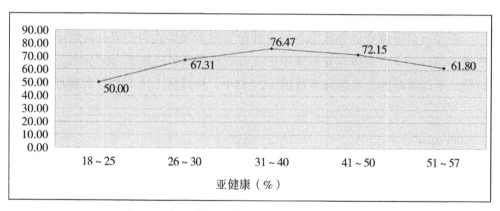

图1-11　经理人员群体的亚健康年龄段特征直观图

表1-14　经理人员群体的亚健康年龄段特征状况一览表

年龄段	18～25	26～30	31～40	41～50	51～57
调查人数（人）	2	52	51	395	445
亚健康人数（人）	1	35	39	285	275
百分比（%）	50.00	67.31	76.47	72.15	61.80
排序	5	3	1	2	4

经理人员群体的亚健康表现形式：情感性亚健康（33.81%）排在第一位，心理性亚健康（29.63%）排在第二位，躯体性亚健康和社会适应性亚健康（25.76%）和（18.90%）分别排在第三、第四位（图1-12）。

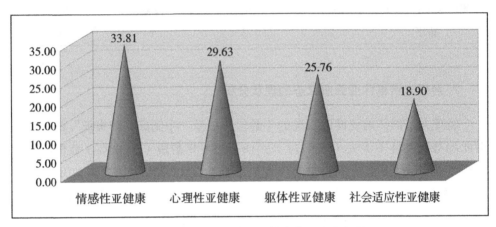

图1-12　经理人员群体的亚健康表现形式直观图

经理人员群体亚健康状态者的亚健康突出表现形式为疲劳、情绪不稳定、焦虑（图1-13）。躯体性亚健康中的疲劳表现形式出现频率为60.94%，排在第一位，不能解释的全身肌肉不适感（22.83%）和懒怠（21.42%）表现形式出现

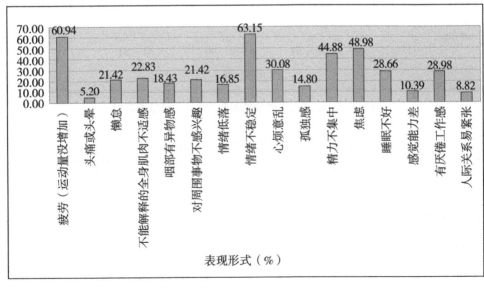

图1-13　经理人员群体的亚健康因子表现形式直观图

频率基本相当，分别排在第三、第四位，头痛或头晕（5.20%）表现形式出现频率最低（表1-15）。

表1-15　经理人员群体躯体性亚健康因子表现形式状况一览表

表现形式	累计人数（人）	百分比（%）	排序
疲劳（运动量没增加）	387	60.94	1
头痛或头晕	33	5.20	5
懒怠	136	21.42	3
不能解释的全身肌肉不适感	145	22.83	2
咽部有异物感	117	18.43	4

情感性亚健康主要表现形式是情绪不稳定，出现频率是63.15%，对周围事物不感兴趣和情绪低落出现频率分别是21.42%、16.85%（表1-16）。

表1-16　经理人员群体情感性亚健康因子表现形式状况一览表

表现形式	累计人数（人）	百分比（%）	排序
对周围事物不感兴趣	136	21.42	2
情绪低落	107	16.85	3
情绪不稳定	401	63.15	1

在心理性亚健康表现形式中，焦虑出现频率是48.98%，排在第一位，排在第二～第四位的是精力不集中（44.88%）、心烦意乱（30.08%）、睡眠不好（28.66%）。孤独感（14.80%）、感觉能力差（10.39%）两个因子出现频率较低（表1-17）。

表1-17　经理人员群体心理性亚健康因子表现形式状况一览表

表现形式	累计人数（人）	百分比（%）	排序
心烦意乱	191	30.08	3
孤独感	94	14.80	5
精力不集中	285	44.88	2
焦虑	311	48.98	1

（续表）

表现形式	累计人数（人）	百分比（%）	排序
睡眠不好	182	28.66	4
感觉能力差	66	10.39	6

社会适应性亚健康突出表现形式为有厌倦工作感（28.98%），其次是人际关系易紧张（8.82%）（表1–18）。

表1–18　经理人员群体社会适应性亚健康因子表现形式状况一览表

表现形式	累计人数（人）	百分比（%）	排序
有厌倦工作感	184	28.98	1
人际关系易紧张	56	8.82	2

引起经理人员群体亚健康突出性诱因子是社会因素（图1–14）。社会因素（65.04%）是引发经理人员群体亚健康的最主要的诱因，人际关系因素（54.08%）排在第二位，排在第三位的是生活因素（53.07%），环境因素（3.94%）排在最后（表1–19）。

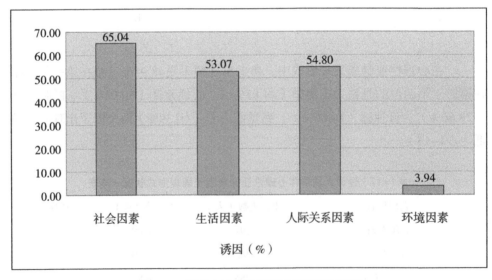

图1–14　经理人员群体的亚健康诱因直观图

表1-19 经理人员群体的亚健康诱因状况一览表

诱因	社会因素	生活因素	人际关系因素	环境因素
累计人数（人）	413	337	348	25
累计人数率（%）	65.04	53.07	54.80	3.94
排序	1	3	2	4

3. 私营业主群体亚健康状态的现状分析

私营业主群体的亚健康状况的年龄段特征呈"人字形"趋势，趋势起伏性较大（图1-15）。31~40岁年龄段（86.11%）亚健康发生率最高，41~50岁年龄段（68.07%）和26~30岁年龄段（63.82%）分别排在第二、第三位，排在第四位的是18~25岁年龄段（50.00%），51~57岁年龄段（45.15%）亚健康发生率最低（表1-20）。

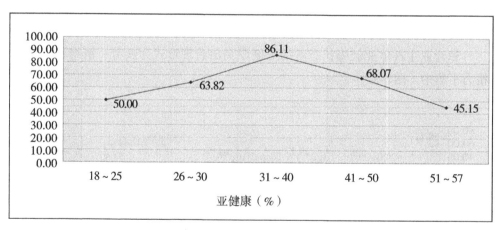

图1-15 私营业主群体的亚健康年龄段特征直观图

表1-20 私营业主群体的亚健康年龄段特征状况一览表

年龄段	18~25	26~30	31~40	41~50	51~57	Σ
调查人数（人）	2	199	144	119	299	763
亚健康人数（人）	1	127	124	81	135	468
百分比（%）	50.00	63.82	86.11	68.07	45.15	61.34
排序	4	3	1	2	5	–

私营业主群体的亚健康表现形式：情感性亚健康（40.17%）排在第一位，心理性亚健康（31.09%）和躯体性亚健康（29.40%）分别排在第二、第三位，社会适应性亚健康（20.83%）排在最后（图1-16）。

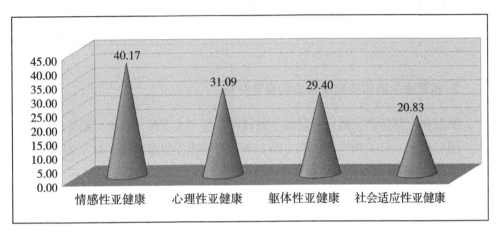

图1-16　私营业主群体的亚健康表现形式直观图

私营业主群体亚健康状态者的亚健康突出表现形式为疲劳、情绪不稳定、精力不集中（图1-17）。

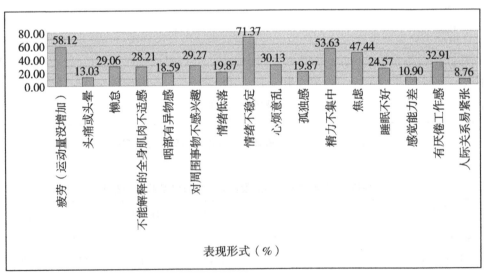

图1-17　私营业主群体的亚健康因子表现形式直观图

躯体性亚健康中的疲劳表现形式出现频率为58.12%，排在第一位，懒怠（29.06%）和不能解释的全身肌肉不适感（28.21%）亚健康表现形式出现频率基本相当，分别排在第二、第三位，咽部有异物感（18.59%）排在第四位，头痛或头晕（13.03%）亚健康表现形式出现频率最低（表1-21）。

表1-21 私营业主群体的躯体性亚健康因子表现形式状况一览表

表现形式	累计人数	百分比（%）	排序
疲劳（运动量没增加）	272	58.12	1
头痛或头晕	61	13.03	5
懒怠	136	29.06	2
不能解释的全身肌肉不适感	132	28.21	3
咽部有异物感	87	18.59	4

情感性亚健康主要表现形式是情绪不稳定，出现频率是71.37%，排在第一位，对周围事物不感兴趣和情绪低落出现频率分别是29.27%、19.87%（表1-22）。

表1-22 私营业主群体的情感性亚健康因子表现形式状况一览表

表现形式	累计人数	百分比（%）	排序
对周围事物不感兴趣	137	29.27	2
情绪低落	93	19.87	3
情绪不稳定	334	71.37	1

在心理性亚健康表现形式中，精力不集中（53.63%）排在第一位，焦虑（47.44%）、心烦意乱（30.13%）、睡眠不好（24.57%）分别排在第二～第四位，孤独感（19.87%）、感觉能力差（10.90%）两个因子出现频率较低（表1-23）。

表1-23　私营业主群体的心理性亚健康因子表现形式状况一览表

表现形式	累计人数	百分比（％）	排序
心烦意乱	141	30.13	3
孤独感	93	19.87	5
精力不集中	251	53.63	1
焦虑	222	47.44	2
睡眠不好	115	24.57	4
感觉能力差	51	10.90	6

　　社会适应性亚健康突出表现形式为有厌倦工作感（32.91％），其次是人际关系易紧张（8.76％）（表1-24）。

表1-24　私营业主群体的社会适应性亚健康因子表现形式状况一览表

表现形式	累计人数	百分比（％）	排序
有厌倦工作感	154	32.91	1
人际关系易紧张	41	8.76	2

　　引起私营业主群体亚健康的突出性诱因子是社会因素和人际关系因素（图1-18）。社会因素（70.94％）是引发私营业主群体亚健康的最主要的诱因，人际关系因素（65.38％）排在第二位，排在第三位的是生活因素（53.42％），环境因素（8.76％）排在最后（表1-25）。

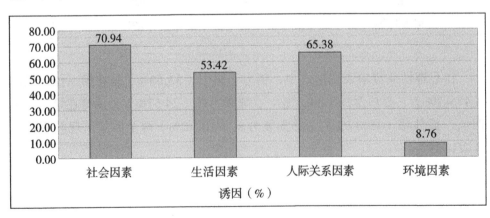

图1-18　私营业主群体的亚健康诱因直观图

表1-25　私营业主群体的亚健康诱因状况一览表

诱因	社会因素	生活因素	人际关系因素	环境因素
累计人数	332	250	306	41
累计人数率（%）	70.94	53.42	65.38	8.76
排序	1	3	2	4

4. 专业技术人员群体亚健康状态的现状分析

专业技术人员群体的亚健康状况的年龄段特征呈"中间高，两头低"的趋势，趋势起伏性较大，表现为中间平缓，两头陡峭低（图1-19）。31～40岁年龄段（78.61%）亚健康发生率最高，41～50岁年龄段（74.05%）和26～30岁年龄段（72.89%）分别排在第二、第三位，排在第四位的是51～57岁年龄段（46.15%），18～25岁年龄段（32.14%）亚健康发生率最低（表1-26）。

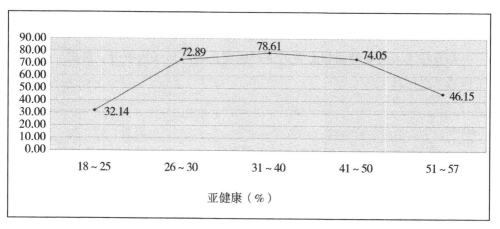

图1-19　专业技术人员群体的亚健康年龄段特征直观图

表1-26　专业技术人员群体的亚健康年龄段特征状况一览表

年龄段	18～25	26～30	31～40	41～50	51～57
调查人数	28	166	173	131	156
亚健康人数	9	121	136	97	72
百分比（%）	32.14	72.89	78.61	74.05	46.15
排序	5	3	1	2	4

专业技术人员的亚健康表现形式：心理性亚健康（31.09%）排在第一位，躯体性亚健康（26.57%）、情感性亚健康（26.51%）和社会适应性亚健康（25.40%）亚健康发生率大体相当，分别排在第二至第四位（图1-20）。

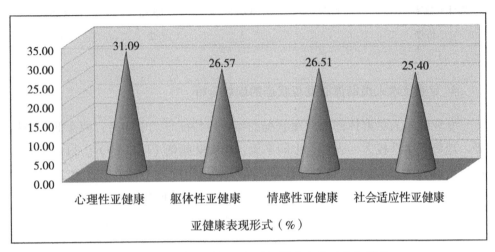

图1-20　专业技术人员群体的亚健康表现形式直观图

专业技术人员亚健康状态者的亚健康突出表现形式为疲劳、焦虑、有厌倦工作感（图1-21）。

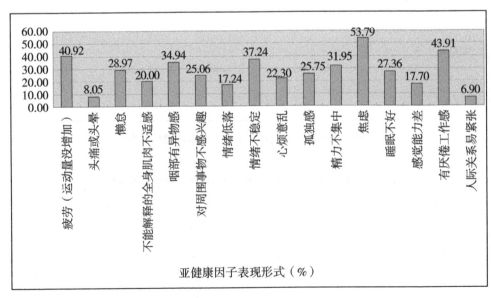

图1-21　专业技术人员群体的亚健康因子表现形式直观图

躯体性亚健康中的疲劳表现形式出现频率为40.92%排在第一位，咽部有异物感（34.94%）排在第二位，懒怠（28.97%）和不能解释的全身肌肉不适感（20.00%）分别排在第三、第四位，头痛或头晕（8.05%）出现频率最低（表1-27）。

表1-27　专业技术人员群体的躯体性亚健康因子表现形式状况一览表

表现形式	累计人数	百分比（%）	排序
疲劳（运动量没增加）	178	40.92	1
头痛或头晕	35	8.05	5
懒怠	126	28.97	3
不能解释的全身肌肉不适感	87	20.00	4
咽部有异物感	152	34.94	2

情感性亚健康主要表现形式是情绪的不稳定，出现频率是37.24%，排在第一位，对周围事物不感兴趣和情绪低落出现频率分别是25.06%、17.24%（表1-28）。

表1-28　专业技术人员群体的情感性亚健康因子表现形式状况一览表

表现形式	累计人数	百分比（%）	排序
对周围事物不感兴趣	109	25.06	2
情绪低落	75	17.24	3
情绪不稳定	162	37.24	1

在心理性亚健康表现形式中，焦虑（53.79%）排在第一位，精力不集中（31.95%）排在第二位，睡眠不好（27.36%）、孤独感（25.75%）、心烦意乱（22.30%）分别排在第三~第五位，感觉能力差（17.70%）出现频率最低（表1-29）。

表1-29　专业技术人员群体的心理性亚健康因子表现形式状况一览表

表现形式	累计人数	百分比（%）	排序
心烦意乱	97	22.30	5
孤独感	112	25.75	4

（续表）

表现形式	累计人数	百分比（%）	排序
精力不集中	139	31.95	2
焦虑	234	53.79	1
睡眠不好	119	27.36	3
感觉能力差	77	17.70	6

社会适应性亚健康突出表现形式为有厌倦工作感（43.91%），其次是人际关系易紧张（6.90%）（表1-30）。

表1-30　专业技术人员群体的社会性亚健康因子表现形式状况一览表

表现形式	累计人数	百分比（%）	排序
有厌倦工作感	191	43.91	1
人际关系易紧张	30	6.90	2

引起专业技术人员群体亚健康的突出性诱因子是社会因素（图1-22）。社会因素（73.10%）是引发专业技术人员群体亚健康的最主要的诱因，生活因素（44.83%）排在第二位，人际关系因素（22.99%）排在第三位，环境因素（5.75%）排在最后（表1-31）。

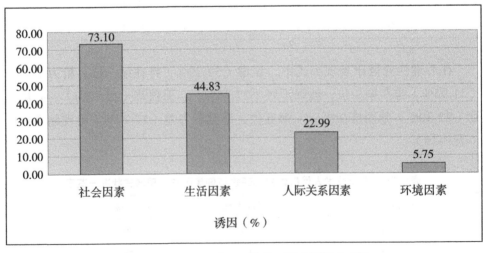

图1-22　专业技术人员群体的亚健康诱因直观图

表1-31　专业技术人员群体的亚健康诱因状况一览表

诱因	社会因素	生活因素	人际关系因素	环境因素
累计人数	318	195	100	25
累计人数率（%）	73.10	44.83	22.99	5.75
排序	1	2	3	4

5. 企业职员群体亚健康状态的现状分析

企业职员群体的亚健康状况的年龄段特征呈"随年龄增大，亚健康发生率变低"的趋势，且起伏性不大，表现平缓（图1-23）。18～25岁年龄段（33.33%）发生率最高，其次是26～30岁年龄段（32.69%）、31～40岁年龄段（29.03%）、41～50岁年龄段（27.91%），51～57岁年龄段（25.97%），亚健康发生率最低（表1-32）。

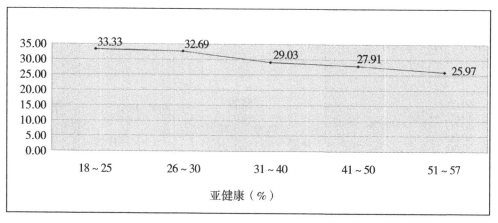

图1-23　企业职员群体的亚健康年龄段特征直观图

表1-32　企业职员群体的亚健康年龄段特征状况一览表

年龄段	18～25	26～30	31～40	41～50	51～57
调查人数	3	104	155	172	308
亚健康人数	1	34	45	48	80
百分比（%）	33.33	32.69	29.03	27.91	25.97
排序	1	2	3	4	5

　　企业职员群体的亚健康表现形式：社会适应性亚健康（44.95%）排在第一位，心理性亚健康（37.66%）和情感性亚健康（34.78%）分别排在第二、第三位，躯体性亚健康（26.25%）发生率最低（图1-24）。

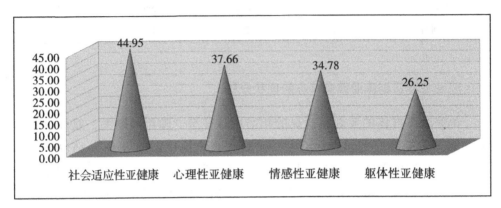

图1-24　企业职员群体的亚健康表现形式直观图

　　企业职员群体亚健康状态者的亚健康突出表现形式为情绪不稳定、精力不集中、有厌倦工作感（图1-25）。

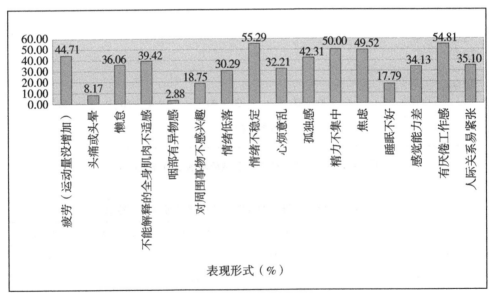

图1-25　企业职员群体的亚健康因子表现形式直观图

躯体性亚健康中的疲劳表现形式出现频率为44.71%排在第一位，不能解释的全身肌肉不适感（39.42%）排在第二位，懒怠（36.06%）排在第三位，头痛或头晕（8.17%）和咽部有异物感（2.88%）出现频率较低（表1-33）。

表1-33 企业职员群体躯体性亚健康因子表现形式状况一览表

表现形式	累计人数	百分比（%）	排序
疲劳（运动量没增加）	93	44.71	1
头痛或头晕	17	8.17	4
懒怠	75	36.06	3
不能解释的全身肌肉不适感	82	39.42	2
咽部有异物感	6	2.88	5

情感性亚健康主要表现形式是情绪不稳定，出现频率是55.29%，排在第一位，情绪低落和对周围事物不感兴趣出现频率分别是30.29%、18.75%（表1-34）。

表1-34 企业职员群体的情感亚健康因子表现形式状况一览表

表现形式	累计人数	百分比（%）	排序
对周围事物不感兴趣	39	18.75	3
情绪低落	63	30.29	2
情绪不稳定	115	55.29	1

在心理性亚健康表现形式中，精力不集中（50.00%）排在第一位，焦虑（49.52%）排在第二位，其次是孤独感（42.31%）、感觉能力差（34.13%）、心烦意乱（32.21%），睡眠不好（17.79%）出现频率最低（表1-35）。

表1-35 企业职员群体心理性亚健康因子表现形式状况一览表

表现形式	累计人数	百分比（%）	排序
心烦意乱	67	32.21	5
孤独感	88	42.31	3
精力不集中	104	50.00	1

（续表）

表现形式	累计人数	百分比（%）	排序
焦虑	103	49.52	2
睡眠不好	37	17.79	6
感觉能力差	70	34.13	4

社会适应性亚健康突出表现形式为有厌倦工作感（54.81%），其次是人际关系易紧张（35.10%）（表1-36）。

表1-36 企业职员群体社会性亚健康因子表现形式状况一览表

表现形式	累计人数	百分比（%）	排序
有厌倦工作感	114	54.81	1
人际关系易紧张	73	35.10	2

引起企业职员群体亚健康突出性诱因子是社会因素（图1-26）。社会因素（70.67%）排在第一位，人际关系因素（55.29%）排在第二位，排在第三位的是生活因素（21.15%），环境因素（14.90%）排在最后（表1-37）。

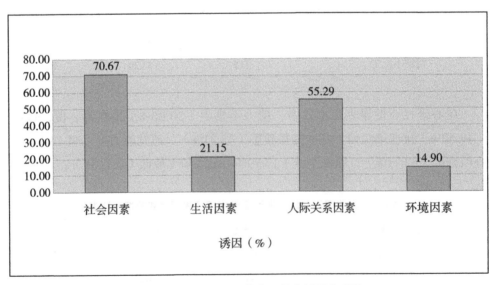

图1-26 企业职员群体的亚健康诱因直观图

表1-37 企业职员群体的亚健康诱因状况一览表

诱因	社会因素	生活因素	人际关系因素	环境因素
累计人数	147	44	115	31
累计人数率（%）	70.67	21.15	55.29	14.90
排序	1	3	2	4

6. 商业服务业员工群体亚健康状态的现状分析

商业服务业员工群体的亚健康状况的年龄段特征呈"随年龄增大，亚健康发生率变高，但51～57岁年龄段稍降"的趋势，趋势起伏性不大，表现平缓（图1-27）。41～50岁年龄段（56.10%）发生率最高，其次是31～40岁年龄段（51.16%）、26～30岁年龄段（45.88%）、51～57岁年龄段（43.53%），18～25岁年龄段（26.00%），亚健康发生率最低（表1-38）。

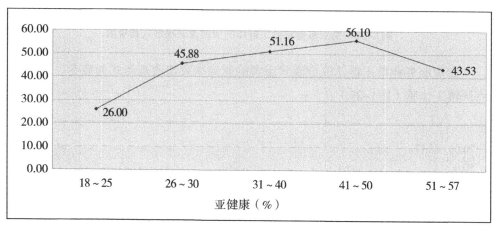

图1-27 商业服务业员工群体的亚健康年龄段特征直观图

表1-38 商业服务业员工群体的亚健康年龄段特征状况一览表

年龄段	18～25	26～30	31～40	41～50	51～57
调查人数	100	704	172	41	85
亚健康人数	26	323	88	23	37
百分比（%）	26.00	45.88	51.16	56.10	43.53
排序	5	3	2	1	4

商业服务业员工群体的亚健康表现形式：躯体性亚健康（38.03%）发生率最高，社会适应性亚健康（34.71%）排在第二位，情感性亚健康（27.16%）和心理性亚健康（26.83%）分别排在第三、第四位（图1-28）。

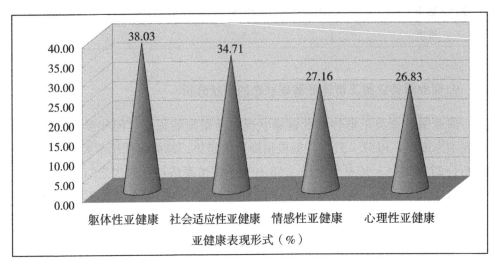

图1-28　商业服务业员工群体的亚健康表现形式直观图

商业服务业员工群体亚健康状态者的亚健康突出表现形式为疲劳、懒怠、有厌倦工作感（图1-29）。

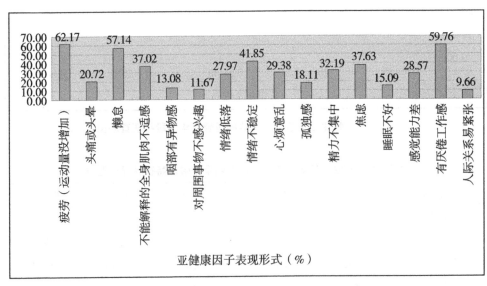

图1-29　商业服务业员工群体的亚健康因子表现形式直观图

　　躯体性亚健康中的疲劳表现形式为（62.17%）排在第一位，懒怠（57.14%）和不能解释的全身肌肉不适感（37.02%）出现频率基本相当，分别排在第二、第三位，头痛或头晕（20.72%）排在第四位，咽部有异物感（13.08%）出现频率最低（表1-39）。

表1-39　商业服务业员工群体的躯体性亚健康因子表现形式状况一览表

表现形式	累计人数	百分比（%）	排序
疲劳（运动量没增加）	309	62.17	1
头痛或头晕	103	20.72	4
懒怠	284	57.14	2
不能解释的全身肌肉不适感	184	37.02	3
咽部有异物感	65	13.08	5

　　情感亚健康的情绪不稳定（41.85%），排在第一位，其次是情绪低落（27.91%），最后是对周围事物不感兴趣（11.67%）（表1-40）。

表1-40　商业服务业员工群体情感性亚健康因子表现形式状况一览表

表现形式	累计人数	百分比（%）	排序
对周围事物不感兴趣	58	11.67	3
情绪低落	139	27.97	2
情绪不稳定	208	41.85	1

　　心理性亚健康主要表现形式是焦虑（37.63%）排在第一位，精力不集中（32.19%）、心烦意乱（29.38%）、感觉能力差（28.57%）分别排在第二～第四位，孤独感（18.11%）、睡眠不好（15.09%）两个出现频率较低（表1-41）。

表1-41　商业服务业员工群体心理性亚健康因子表现形式状况一览表

表现形式	累计人数	百分比（%）	排序
心烦意乱	146	29.38	3
孤独感	90	18.11	5
精力不集中	160	32.19	2

（续表）

表现形式	累计人数	百分比（%）	排序
焦虑	187	37.63	1
睡眠不好	75	15.09	6
感觉能力差	141	28.57	4

社会适应性亚健康突出表现形式为有厌倦工作感（59.76%），其次是人际关系易紧张（9.66%）（表1-42）。

表1-42　商业服务业员工群体的社会适应性亚健康因子表现形式状况一览表

表现形式	累计人数	百分比（%）	排序
有厌倦工作感	297	59.76	1
人际关系易紧张	48	9.66	2

引起商业服务业员工亚健康的突出性诱因子是社会因素（图1-30）。

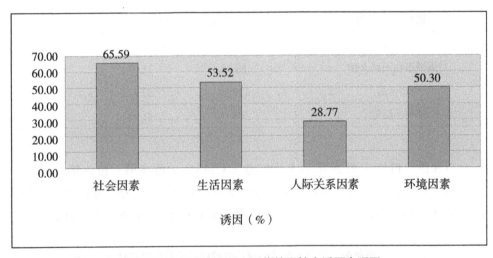

图1-30　商业服务业员工群体的亚健康诱因直观图

社会因素（65.59%）排在第一位，生活因素（53.52%）排在第二位，排在第三位的是环境因素（50.30%），人际关系因素（28.77%）排在最后（表1-43）。

表1-43　商业服务业员工群体的亚健康诱因状况一览表

诱因	社会因素	生活因素	人际关系因素	环境因素
累计人数	326	266	143	250
累计人数率（%）	65.59	53.52	28.77	50.30
排序	1	2	4	3

7. 产业工人群体亚健康状态的现状分析

产业工人群体的亚健康状况的年龄段特征呈"中间高，两头低"的趋势，但此趋势起伏性较大（图1-31）。

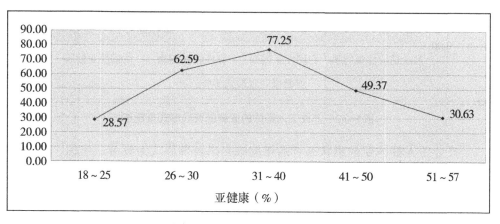

图1-31　产业工人群体的亚健康年龄段特征直观图

31～40岁年龄段亚健康发生率最高（77.25%），排在第二、第三位的分别是26～30岁年龄段（62.59%）、41～50岁年龄段（49.37%），51～57岁（30.63%）和18～25岁（28.57%）两年龄段亚健康发生率分别排在第四、第五位（表1-44）。

表1-44　产业工人群体的亚健康年龄段特征状况一览表

年龄段	18～25	26～30	31～40	41～50	51～57
调查人数	35	139	233	318	271
亚健康人数	10	87	180	157	83
百分比（%）	28.57	62.59	77.25	49.37	30.63
排序	5	2	1	3	4

产业工人群体的亚健康表现形式：社会适应性亚健康（32.79%）排在第一位，心理性亚健康（28.18%）、躯体性亚健康（26.62%）和情感性亚健康（25.15%）别排在第二、~四位（图1-32）。

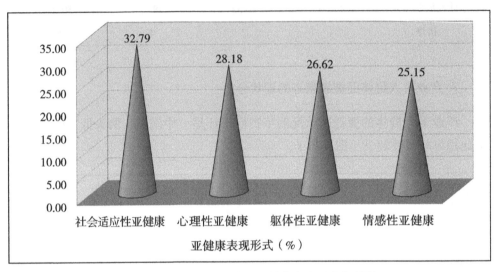

图1-32 产业工人群体的亚健康表现形式直观图

产业工人群体亚健康状态者的亚健康突出表现形式为疲劳、焦虑、有厌倦工作感（图1-33）。

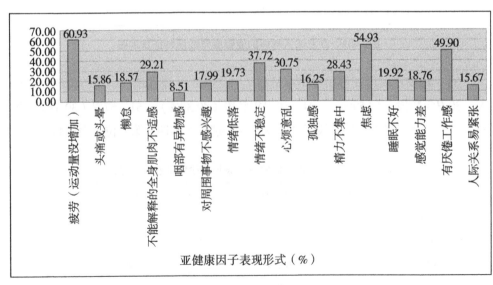

图1-33 产业工人群体的亚健康因子表现形式直观图

　　躯体性亚健康中的疲劳表现形式（60.93%），排在第一位，不能解释的全身肌肉不适感（29.21%）和懒怠（18.57%）出现频率基本相当，分别排在第二、第三位，头痛或头晕（15.86%）排在第四位，咽部有异物感（8.51%）出现频率最低（表1-45）。

表1-45　产业工人群体的躯体性亚健康因子表现形式状况一览表

表现形式	累计人数	百分比（%）	排序
疲劳（运动量没增加）	315	60.93	1
头痛或头晕	82	15.86	4
懒怠	96	18.57	3
不能解释的全身肌肉不适感	151	29.21	2
咽部有异物感	44	8.51	5

　　情感性亚健康主要表现形式是情绪不稳定（37.72%），排在在第一位，情绪低落（19.73%）和对周围事物不感兴趣（17.99%）分别排在第二、第三位（表1-46）。

表1-46　产业工人群体的情感性亚健康因子表现形式状况一览表

表现形式	累计人数	百分比（%）	排序
对周围事物不感兴趣	93	17.99	3
情绪低落	102	19.73	2
情绪不稳定	195	37.72	1

　　心理性亚健康主要表现形式是焦虑（54.93%）排在第一位，心烦意乱（30.75%）、精力不集中（28.43%）、睡眠不好（19.92%）分别排在第二~第四位，感觉能力差（18.76%）和孤独感（16.25%）两个因子出现频率较低（表1-47）。

表1-47　产业工人群体的心理性亚健康因子表现形式状况一览表

表现形式	累计人数	百分比（%）	排序
心烦意乱	159	30.75	2
孤独感	84	16.25	6

表现形式	累计人数	百分比（％）	排序
精力不集中	147	28.43	3
焦虑	284	54.93	1
睡眠不好	103	19.92	4
感觉能力差	97	18.76	5

社会适应性亚健康突出表现形式为有厌倦工作感（49.90%），其次是人际关系易紧张（15.67%）（表1-48）。

表1-48　产业工人群体的社会性亚健康因子表现形式状况一览表

表现形式	累计人数	百分比（％）	排序
有厌倦工作感	258	49.90	1
人际关系易紧张	81	15.67	2

引起产业工人群体亚健康突出性诱因子是社会因素（图1-34）。

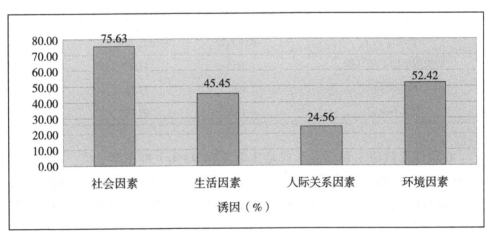

图1-34　产业工人群体的亚健康诱因直观图

社会因素（75.63%）排在第一，环境因素（52.42%）排在第二位，排在第三位的是生活因素（45.45%），人际关系因素（24.56%）排在最后（表1-49）。

表1-49　产业工人群体的亚健康诱因状况一览表

诱因	社会因素	生活因素	人际关系因素	环境因素
累计人数	391	235	127	271
累计人数率（%）	75.63	45.45	24.56	52.42
排序	1	3	4	2

8. 大学生亚健康状态的现状分析

大学生的亚健康状况的年龄段特征呈"随年龄增大，亚健康发生率变高"的趋势，趋势起伏性较大（图1-35）。26～30岁年龄段（62.50%）发生率最高，其次是18～25岁年龄段（41.81%）发生率最低（表1-50）。

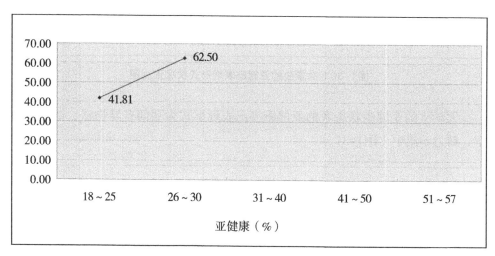

图1-35　大学生的亚健康年龄段特征状况直观图

表1-50　大学生的亚健康年龄段特征状况一览表

年龄段	18～25	26～30	31～40	41～50	51～57
调查人数	1081	56	0	0	0
亚健康人数	452	35	0	0	0
百分比（%）	41.81	62.50	0	0	0
排序	2	1	0	0	0

大学生群体的亚健康表现形式：躯体性亚健康（12.53%）发生率最高，心理性亚健康（11.53%）和情感性亚健康（11.02%）发生率大体相当，社会适应性亚健康（4.00%）发生率最低（图1-36）。

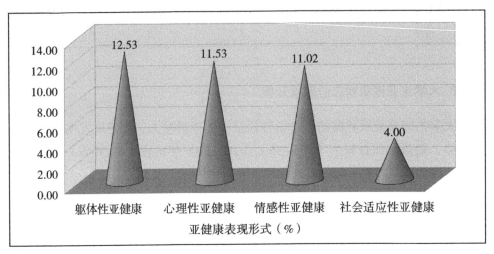

图1-36 大学生的亚健康表现形式状况直观图

大学生的亚健康状态者的亚健康突出表现形式为咽部有异物感、情绪不稳定、精力不集中（图1-37）。

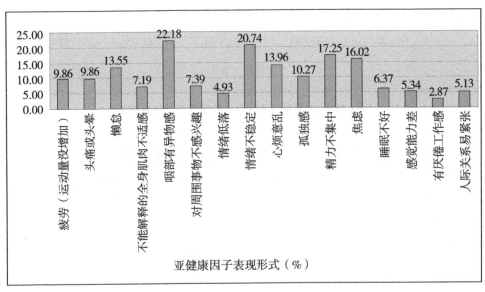

图1-37 大学生的亚健康因子表现形式状况直观图

躯体性亚健康中的咽部有异物感（22.18%）出现频率排在第一位，懒怠（13.55%）排在第二位，疲劳（9.86%）和头痛或头晕（9.86%）并列第三，不能解释的全身肌肉不适感（7.19%）出现频率最低（表1-51）。

表1-51　大学生的躯体性亚健康因子表现形式状况一览表

表现形式	累计人数	百分比（%）	排序
疲劳（运动量没增加）	48	9.86	3
头痛或头晕	48	9.86	3
懒怠	66	13.55	2
不能解释的全身肌肉不适感	35	7.19	4
咽部有异物感	108	22.18	1

情感性亚健康主要表现形式是情绪不稳定（20.74%），排在第一位，其次是对周围事物不感兴趣（7.39%），情绪低落（4.93%）排在最后（表1-52）。

表1-52　大学生的情感性亚健康因子表现形式状况一览表

表现形式	累计人数	百分比（%）	排序
对周围事物不感兴趣	36	7.39	2
情绪低落	24	4.93	3
情绪不稳定	101	20.74	1

心理性亚健康主要表现形式是精力不集中（17.25%），焦虑（16.02%）排在第二位，心烦意乱（13.96%）、孤独感（10.27%）分别排在第三、第四位，睡眠不好（6.37%）、感觉能力差（5.34%）出现频率较低（表1-53）。

表1-53　大学生的心理性亚健康因子表现形式状况一览表

表现形式	累计人数	百分比（%）	排序
心烦意乱	68	13.96	3
孤独感	50	10.27	4
精力不集中	84	17.25	1

（续表）

表现形式	累计人数	百分比（%）	排序
焦虑	78	16.02	2
睡眠不好	31	6.37	5
感觉能力差	26	5.34	6

社会适应性亚健康突出表现形式为人际关系易紧张（5.13%），其次是有厌倦工作感（2.87%）（表1-54）。

表1-54 大学生的社会适应性亚健康因子表现形式状况一览表

表现形式	累计人数	百分比（%）	排序
有厌倦工作感	14	2.87	2
人际关系易紧张	25	5.13	1

引起大学生亚健康的突出性诱因子是生活因素（图1-38）。

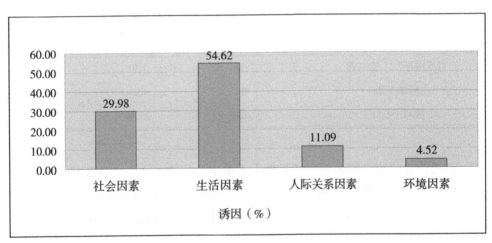

图1-38 大学生的亚健康诱因状况直观图

生活因素（54.62%）排在第一位，社会因素（29.98%）排在第二位，第三位是人际关系因素（11.09%），环境因素（4.52%）排在最后（表1-55）。

表1-55　大学生的亚健康诱因状况一览表

诱因	社会因素	生活因素	人际关系因素	环境因素
累计人数	146	266	54	22
累计人数率（%）	29.98	54.62	11.09	4.52
排序	2	1	3	4

9.高校教师亚健康状态的现状分析

高校教师的亚健康状况的年龄段特征呈"中间高，两头低"的趋势，表现为中间平缓，两边陡低（图1-39）。41～50岁年龄段（81.93%）亚健康发生率最高，31～40岁年龄段（76.88%）和26～30岁年龄段（76.24%）亚健康发生率大体相当，分别排在第二、第三位，排在第四位的是51～57岁年龄段（64.43%），18～25岁年龄段（50.00%）亚健康发生率最低（表1-56）。

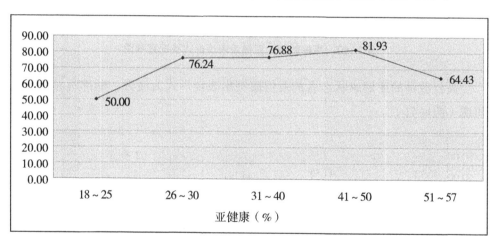

图1-39　高校教师的亚健康年龄段特征状况直观图

表1-56　高校教师的亚健康年龄段特征状况一览表

年龄段	18～25	26～30	31～40	41～50	51～57
调查人数	2	202	385	249	343
亚健康人数	1	154	296	204	221
百分比（%）	50.00	76.24	76.88	81.93	64.43
排序	5	3	2	1	4

　　高校教师职业群体的亚健康表现形式：社会适应性亚健康（28.15%）发生率最高，其次是情感性亚健康（24.09%），心理性亚健康（21.67%）和躯体性亚健康（12.53%）分别排在第三、第四位（图1-40）。

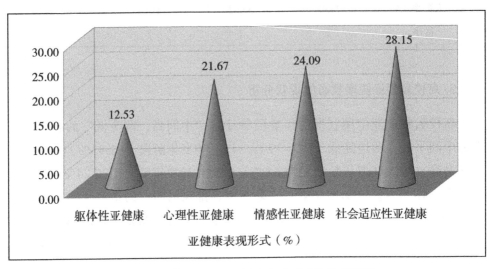

图1-40　高校教师的亚健康表现形式状况直观图

　　高校教师的亚健康状态者的亚健康突出表现形式为疲劳、咽部有异物感、焦虑（图1-41）。

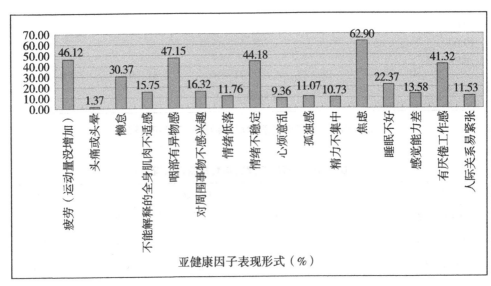

图1-41　高校教师的亚健康因子表现形式状况直观图

躯体性亚健康中的咽部有异物感（47.15%）出现频率排在在第一位，疲劳（46.12%）排在第二位，懒怠（30.37%）和不能解释的全身肌肉不适感（15.75%）分别排在第三、第四位，头痛或头晕（1.37%）出现频率最低（表1-57）。

表1-57 高校教师的躯体性亚健康因子表现形式状况一览表

表现形式	累计人数	百分比（%）	排序
疲劳（运动量没增加）	404	46.12	2
头痛或头晕	12	1.37	5
懒怠	266	30.37	3
不能解释的全身肌肉不适感	138	15.75	4
咽部有异物感	413	47.15	1

情感性亚健康主要表现形式是情绪不稳定（44.18%），排在第一位，其次是对周围事物不感兴趣（16.32%），情绪低落（11.76%）排在最后（表1-58）。

表1-58 高校教师的情感性亚健康因子表现形式状况一览表

表现形式	累计人数	百分比（%）	排序
对周围事物不感兴趣	143	16.32	2
情绪低落	103	11.76	3
情绪不稳定	387	44.18	1

心理性亚健康主要表现形式是焦虑（62.90%），睡眠不好（22.37%）排在第二位，感觉能力差（13.58%）、孤独感（11.07%）分别排在第三、第四位，精力不集中（10.73%）和心烦意乱（9.36%）出现频率较低（表1-59）。

表1-59 高校教师的心理性亚健康因子表现形式状况一览表

表现形式	累计人数	百分比（%）	排序
心烦意乱	82	9.36	6
孤独感	97	11.07	4
精力不集中	94	10.73	5

（续表）

表现形式	累计人数	百分比（%）	排序
焦虑	551	62.90	1
睡眠不好	196	22.37	2
感觉能力差	119	13.58	3

社会适应性亚健康突出表现形式为有厌倦工作感（41.32%），其次是人际关系易紧张（11.53%）（表1-60）。

表1-60 高校教师的社会适应性亚健康因子表现形式状况一览表

表现形式	累计人数	百分比（%）	排序
有厌倦工作感	362	41.32	1
人际关系易紧张	101	11.53	2

引起高校教师亚健康的突出性诱因子是社会因素（图1-42）。

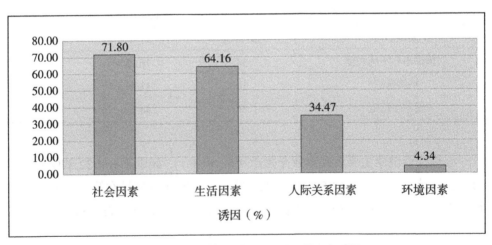

图1-42 高校教师的亚健康诱因状况直观图

社会因素（71.80%）排在第一位，生活因素（64.16%）排在第二位，第三位的是人际关系因素（34.47%），环境因素（4.34%）排在最后（表1-61）。

表1-61 高校教师的亚健康诱因状况一览表

诱因	社会因素	生活因素	人际关系因素	环境因素
累计人数	629	562	302	38
累计人数率（%）	71.80	64.16	34.47	4.34
排序	1	2	3	4

二、亚健康成因分析

（一）生物学取向的亚健康成因

人体是一个多因素相互制约、相互协调的有机平衡体，这个有机平衡体有许多体内及体外子平衡系统相互制约与协调，以维持大平衡系统的稳态。亚健康产生的原因是由于稳态系统中的个别或若干子平衡的稳态调节发生或出现障碍，使有机体对内外环境变化的适应性降低，而尚未达到病理性的变化状态。亚健康的诱因与社会因素、生活因素、环境因素及人际关系因素等多方面息息相关（如过度的劳累、生活无规律、家庭不安定因素等应激源和各种压力过大而引起的不良心理应激反应）。多种不良心理应激反应的累积促使机体神经、内分泌、免疫、循环、运动等系统功能紊乱，以至于造成疲劳、情绪不稳定、焦虑、孤独、对事物兴趣减退等不良情绪，如果调节不当，日久则进入亚健康状态。

（二）社会因素导致的亚健康成因

1. 社会文化因素

现代生活节奏快，知识更新快，竞争激烈，社会给人们提供更多的发展机会和选择空间的同时，也带来了更多的风险和压力，人们为了跟上时代步伐，拼命去完善自己，导致体力和精神的透支，结果产生许多职业性综合征（如知识焦虑综合征、下岗焦虑综合征等），势必对躯体和精神状况产生不良影响（如疲劳、焦虑、情绪不稳定等症状），调节不当，而使其反复的恶性循环，最终导致亚健康状态，从我们调查的结果上看，经济因素问题、工作因素问题，住房及教育因素问题是影响城市居民健康的最大问题源，尤其在31～50岁的群体中反应最为强烈。

2. 生活因素

生活因素所引起的亚健康状态主要是由不良的生活方式所引起，长期不合理的饮食结构和不健康的饮食习惯，会造成机体的代谢功能紊乱。伴随着社会的变革和人们生活方式的改变，睡眠不足已成为当代都市人的通病，各种无序的人际应酬、沉溺麻将、对工作（作业）和上网浏览信息狂热而无时间观念等无规律的生活方式，都是影响健康的主要因素。从调查结果看，缺乏适量运动也是导致亚健康发生的一个重要因素，绝大部分人是因为工作紧张、家庭事务多或负担沉重、交际应酬繁多，所以进行体育锻炼的时间较少，有相当部分青年认为自己身强体壮，并不注意适时体育锻炼或机体调节，而由于长期的运动量不足，使机体对外界事物反应迟钝，协调性变差，新陈代谢减慢，免疫功能降低，久而久之，身体便有不适感（如全身肌肉不适感、懒怠感等）。另外，大量吸烟和酗酒，对健康的不良影响早已被科学所证实。

3. 人际关系因素

社会生活的日益复杂化和多变性，再加上平时工作和家庭事务繁忙，无暇顾及周围人群的关系，使人与人之间的情感淡漠，感情交流日益减少，交往趋于表面化、形式化、物质化，人们彼此之间的心理距离变大，交往频率下降且关系不稳定，缺乏亲密的社会关系和友谊，使人们出现冷淡、抑郁、无助之感，导致心理和躯体障碍。

4. 环境因素

环境污染对人体危害性极大，如光、噪声、电磁波辐射、化学污染，光污染主要指人工白昼，人工彩光；噪声污染主要源于交通运输、工业机械、城建等方面的噪声；电磁波辐射主要指大功率高频通信设施给生活环境造成了污染；化学污染主要指装饰材料污染、室外污染对室内空气质量的影响。此四项污染如果是短期的接触，机体便会自动调节，如果是长期的接触，对人体心理和生理健康便会产生一定的负面影响，可使人精神出现疲劳、头疼、头晕、失眠、心烦意乱等症状。另外，生活空间环境不佳，也会给人体造成心理障碍，出现心理失衡，生活空间环境不佳主要指家庭住房紧张，工作场所环境不佳（如空间过于狭小等）等。

（三）中医学认为体质与亚健康的关系

健康状态应为阴阳平衡，这是一种动态的相对的平衡，这种平衡是体内外各种因素相互作用，在机体的自稳调节作用下达到内环境与外环境和谐统一的结果。如果能够维持平衡则机体各系统功能正常，表现为健康有活力，若来自内外环境中的各种因素引起机体脏腑气血阴阳偏盛偏衰，失去应有的自稳调节能力，会逐渐出现内外环境的失衡。当这种不平衡达到一定的阈值，也就是发病所需最低界限，便可发展为某种疾病，这种从平衡到失衡的变化，是一个由健康到不健康的动态过程，亚健康状态是这个过程中的一个阶段，这个阶段是机体的阴阳气血偏离平衡，而偏离的程度和方向与每一个人的体质类型密切相关。

第三节　亚健康防治方法

一、宏观调控亚健康

（一）政府部门调控策略

（1）筹建地方亚健康预防控制机构；制订亚健康防治技术实施方案；编印培训教材、印制亚健康教育宣传材料；组织开展亚健康人员培训、技术指导、调查、效果评价和督导评估；收集、汇总、分析研究结果，做出适时的调控策略。

（2）政府部门要重视影响居民健康的大环境，将其作为一项重要工作来抓，环保、监察等有关部门要加强督查力度，新闻媒体将影响居民健康的环境污染现象作为社会热点给予高度的关注。

（3）政府部门要严格监督城市各单位干部职工休假制度、休假计划，减少人为的亚健康诱因，要引导工作人员采取积极、健康、向上的休假方式，保证身心充分休息和调整。

（4）工会组织要采取各种各样的沟通方式，交流思想，改善人际关系，增强单位之间、个人之间了解，增进友谊，减少人为不良人际关系因素，促进和谐。

（5）增加各种休闲、健身、娱乐保健设施建设的投入，提高居民参加体育活动的可能性和积极性。

（6）建立居民医疗风险保障基金，为亚健康者提供免费或减免治疗。

（7）建立亚健康资金预算。在我国亚健康人群的健康投资是没有预算的，这反映出我国现行的健康观念还是重医疗、轻预防，我国建立亚健康资金预算势在必行。

（二）宣传教育

政府分级主管部门应进行亚健康宣传教育，提高人们对亚健康的认识和了解，使人们自觉对不健康行为进行自我调整，及时解除思想顾虑和精神负担，鼓励积极的生活态度和良好的健康行为。

（1）亚健康的本质是一种"心理及生活方式病"，持续的健康教育是有效的措施之一，要大力开展宣传和教育活动，唤起全社会的参与意识，使全社会各阶层人群提高亚健康病因、病理、预防的知识水平，这是根本性的措施。

（2）普及亚健康的健康教育，增加教育的覆盖面，从政府各部门领导、各行各业人群乃至全体居民均要普遍知晓有关亚健康信息，从而提高警觉性，提高全民的防治意识。

（3）加强亚健康高危人群和重点人群的教育力度，要充分利用新闻媒体，发挥大众传播在传播知识，创造社会支持环境中的特殊效应，同时也可采用举办展览、开展咨询、开通热线电话、举办学习班、知识竞赛等多种人们所喜闻乐见的形式。

（三）建立健康信息检测系统

建立健康信息检测系统，对亚健康群体进行监测干预，通过体检、问卷调查、回访等多种形式，建立并逐步完善个人健康档案信息库，对影响健康的危险因素及时分析汇总并掌握动态变化。

（1）政府促使社区和医院组建亚健康服务体系，调查分析亚健康诱因和潜在危险，提供专业的帮助，提供亚健康信息和建议，评估居民的工作能力或检测他们的健康状况。

（2）预防职业亚健康和其他与工作相关的亚健康诱因素，对亚健康高危人群进行特殊的定期检查，组建个人健康档案信息库。建议雇主和管理层改善所属人群的工作环境，消除潜在的亚健康诱因。

二、调控亚健康状态的手段

（一）体育锻炼调控亚健康状态的机理

（1）进行经常性的体育锻炼，是增强体质、促进健康的最有效手段。任何体育运动不仅是运动器官的活动，也使心血管、呼吸、泌尿、内分泌、感觉系统以至于全身各组织、器官发生相应的机能改善。经常性进行体育运动，可以锻炼人的意志，增强心理韧性和自信心，并具有减轻应激反应及降低紧张情绪的作用。其次通过群体的体育活动，增加人与人之间的接触，使社交圈变大，从中获得社会需要感。另外，通过强度适宜的体育活动，可以缓解心理的紧张状态，消除身心的疲惫、宣泄不良情绪的淤积并使之被暂时性的遗忘，甚至淡化，还可使人精神振奋，摆脱烦恼而处于更放松的状态。虽然运动不能改变压力源，而且运动后还要面对紧张压力，但运动可暂时转移压力。总之，体育运动可以愉悦身心、调节情绪、减轻心理压力、防止心理和情绪障碍、增强社会适应能力，是抵御亚健康侵袭的最有效手段。

（2）体育运动促进人体亚健康状态恢复的生理机制。体育运动能显著调节人体的各项生理功能，提高心肺功能，加速血液循环，使大脑获取更多氧气和营养物质，促进脑中多种神经递质分泌，使大脑思维反应更为敏捷，提高细胞免疫和体液免疫的能力，直接阻止了亚健康状态的转化；通过适宜的运动，加强机体的感受能力，通过传入神经来提高中枢神经系统的兴奋性，改善大脑皮质和神经体液的调节功能；增加机体对外界环境的适应能力和对致病因素的抵抗能力；改善血液循环和新陈代谢，加强组织器官的营养过程，促进整体功能活动水平的提高，维持和恢复机体的正常功能；发展身体的代偿能力。

（3）体育运动对心理亚健康状态的积极影响。心理问题直接影响着生活，研究表明，运动可以提高自信和自我概念水平，特质的焦虑和抑郁也能受到体育活动的轻微影响，有关运动的健心效应已被越来越多的科学研究所证实，如有氧练习既可以降低焦虑，也可以降低烦恼，对长期中度的焦虑和烦恼症都有治疗作用。

（4）运动免疫学研究发现，运动可影响机体免疫功能，并且认为，长期适量运动会增加机体免疫功能，而过量运动则会使免疫功能受到抑制。长期中度运动对免疫系统影响可能是机体对运动应激的生理性适应，其机制可能是这种长期慢性训练使淋巴细胞反复暴露在对免疫起抑制作用的激素（如儿茶酚胺）环境中，淋巴细胞表面激素受体敏感性下降，这样，淋巴细胞使激素的抑制作用减弱，表现为机体免疫功能增强。

（二）体育锻炼调控效果

综合分析近8年来有关运动强度与健康的论文，发现约有61%的论文观点是中等强度的运动方式对身体或心理有良好作用。但对于中等强度的集体运动项目和单项运动项目的效果研究甚少，现有的成果观点不明朗，所以我们以此作为研究的突破点。

1. 调控人群

对河南科技大学部分亚健康的男大学生（47人）分A、B两组进行短期干预，对A组进行集体运动项目调控，对B组进行单项运动项目调控。

2. 大学生亚健康的干预效果

采用中等强度的集体运动项目和单项运动项目的健身锻炼调控方案对亚健康大学生进行为期5周（活动频率：3次以上/周）的调控，根据调控后第2次测评结果评价干预的短期效果。

3. 调控效果标准

前提条件：去医院看病但未确诊的情况。

治愈：在第2次测评中，研究对象没选《河南省中、小城市、县、市辖区亚健康调查表》所列的16项症状，且自觉健康。好转：在第2次测评中，研究对象选了《河南省中、小城市、县、市辖区亚健康调查表》所列16项症状中的1项以上，但感觉比调控前有好转。无效：和调控前相比没变化。

由图1-43可知，中等强度的集体运动项目和单项运动项目调控亚健康的效果，治愈：集体运动项目（75.00%）＞单项运动项目（60.87%），好转：集体运动项目（20.83%）＜单项运动项目（26.09%），无效：集体运动项目（4.17%）＜单项运动项目（13.04%），总有效数：集体运动项目（95.83%）＞单项运动项目（86.96%）。表明对亚健康患者的调控的效果，中等强度的集体运动项目好于单项运动项目（表1-62）。

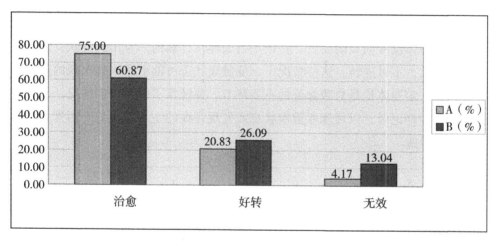

图1-43　治疗结果直观图

表1-62　集体运动项目和单项运动项目调控亚健康的效果

	治愈	好转	无效	总有效数
A	18	5	1	23
百分比（%）	75.00	20.83	4.17	95.83
B	14	6	3	20
百分比（%）	60.87	26.09	13.04	86.96

可见，实施调控有助于机体紧张的释放，缓解各种不良情绪，并从认知的角度帮助他们分析自我，增强自信，脚踏实地，不再忧虑未来，生活也变得丰富而充实，这些都有利于短期内不良生活方式的改善。

4. 健身处方

（1）亚健康人群"做规律性运动（最好是中等强度）"，旨在让每位居民都有一个好身体，结合个人兴趣爱好，要求每人至少选择一项运动项目，坚持长期锻炼。

（2）经常对自己身体和心理做一次全面监测，并建立亚健康状况档案，经过汇总分析，做出适时的调控方案。

健康检查是保持健康，预防疾病的有效手段，很多人逐渐从有病才上医院转变为主动检查身体，将健康体检当成一项回报最高的投资，体检的目的是发现身体潜在的疾病，以便早期诊断，早期治疗，从而预防亚健康。亚健康状态人群因为身体没有明显的痛苦，往往不会去体检，然而一旦出现症状，可能已经非常严重，不可逆转。这些情况下，亚健康状态可能就是疾病出现的前期信号，因此，定期体检是自我保健的主要环节，要经常了解自身的情况，发现异常情况要做好记录，以发现亚健康状态或发现存在的主要健康危险因素，尽早采取预防措施。

（三）自我调控

1. 倡导健康生活方式

（1）克服不良的生活习惯，合理膳食，适量运动，戒烟限酒，坚持适度的体育运动，改善不良的作息方式，以保证生物钟的正常运行和充足的睡眠及休息，避免过度疲劳，另外多从事各种文明的休闲方式。

科学饮食，保持营养均衡。要使机体保持健康状态，就必须尽量保证每天膳食中的糖、蛋白质、脂肪、矿物质、维生素等人体所必需的营养物质。应注意饮食选择的多样化，以谷类为主，多吃蔬菜、水果、薯类、乳制品、鱼类、海产品及豆制品，以补充人体所必需的各种营养物质、维生素和微量元素。注意饮食方法，改变不良饮食习惯。

如从事文字工作或经常操作计算机者容易眼肌疲劳，视力下降，维生素A对于预防视力减弱有一定效果，要多吃鱼肉、猪肝、韭菜等食物；经常呆在办公室里的人日晒机会少，需多吃海鱼、鸡肝等富含维生素D的食物；当人承受巨大的心理压力时，所消耗的维生素C将显著增加，应尽可能地多吃新鲜蔬菜、水果等食物；补钙可安神；多喝牛奶、酸奶等乳制品，多吃鱼干、骨头汤等富含钙质的食品，可以避免发怒，防止攻击性行为的发生，起到镇静作用；常在外应酬就餐者获得的维生素和矿物质不足，平时应多食用蔬菜、水果、豆制品、海带、紫菜等食品；大量的体力劳动后，人体内新陈代谢的东西蓄积过多，造成体液偏酸性，让人有疲劳感。为了维持体液的酸碱平衡，可多食用以水果为主的碱性食物，如西瓜、桃、李、杏、荔枝、哈密瓜、樱桃和草莓等；日光照射可以使人情绪高涨，愿意从事富有挑战性的活动，上午光照半小时对经常精神萎靡、有抑郁倾向者效果尤其明显。

（2）要有良好的饮食习惯。尽可能做到定时定量进餐，勿暴饮暴食，以利于机体的新陈代谢，有助于各种生理机能的最佳发挥。具体有食养八原则，即饮食有节，忌暴饮暴食；宜清淡；不可偏嗜；不勉强进食；怒后不进食；食不可过冷过热；食后不要做剧烈运动；注意食后养生。要限烟限酒有益健康，酗烟酒会削减人体免疫功能，必须严格限制。

（3）现代社会中的许多疾病与环境有关，在充满噪声、粉尘、废气、废水、空气污染的环境中，人类的生活质量下降，是导致亚健康状态的一个重要因素，居室往往是人们日常生活中停留时间最长的空间，要给亚健康患者创造一个安静、舒适、优美的居住环境。居室要干净、整洁、能透过阳光，通风良好。

（4）合理作息，保证充足的睡眠。随着社会的改革和人们生活方式的改变，要认真总结自身生物钟运转规律，合理安排每天的活动，使进餐、工作、学习、娱乐和休息的时间保持相对合理和稳定，不要逆生物钟而动，如睡眠不足，因为睡眠和每个人的身体健康密切相关。

随着社会的变革和人们生活方式的改变，睡眠不足已成为当今最普遍的健康和社会问题，睡眠应占据人类生活1/3左右的时间，它和每个人的身体健康密切相关，在睡眠中，人体的免疫细胞大量再生，精力和体力迅速恢复，充分地睡眠，有利于改变亚健康状态，而睡眠不足会极大地影响机体的免疫功能。工作压力大，经常加班的人一定不能忽视午睡，午睡时间宜在半小时左右，睡时最好能平躺在床上或沙发上，使身体伸展开，尽量不要趴在桌上睡，这种体位容易使空气受限，颈项和腰部的肌肉紧张，醒后很不舒服，易发生慢性颈肩病。目前，国外一些公司规定职员必须午睡，以保证下午工作时精力充沛，保持工作效率。

（5）动养兼顾，劳逸结合。每天合理安排工作与休息活动时间，要注意劳逸结合，既要避免过度疲劳对人体健康造成的损害，也要避免过度安逸懒散造成的机体免疫力下降。要经常锻炼，加强自我运动可以提高人体对疾病的抵抗能力。培养多种兴趣，保持精力旺盛，广泛的兴趣爱好，会使人受益无穷，不仅可以修身养性，而且能够辅助治疗一些心理疾病。

（6）心理调控。提高自身的心理素质，注意保持心理状态平衡，做到心胸豁达，坦荡乐观，不为一时或一事的成败而不能自拔，用乐观超然、积极向上的生活态度来对待人生的不如意，这样就可以避免陷入亚健康状态。

平衡心理状态，增强身心健康。正确理解竞争市场经济的必然规律，善于应对社会上面临的激烈竞争。树立正确的世界观、人生观、价值观。追求物质利益与精神高尚协调发展。正视压力和困难，化解压力，变压力为动力。不断提高自身的心理承受能力和自我调适能力，改善心理素质，使心理状态尽可能地保持在一种均衡健康的状态，即使是偶尔失衡，也要尽快恢复，这是抵御疾病的有力武器。保持乐观向上的良好心态，培养广泛的兴趣爱好，使生活更加丰富多彩。修身养性，陶冶情操，调节情绪。

学会调控情绪，消除紧张，缓解压力。情绪就掌握在自己的手中，日常工作中不顺心的事是常有的，遇有愁事、气事，不要憋在心里，遇事要冷静，也可以先把它放一下再处理，要胸怀宽阔，眼往远处看，要主动寻求愉快，自我安慰，向好处想，就能保持心情舒畅。如果实在想不通，可多找几个知己、朋友畅谈，或进行自我淡忘，也可去看一场电影，或是欣赏一场悠扬的音乐和舞蹈，以此消除疲劳，调节情绪，心胸就顿时开阔。

另外，旅游能脱离抑郁的生活环境，使人获得心理学上所谓"移情易性"的效果。在旅游生活环境中，人的注意力不得不放在应接不暇的车船、山川、都市和陌生的人际交往中。五光十色的旅游生活，将使你忘掉那些不愉快的事，尽情地宣泄胸中的积郁，感到身上轻松愉快。在自然界中，奇峰峻岭、流泉飞瀑、葱郁的森林和广阔的草原等，能使人不由自主地开阔胸怀，产生无限的美感。愉快的美感是心理平衡的优佳境界，使不佳的心情趋于平静。

（7）推拿是中医学中的一枝奇葩，两千多年来为人类的健康做出了巨大贡献。推拿疗法属天然绿色疗法，没有药物的毒副作用，也没有针灸对机体组织的损伤，在治疗过程中给人以舒适感，同时对许多疾病具有独特且不可替代的疗效。保健推拿作为推拿治疗的一部分，具有保持、促进人体健康作用，在防治亚健康方面有着明显优势。

保健推拿防治亚健康的作用和机制：保健推拿疗法符合生物—心理—社会医学模式。保健推拿疗法作为传统医学疗法分支，继承了中医疗法的整体观念，如"形神合一""心身相印""形神兼治"，它强调治疗中的内外环境及情绪影响作用，从心理学角度看，触摸、按、揉本身就能缓解精神紧张，释放压力。患者更愿意向医生诉说自己的苦恼，包括生理、心理、社会环境三方面，作为医生可以就自己的优势给予患者心理疏导及其他方面帮助。因此，保健推拿不仅是一种形体按摩，而且也具有心理按摩作用，这一切与生物—心理—社会医学模式不谋而合，说明了保健推拿疗法在当今医疗中的优势所在。

保健推拿防治亚健康的功能：保健推拿以中医学整体观念和辨证论治的原则，采用不同手法作用于不同经络、穴位，从而起到调整阴阳、脏腑气血功能，使机体处于"阴平阳秘，精神乃治"状态；保健推拿可以扶正祛邪，防病强身，畅通气血、疏通经络、补虚强体、鼓舞正气、防御外邪入侵，以达"上守神"之功；现代医学对保健推拿的研究证明，经常接受推拿治疗，具有改善皮肤肌肉血液循环，加强组织器官的新陈代谢，促进肠胃功能，解痉及增强机体免疫力作用；可以改善微循环；可以改善脑组织的供氧状况，改善大脑皮质的兴奋和抑制过程，解除大脑的紧张和疲劳；可以影响内分泌功能，可以调节机体的免疫功能。

如推拿脊背可减缓躯体疲劳，又可以疏通经络，使人感觉轻松，心情舒畅，益于治疗躯体亚健康状态。对于慢性疲劳状态下的失眠、头晕、工作压力大者，选用头、前额、眼区进行放松按摩，效果非常突出。

2. 部分亚健康状态者自我调控效果

（1）对洛阳82名亚健康状态者（除学生群体以外的8类群体，男47人，女35人，年龄段24～55岁）进行短期干预。调控方法：A. 科学饮食，保持营养均衡；B. 保持良好的饮食（生活方式）习惯；C. 保证充足的睡眠；D. 保持良好的生活环境习惯；E. 经常进行体育锻炼；F：心理调控，保持良好的心理状态；G. 经常进行家庭保健推拿。

82名亚健康状态者根据自己的亚健康情况选用以上介绍的7种方法进行为期5周的短期调控，根据调控后第2次测评结果评价干预的短期效果。

（2）调控效果标准：

前提条件：去医院看病但未确诊的情况。

治愈：在第2次测评中，研究对象没选《河南省中、小城市、县、市辖区亚健康调查表》所列16项症状。好转：在第2次测评中，研究对象选择在《河南省中、小城市、县、市辖区亚健康调查表》所列16项症状中选择1项以上，但感觉比调控前有好转。无效：和调控前相比没变化。

（3）调控结果：

经常概念是一个模糊的频率词，相对偶尔而言的。课题组规定，82名亚健康状态者所选用的调控方法在实施上有规律性即为经常，选用调控方法见表1-63。

表1-63　82名亚健康状态者经常选用的调控方法一览表

调控方法	人频数	百分比（%）	排序
A	42	51.22	5
B	44	53.66	4
C	51	62.20	3
D	35	42.68	6
E	74	90.24	1
F	61	74.39	2
G	6	7.32	7

表1-63、图1-44表明，82名亚健康状态者经常选用的调控方法排前3位的是经常进行体育锻炼（90.24%）、心理调控，保持良好的心理状态（74.39%）、保证充足的睡眠（62.20%）；82名亚健康状态者经常选用的调控方法的原因，感觉有效果（90.24%）、方便实施（43.90%）。

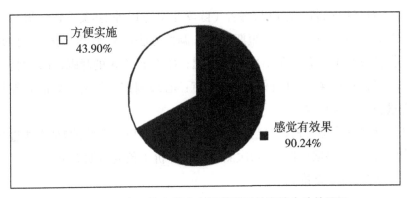

图1-44　82名亚健康状态者经常选用的调控方法的原因

说明经常进行体育锻炼、心理调控，保持良好的心理状态、保证充足的睡眠此3种调控方法实用性较强；选用调控方法的原因主要是感觉有效果。

由图1-45、表1-64可知，82名亚健康状态者经常所选用的调控方法效果为：治愈（75.61%）、好转（20.73%）、无效（3.66%），总有效率（96.34%）。表明7种方法有实用性。

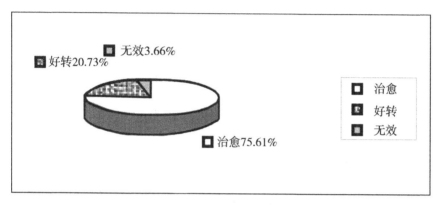

图1-45　调控亚健康的效果直观图

表1-64　调控亚健康的效果一览表

治愈	好转	无效	总有效数
62	17	3	79
75.61%	20.73%	3.66%	96.34%

（四）社区防治亚健康策略研究

1. 亚健康是疾病的前奏，预防和改善亚健康状态就可以减少疾病的发生机会

对于亚健康人群，需要有针对性地纠正他们不良的生活与行为方式，帮助他们建立良好的健康行为。亚健康状态可以通过行为干预使之转化并恢复健康状态，也可以任其发展为各种疾病状态。亚健康状态是一个缓慢渐进的发展过程，这一状态却经常被人们所忽视。由于对亚健康知识宣传不够，许多人并不知道"亚健康"的概念及危害，传统观念认为，很多人只是在身体出现疾病症状时才想到就医，在出现亚健康表现时却没有就医意识。此外，很多处于亚健康状态的人不知道如何得到这方面的卫生服务，或是欠缺主动获得卫生服务的

意识。而现行的疾病控制工作仍以预防生物因素所致疾病为主，更多地关注已病人群的控制处理，对亚健康问题尚未予以应有的重视，在一定程度上忽视了对亚健康人群卫生需求的关注。

社区服务以较好的服务模式向社区群众提供方便、快捷和功能齐全的卫生服务，服务功能与综合性医疗单位有着本质的不同，对进一步拓展社区卫生服务可持续发展有着十分积极的意义。

（1）社区管理形式适合我国国情、社情：中华人民共和国成立后，即在城市建立了居民的基层组织，在协调广大居民的生活和防病治病方面发挥了不少作用，居民熟悉与适应这种组织形式。

（2）综合防治顺应我国民情：我国各个家庭虽有一些积蓄用于健康支出，但数量不多。社区防治发扬了我国几千年的传统美德，使邻里关系和睦，互相帮助；社区全科医生或家庭医生和群众贴近；群众组织纪律性强；社区人群相对稳定，亚健康干预人员与居民之间易于沟通，各类工作便于开展。

2. 政府和社区共同构建防治亚健康体系

（1）要完善社区亚健康服务体系。社区亚健康服务是集医疗、预防、保健、康复、健康教育于一体的新型卫生服务体系。它植根社区、贴近群众，面向全体人群，以预防保健为主，为群众提供各种健康咨询，制订适宜的健身计划和康复方案，是广大人民群众日常保健的主要服务机构。目前，城市亚健康的社区服务体系正在逐步筹建，但其人才培训、保障机构、服务模式等尚有许多问题亟待进一步探索和完善，需要社会认真研究，加以解决。

（2）要组织好家庭保健医生体系。家庭保健医生在维护人的终身健康方面发挥了巨大的作用。他们对自己所管辖居民的健康状况了如指掌，负责指导健康人保持健康；帮助亚健康人修复受损的机体或使之不再扩展；为患者制订并实施康复计划。在社会卫生服务过程中组织包括医疗、预防、康复方面专业人士的健康指导小组，负责一定人群的健康工作，逐步向一个家庭保健医生为500~1000人健康服务的目标迈进。

（3）建立全民健身服务体系。生命在于运动，适宜、适量的运动是保持健康的重要途径。我国的全民健身活动开展以来，对增进国民身体素质发挥了积极的作用。但现在除了体育场地缺乏外，全民健身活动的辅导员不足正在影响活动的健康有序发展。因运动方法不对、运动量不合理而造成各种运动病及其他疾病的情况时有发生。因此，要加强对全民健身运动辅导员的培训，完善全民健身服务体系的投入机制和运行机制，保证其正常运作，为全民健身提供良好的服务。

（4）社区防治亚健康的策略。宣传（防治）亚健康知识，监测社区影响健康的环境，经常举办人际沟通活动，给亚健康状态者设立身体和心理检测档案，指导亚健康状态者康复，经常组织体育活动等。

三、结论

（1）调查显示，高校教师亚健康状态发生率最高（74.17%），经理人员群体、专业技术人员群体、公务员群体和私营业主群体亚健康率分别是67.20%、66.51%、63.47%、61.34%，说明此四类职业群体也是亚健康状态发生的高发人群。

（2）河南省中、小城市、县、市辖区职业群体亚健康状态率（55.58%）远小于北京居民亚健康状态率（75.31%）、上海居民亚健康状态率（73.49%）、广东居民亚健康状态率（73.41%），也远小于2002年世界卫生组织公布的调查数据（75%）、2002年《中国国际亚健康学术成果研讨会》公布的数据（70%）和胡先明等人对太原市部分人群调查的亚健康状态发生率（62.14%）。

（3）调研河南高校大学生亚健康率是42.83%，远小于杨现新等人对河南省5所普通高校大学生调研的亚健康状态率（78.32%），以及何万生等人对武汉市3所大学的大学生进行调研亚健康率（70.45%）、广州市5所大学的大学生进行调研亚健康率（61.74%）。

（4）职业群体亚健康状态的年龄段特征呈中间大，两头小的趋势，31～40岁年龄段的亚健康发生率最高。31～40岁和41～50岁两个年龄段的亚健康状态发生率分别是69.05%、63.11%，与其他学者调查中青年是亚健康高发人群的结论相符。26～30岁年龄段的人群亚健康发生率稍低，为57.01%，51～57岁年龄段的人群亚健康状态发生率为48.01%，18～25岁年龄段的人群中亚健康发生率最低，为39.97%。

（5）造成亚健康状态的原因有很多，故亚健康的表现呈多样性，综合多方面因素，课题组把亚健康的表现形式归纳为4个方面，即躯体性亚健康、心理性亚健康、情绪性亚健康、社会适应性亚健康。

躯体性亚健康中的疲劳表现形式出现频率为48.82%，排在第一位，而头痛或头晕出现频率是10.11%，出现频率最低，其余3种亚健康表现形式出现频率基本相当。在心理性亚健康表现形式中，焦虑出现频率是48.36%，精力不集中出现频率是30.72%，心烦意乱和睡眠不好出现频率分别是22.45%、20.48%，其他2项表现形式出现频率基本相当。情感性亚健康主要表现形式是情绪的不稳定，出现频率是46.86%，对周围事物不感兴趣和情绪低落出现频率分别是18.01%、17.27%。社会适应性亚健康突出表现形式为有厌倦工作感，出现频率为37.79%，人际关系易紧张出现率为11.94%。

（6）导致4580名亚健康状态者的亚健康诱因，从累计频数率看，社会因素（38.50%）是引发4580名亚健康状态者的最主要的诱因，生活因素（28.72%）排在第二位，人际关系因素（23.32%）排在第三位，环境因素（9.46%）排在最后。

从累计人频数率看，社会因素（65.83%）是引发4580名亚健康状态者的最主要的诱因，生活因素（49.10%）排在第二位，人际关系因素（39.87%）排第三位，环境因素（16.18%）排在最后。

（7）研究表明，亚健康产生的原因极其复杂。根据系统论，相互联系、相互作用和相互制约的各个要素按一定规律组成的、具有特殊功能的有机整体即为系统。在一个系统中，任何一个要素或组成它的环节的变化发生故障，都会影响其他环节和整体的运行及功能的发挥。人体就是这样一个有机平衡体，由许多体内及体内与体外子平衡系统相互制约与协调。人体系统自身各器官间及躯体和精神间、人体和外界所处大环境间的动态平衡是人们健康的必要条件。人具有生物属性和社会属性，如果把人类看作整个自然系统的一部分，那么其健康就不仅受环境因素影响，而且与社会生活因素息息相关，影响着人体系统，以神经—内分泌—免疫调节网络为中介，经过中枢神经系统的调节和控制，形成心理折射，产生心理反应及躯体机能的变化。多个器官系统，形成功能应答积累，降低人体协调能力，导致其对内外环境变化的适应能力降低。在这个阶段，人体的大平衡稳态尚未破坏，只是处于健康和疾病的临界水平中，即人体处于亚健康状态。

（8）政府宏观干预是防治亚健康的最主要的、也是较好的方法。中等强度的集体体育运动方式（总有效率：95.83%）是调控亚健康较有效方法之一。自我调控方法（总有效率96.34%），其中经常进行体育锻炼；心理调控，保持良好的心理状态；保证充足的睡眠此3种调控方法实用性较强。

（9）政府部门调控策略。筹建地方亚健康预防控制机构，加强影响人民群众身体健康的环境督查力度，政府部门要严格监督城市各单位干部职工休假制度、休假计划，加强工会组织活动能力、保健设施建设的投入，建立居民医疗风险保障基金，建立亚健康资金预算。

（10）政府宣传教育。各级主管部门应进行亚健康宣传教育，提高人们对亚健康状态的认识和了解，使人们自觉对不健康行为进行自我调整，并及时解除思想顾虑和精神负担，鼓励积极的生活态度和良好的健康行为，另外加强对亚健康高危人群和重点人群的教育力度。

（11）建立健康信息检测系统。建立健康信息检测系统，对亚健康群体进行监测干预，通过体检、问卷调查、回访等多种形式，建立并逐步完善个人健康档案信息库，对影响健康的危险因素及时分析汇总并掌握动态变化。

（12）促进亚健康形成的主要因素有社会因素、生活方式因素、人际关系因素、环境因素，每个因素都有特定的内容，又相互关联，亚健康是多方面因素作用的结果，调控亚健康必须从预防入手，从导致亚健康的病因入手，从社会环境、人类本身因素及周围环境入手，着重改变不良生活方式，劳逸结合调整身心，提倡健康文明的休闲文化，从根本上提高我们的生活质量以解除亚健康状态对人类的威胁。

（13）社区防治亚健康策略研究。社区服务以较好的服务模式向社区群众提供方便、快捷和功能齐全的卫生服务，服务功能与综合性医疗单位有着本质的不同，对进一步拓展社区卫生服务可持续发展有着十分积极的意义，开展社区防治亚健康有四大优势。①社区管理形式适合我国国情、社情，中华人民共和国成立后，即在城市建立了居民的基层组织，在协调广大居民的生活和防病治病方面发挥了不少作用；居民熟悉与适应这种组织形式。②综合防治顺应我国民情，我国各个家庭虽有一些积蓄用于健康支出，但数量不多。大家的意愿是支付一部分费用作为疾病预防，换取健康。③社区防治发扬了几千年的传统美德，使邻里关系和睦，互相帮助；社区全科医生或家庭医生和群众贴近；群众组织纪律性强。④社区人群相对稳定，亚健康干预人员与居民之间易于沟通，各类工作便于开展。政府和社区共同构建防治亚健康体系，组织家庭保健医生体系。家庭保健医生在维护人的终身健康方面发挥了巨大的作用，建立全民健身服务体系，社区防治亚健康的策略。

第二章 大众运动健身与促进健康行为

第一节 运动健身的代表性学说

一、人体身心发展学说

发展是个体生理和心理的连续变化过程，是指事物由小到大、由弱到强、由低级到高级、由旧质到新质的变化演进过程。人的身体始终处于这样一个积极的发展变化进程中。要进行科学的运动健身，必须了解人体身心发展变化的基本规律。

（一）人体身心发展的过程和特点

纵观整个人类的进化过程，人的有机体是不断发展进化而来的。在三百多万年以前，由于地壳的运动，古猿离开原始森林到陆地上生活，在为谋求生存而进行的劳动和生活的漫长岁月里，由于生活环境和生活方式的改变，为了取得自然界的物质而运动，古猿逐渐向人体的方向演化，直立起来，两手得到了解放，形成了人体，他们在改变身体自然的同时，从古猿到今人的漫长发展过程中，劳动推进了人类社会的进步和文化科学的发展，劳动创造了人类本身。随着社会的发展和科学的进步，人的某些身体活动，只有在有目的、有意识、有规律地与健身、医疗相结合，成为养生之道时，才同生产劳动中的活动区别开来。当人们日益认识到劳动对人体发展的影响有一定局限性时，更加注重身体锻炼，从而更好地促进人体的全面发展。

从人体的个体发展过程进行分析，人体从受精卵开始到成体，经过衰老到死亡的寿终期，由于优生学的产生和发展，才使得人类有意识地将群体中个体发育的选择纳入人类进化的过程。现代生理和心理学家为了探究个体生长发育全程及个体行为随年龄增长变化的一般模式，把人的全程发展分为九个时期。每个发展时期中的个体，就心理学来讲，有两个年龄：一个是实足年龄，指个体自出生之日起的年龄；另一个是发展年龄，指身心发展程度的年龄。两种年龄接近或相等者，表示个体发展正常；发展年龄大于实足年龄者，表示个体的发展较一般人成熟早（身体的或心理的）；发展年龄低于实足年龄者，表示个体的发展较一般人成熟晚。人体发展不同年龄阶段的生理、心理特点简述如下：

1. 儿童少年时期

婴儿期：出生后到1周岁；

幼儿期：2～3岁；

学龄前儿童：4～6岁；

学龄儿童：7～12岁；

少年期：13～17岁。

学龄儿童即通常说的"儿童"，相当于小学时期。少年期相当于中学时期（包括初中和高中），中学毕业意味着少年期结束，跨入青年期。从7～17岁称为儿童少年时期。

（1）骨骼系统：儿童的骨骼处在生长发育阶段，软骨成分较多，骨组织内的水分和有机物质即骨胶元多，无机盐（即磷酸钙、碳酸钙）少，骨密质较差，骨富于弹性而坚固性不足。由于骨硬度小，韧性大，具有不易完全骨折，而易变形和弯曲的特点。如果健身锻炼中锻炼的内容、方法和负荷安排不当，过多地跳跃、过早地进行专项练习，左右腿负荷不平衡，易导致骨盆位移，影响其愈合；下肢和躯干负荷过大，身体会产生畸形，如扁平足、脊椎不正等病症，从而影响各器官系统的正常生长发育。

（2）肌肉系统：从肌肉特点看，肌肉内水分较多，蛋白质、脂肪、无机盐类少，肌肉细嫩，收缩机能较弱，耐力差，易产生疲劳。8岁儿童肌肉重量占体重的27.2%，15岁时占32.6%，17岁时占40%。这主要是蛋白质、线粒体、细胞核数量的逐渐增进。儿童少年在生长加速期，肌肉主要纵向发展，长度增加较快，但仍然落后于骨骼的纵向增长，肌肉收缩的力量和耐力较强。

在进行力量练习时，应全面逐渐地发展肌肉力量，避免采用大强度、大负荷、多组数的力量锻炼，以避免消耗大量的能量物质，影响有机体的生长发育。女性健美、健身力量练习的负荷量应严格控制掌握。

（3）心血管系统：心脏发育不如骨骼肌快，心缩力较弱，心率较快，血管壁弹力好。每搏和每分输出量比成人少，但相对值每公斤体重的心输出量大，并且年龄越小，相对值越大，保证了生长发育过程中物质代谢的需要。儿童少年的心脏能胜任持续时间短的较紧张的肌肉活动。

儿童少年的呼吸系统的特点表现在胸廓狭小，呼吸肌力较弱，呼吸表浅，频率快，肺活量小，肺通气量的绝对值也小，运动时主要靠加快呼吸频率加大肺通气量。健身锻炼时，可选择发展心血管系统的适宜运动项目，提高有氧和无氧代谢能力的负荷方法。

（4）神经系统：大脑皮质神经过程不稳定，兴奋和抑制不均衡，兴奋过程占优势，易扩散。神经活动的强度和集中较弱，机能还没达到较高水平，从而造成注意力不集中，活泼好动，分化力不完善；但神经过程灵活性高，反应速度快，可塑性强，神经细胞物质代谢旺盛，虽易疲劳，但消除较快。健身时最好不断变换运动形式和方法，运动时间不宜过长，以提高神经系统的兴奋和抑制的均衡性。

2. 青壮年期

青年期：18 ~ 28 岁；

壮年期：29 ~ 40 岁。

青壮年期是人一生中生命力最旺盛的时期。这一时期，有机体新陈代谢的同化与异化作用基本平衡，人体处于比较稳定阶段，各器官系统都已发育成熟，机能提高，工作能力增强。

（1）骨骼系统：青壮年期随着年龄的增长，骨骼中骨质的化学成分逐渐发生变化，无机盐增多，水分减少，坚固性增强，韧性减低。由于青壮年骨骼较坚固，能承受较大力量的工作，但关节灵活性相对不如少年灵活。

（2）肌肉系统：肌肉中的水分减少，有机物和无机物增多，肌肉约占体重的42%，弹性和伸展性增强，肌力增大，肌肉横向生长增快，肌纤维增粗，肌肉发达，结实丰满。

（3）心血管系统：心血管系统发育完善，心肌力增强，血压逐渐升高，呼吸深度增大，频率逐渐减少，肺活量增大。

（4）神经系统：神经系统的特点表现为兴奋与抑制过程发展均衡，工作能力增强，神经系统发达，但内抑制能力与老年人相比较差。人体处于比较稳定状态。

3. 中老年期

中年期：40～60岁；

老年期：60岁以上。

40岁以后，特别是步入老年期以后，有机体的各种机能逐渐衰退，体力下降，疲劳恢复的也慢，不宜再承担过重的体力负担。

（1）心血管系统：心肌的收缩功能减弱，血管的弹性降低，血管壁变厚，由于循环阻力的增加，加重了心脏功能的负担，削弱了心血管系统的生理功能。在心输出量方面，衰老对静态及极限量工作状态下的心脏工作能力产生不利影响，特别是最高心率、每搏输出量、心收缩力和最大动静脉氧差均有下降。随着年龄的增长，静态时心率变化很小，左心室所产生的力量使左心室壁在心动周期的收缩期中极少得到充盈。心脏左侧的冠状动脉血流量取决于心脏收缩的持续时间。心脏的收缩力既可以影响心脏收缩的持续时间，又可以影响心室挤压的血量，因此随年龄的增长，心收缩力也有所下降。心输出量为心率与搏出量的乘积，静态时，中老年人心率和每搏输出量减少了，从而不可避免地引起心输出量降低；还有心输出量所能完成的输出量取决于动静脉氧差的大小，而且最大动静脉氧差随年龄而趋向减小，造成体能水平下降，动脉氧饱和度下降，血红蛋白量减少，外周血流分配不足，组织中酶系统的活性减弱，流向皮肤的血流相对增加。

（2）骨骼系统：随着年龄的增长，机体的衰老，骨骼系统也发生变化。关节腔变窄，骨骼变硬、变脆，骨骼无机物约占80%，锻炼时不加注意易发生骨折或骨裂。同时肌腱力量减弱，关节和韧带的柔韧性随之减弱，关节幅度减小。从关节看，滑膜关节的完整性受到胶原结构普遍性变化的影响，特别是软骨素的含量下降，导致弹性丧失，关节软骨变成无光泽的黄色。关节的衰老表现为活动性不稳定和活动性丧失。奥尔曼（Aoerman）1974年研究指出，关节柔韧性的丧失很有规律，其测定值可作为生理学衡量年龄的指标。上肢关节病导致疼痛性运动限制，但无明显变形，如下肢受累，步态将受到严重影响。髋关节损伤造成跛行，以至于日常生活中的上楼梯、站立等行为受到影响。

（3）肌肉系统：中老年人的肌肉伸展幅度变小，肌肉力量也随之减弱。据研究，65岁老年人最大肌力下降40%。中老年人的肌腱扭伤、拉伤等运动损伤大多是由于机能下降所致。

（4）神经系统：抑制和兴奋过程的平衡改变，内抑制力较强，表现在建立新的运动协调难以形成，动作的准确和灵活性变差。

（二）影响人体发展的因素

根据现代生物性的观点，在个体发育的整个过程中，影响生物表现型的因素有遗传和环境两个因素。

1. 遗传

人体由约60种元素组成，其中构成人体的25种必需的生物元素中99%（重量百分比）以上是由11种元素组成的，这11种元素中氢、碳、氧、氮4种占人体元素总数的99.4%。人体中含量不到1%的微量元素，其浓度由万分之一到少于十亿分之几，但对生命都是非常重要的，微量元素不足会导致生长发育受阻，代谢失调，生理机能紊乱以致危及生命。

人体是由细胞组成，而蛋白质和核酸是细胞的重要组成成分。可见蛋白质和核酸是生命现象最重要的物质基础，是塑造一切细胞和组织结构的重要组成部分。他们在人体生命活动过程中起着重要的作用。蛋白质是一种高分子物质，它是由氨基酸组成的。蛋白质和核酸这两种高分子物质在细胞内不仅含量高，分子结构复杂，分子量可从几万高达千万，而且种类繁多。人体中的氨基酸虽然只有20种，但它们在数目、排列顺序上和空间结构上的不同组合可以构成许多种不同的蛋白质。健身锻炼时，形体结构上发生相应变化，骨骼肌和心肌等工作性肥大就是建立在这些组织器官的结构蛋白质含量增加的基础之上的。在体重增加或不变的情况下，过剩的脂肪减少，肌肉占体重的百分比上升，运动促进蛋白质相对含量上升，酶系统活性增加，血红蛋白、肌红蛋白含量升高，机体功能性蛋白质含量的提高改善了机体的生化过程。现代分子遗传学研究证明，核酸可分为两类：一类为含核糖类称为RNA（核糖核酸）；另一类为含脱氧核糖称为DNA（脱氧核糖核酸）。DNA主要分布于细胞核的染色质中，约占细胞核核干重的30%以上。DNA与蛋白质的生物合成有密切的关系；

与生物的繁殖、遗传和变异有密切关系。可见DNA是遗传的物质基础，一方面通过遗传密码信息等复杂过程，自我复制；另一方面又通过RNA转录输出密码信息带到细胞浆中，完成蛋白质的复杂遗传过程。我们可以这样理解：个体细胞核染色体中的DNA分子从受精卵带来了亲氏的遗传信息，经过一系列的生物化学反应，把亲代的遗传信息进行自我复制，决定了子孙后代身体内蛋白质合成的氨基酸的顺序同亲代的排列顺序是一样的，从而体现了遗传性。但遗传是相对的，变异是绝对的，在一定条件下，DNA在数目、顺序和排列的方式上又是可变的，它可以排列组合成各种不同的蛋白质来，这就充分体现了它的变异性。

蛋白质和核酸揭示了人体遗传、变异和人体生命现象的实质。有变异人体才会有发展，人类才得以进化。

2. 环境

遗传为人体的发展提供了物质基础和潜在进化的可能，但要使遗传因素得到充分发展，还取决于环境条件。良好的环境可使遗传因素的某些缺陷和不足得到弥补和发展。决定人体发育的遗传与环境是相互联系、相互制约和相互依赖的矛盾统一体。对于个体来说，他的遗传基因是恒定的，换句话说，当他起源于一个受精卵的时候，就已经"定型"，而外部环境条件始终在一定的范围内变化着，这是遗传与环境的重要区别之处。可见，人体的遗传基因是发育的内因，而环境条件是发育的外因，形成表现型即表型是发育的结果，是遗传与环境相互作用的结果。因此，对于环境中的社会环境在个体身心发展中的作用问题，我们不能片面地认为某一特定的条件下，个体间发育差异，主要是由遗传基因起决定作用的遗传决定论；也不能认为环境条件的差异所决定的环境决定论。

德国脑生理学家斯特恩（Stern W）提出了辐合论，认为人体身心的发展是由于内部性质和外部环境二者的"辐合"或合并，强调遗传与环境同样起作用，其重要观点是个体发展是遗传因素相互交叠、相互影响的产物，发展是在个体身上发生的，但个体是在经常接受外界影响的同时生存的。所以，发展既不仅仅是先天性质慢慢表现的过程，也不仅仅是个体接受环境影响而产生适应的过程，而是在个体自身内部性质与外部条件相互作用下逐渐形成的过程。美国心理学家吴伟士（Woodworth WRS）的相乘说认为，人的心理发展依赖遗传和环境这两个因素。但是，遗传和环境的关系不是相加的关系，而是相乘的关系。正如决定矩形面积不能说长比高重要或高比长重要一样，决定心理发展也不能说遗传和环境哪个重要。

一般情况下，相同的基因型在相同的环境内，会生长发育为相似的表型；而在不同的环境内，会生长发育成为不同的表型。比如"狼孩子"，他们本来是人体，但由于脱离了人类社会环境，生活在群兽之中，得到的都是低级的野兽的习性，根本没有人类的知识和才能而言。"狼孩子"与正常人孩子的差异，可以说主要来自环境的差异。"狼孩子"在个体生长发育阶段所处的环境中发生了明显的变化，从人类的生长发育环境变成了野兽的生长环境，表现型的形状发生了明显的差异。我们是否可以这样认为，在环境恒定的情况下，基因型成为主要支配个体发育的因素，甚至在某种意义上说，表现型决定于基因型。如果某些个体的基因型完全一样，它们的表型之间的差异，主要来自环境。

社会制度不同，政治、经济地位不同，综合国力不同对人体身心发展的影响也大不相同。随着人民的物质生活条件不断改善和提高，人民的体质不断增强，健康水平逐渐上升。全民健身计划的实施，必将提高全体国民的整体素质，建立科学、文明、健康的生活方式，促进社会体育的发展，推动社会主义现代化的历史进程。

人类生活在自然界里，人本身也是自然界的一部分。所以，自然环境对人体有密切的关系。首先，大工业的发展，造成空气污染，污水增多，形成噪音干扰；其次，城市人口急剧增加，高楼大厦鳞次栉比，缺乏充足的阳光和人际交流，这些都有害于健康。因此，必须加强环境保护，如改变劳动条件和生活方式，形成讲卫生的习惯，积极参加健身锻炼，参与休闲与娱乐等，才能保证人体身心的健康发展。

二、有氧运动学说

运动健身的目的是增强体质、增进健康、提高抗病能力、延年益寿，而关键环节是提高心肺功能和心血管的输氧能力，这对增进健康至关重要。

耐力运动对增强呼吸系统摄取氧、心血管系统荷载和输送氧以及组织的有氧代谢能力有十分显著的作用。因此，有氧运动对机体的影响有生理的、心理的及社会学的多方面的运动效果。国外研究成果表明，运动状态下的人体吸入的氧气可比安静状态时多8倍，也就是说有氧代谢运动（耐力性运动）可使人体获得最佳摄氧量。有氧运动学说主要从以下六个方面阐述。

（一）缺乏运动对人体的危害

缺乏运动可导致心血管疾病，使得体力、活动能力下降，各类免疫性疾病多发；消化系统功能减低，易诱发胃炎、消化道溃疡，时久易合并癌症；不运动时，骨关节就会失去良性的刺激而影响其代谢功能，这种代谢障碍可使青少年生长发育受阻，成年人丧失体力，未老先衰，并易患脊椎病及各类关节病。

（二）对心血管系统的效果

有氧运动可以改善心率变化，加强心肌力量。人体运动时，循环功能的主要变化是心输出量的增加，各组织器官的血流量重新分配，特别是骨骼肌的血流量增加，以满足其代谢增强时的能量供给。因为心肌具有一定的储备能力，平时心输出量只有最大输出量的1/4，运动健身可增大心肌力量，进而增加心输出量，从而提高人体运动能力。运动可使人体的心肌功能、循环功能等得到强化，同时减少不利于机体健康的各种因素，比如降低血脂、稳定血压等。所以有氧运动对于治疗、预防冠心病的效果是肯定的。

（三）对体力和活动能力的效果

有氧运动对全身体力和活动能力的效果：①耐力运动能增强血液总量，增强氧的运输能力；②增强肺的功能，提高肺活量和摄氧量；③增强心脏功能，使心肌强而有力；能提高高密度脂蛋白（HDL）的含量，防止心脑血管病发生；④增加骨质密度，防止骨质疏松；⑤促进脂肪分解代谢，减少多余脂肪，防止与肥胖有关的疾病发生；⑥改善心理状态，能使人的智力和情绪良好；⑦规律的有氧代谢运动和平衡的膳食，有助于人际关系的协调，促进家庭和睦及夫妻间性生活的和谐、美满。值得关注的是人体内部最常见的自由基是过氧化脂质（LPO），它有极活泼的化学特性，与机体多种疾病有关，它的作用机理是造成细胞膜结构损伤，也是促进机体衰老的原因之一。我们的机体中还有强大的抗氧化系统，即自由基清除系统，代表物质是超氧化物歧化酶（SOD），其作用是保护组织免受自由基伤害。长期坚持有氧运动，可以加速体内过氧化脂的降解和排泄，提高超氧化物岐化酶的含量水平并增加其活性，因此能有效地抵抗衰老和预防疾病。

（四）对体温调节功能的效果

人体内蛋白质、酶类等对温度的变化极为敏感，因此保持体温相对恒定是进行新陈代谢和正常生命活动的必要条件，也是保持体力的要素。巴丘世金（Qiuba SJ）观察证明，经过一定时期锻炼的人体，对体温的适应能力可以得到提高，使机体体温调节能力得到良好的改善。

（五）对物质能量代谢的效果

1. 对糖代谢的影响

糖的主要生理作用供应能量，食物中的糖多以多糖形式存在，在体内经消化分解变为单糖才能被吸收进入血液，被肝脏合成的称为肝糖元，肌肉中的糖元则称为肌糖元。人体肝脏中含量特别丰富，肌肉中糖元次之，脑组织中的糖元少。但就总量而言，肌肉中糖元含量最多。耐力运动首先消耗肌糖元，不足时由血糖补充，肝糖元又不断补充血糖，因此，糖的储备较多时，则可以在较长时间运动中保持血液内糖含量不至于过分降低。不同运动项目血糖变化程度不同。中长跑时，血糖浓度呈上升趋势，长距离或超长距离跑时，血糖下降明显。长时间运动，饮用中低浓度糖分饮料对运动有利。因为对机体既补充了糖分，又补充了水分，同时没有给消化系统增加负担。但如果饮用高糖水，则会增加肾脏代谢负荷，推迟机体对糖的吸收利用，对运动不利。

2. 对脂肪代谢的影响

脂肪是体内最大的能源储备，也是运动中补充能量的一个重要来源。在较长时间低强度的运动中，脂肪氧化供能超过糖的供能，因而成为很多耐力运动中首要的能源物质。脂肪在体内除作为能力储备外，特别在维持体温上有十分重要的意义。肥胖症与高血压、高血脂、冠心病、Ⅱ型糖尿病、脑血管意外及某些肿瘤有重要的发病关系。而长期的摄取过剩和运动不足会使体内脂肪沉积过多，造成肥胖症。判别肥胖的真正标准要通过身体成分的测定。测定身体成分可分成4个层次：原子水平、分子水平、细胞水平和整体水平。研究手段有直接测量法、间接测量法和双重测量法等。直接法测定脂肪较困难，多采用间接法。主要包括水下称重、皮褶厚度测量、生物阻抗测定、超声测定、核磁共振测定（MRI）、双能量X线扫描（DEXA）、CT断层扫描、血氧稀释、呼吸商测定等。因此，要讲究生活方式，既要调整饮食结构，避免脂肪过多储存，又要积极地进行运动健身，促进体内的脂肪代谢。中外医学专家一致认为，合理调整饮食结构+耐力性运动=减肥高效措施。

3. 对胆固醇代谢的影响

血浆中所含的酯类称为血脂。临床上将胆固醇含量作为血脂指标。血浆胆固醇的存在方式有两种，一种是低密度脂蛋白（LDL），另一种是高密度脂蛋白（HDL）。高密度脂蛋白的重要功能是薄薄地附着在动脉管壁上起到保护层作用，它还能清除其他酯类物质在血管壁上的沉积。而低密度脂蛋白则可大块沉积在血管壁上，两者有互为对抗作用。胆固醇总量增高时，低密度脂蛋白的含量就会提高，两者之间平均比值，男子不超过4.97，女子不超过4.44，长期的比例失调能引起动脉粥样硬化症，导致心脑血管系统疾病。库珀的研究证明，有氧代谢运动可以使胆固醇代谢与分解。低强度耐力运动时，脂肪氧化供能约占肌肉能量来源的60%，同时还能提高体内脂蛋白酶活性，加速含有甘油三脂的乳糜和低密度脂蛋白分解，这就降低了血脂总量，而使高密度脂蛋白量升高。运动健身对预防动脉粥样硬化有积极的作用。

4. 对高能磷化物系统的影响

糖、脂肪、蛋白质这三大物质在机体内进行生物氧化，最终以三磷酸腺苷（ATP）形式为机体活动提供能量来源。运动时全身所需三磷酸腺苷分别有三种不同的能量系统供应。其一是磷酸原系统（ATP-CP系统），它是由肌肉内的三磷酸腺苷和磷酸肌酸（CP）这两种高能磷化物构成，三磷酸腺苷和磷酸肌酸都是通过分子内高能磷酸键裂解时释放能量，以实现快速供能；其二是无氧代谢，糖在没有氧气供给的情况下进行酵解，释放出能量，合成少量的三磷酸腺苷；其三是有氧代谢系统，在氧气供应充足的条件下，糖可完全分解成二氧化碳和水，同时产生大量的三磷酸腺苷，当机体需要能量时，就释放出能量供机体各项生理活动的需要。调查证实，坚持运动健身的人，其肌肉中的三磷酸腺苷含量比一般人多，与此有关的酶类活性也比较强。耐力性运动能提高有氧代谢供能能力，强度大、时间短的运动则能提高无氧代谢供能能力，两种方式的供能能力的改善，都可以使组织中的三磷酸腺苷含量增高。

5. 对有氧代谢和无氧代谢的影响

运动健身的原动力来自肌肉的收缩。肌肉能量的来源是三磷酸腺苷+磷酸肌酸产生的能量，有氧代谢供能有两个限制因素，其一是糖元，其二是最大摄氧量。其中氧的充足供应是实现有氧代谢的先决条件。人体的吸氧能力越大，有氧代谢能力越高，有氧能力又是耐力素质的基础。长期坚持运动健身或持续性运动，可改善机体的有氧代谢能力。无氧代谢供能包括两种形式：一是非乳酸能供能形式。无氧或氧供应不足的情况下由三磷酸腺苷和磷酸肌酸分解供能称为非乳酸能。人体进入运动状态最初数秒内，几乎所有能量都来自三磷酸腺苷和磷酸肌酸分解供给，主要是磷酸肌酸分解供给，此时机体内组织氧不充分。经测试发现坚持运动健身者的肌肉组织中三磷酸腺苷和磷酸肌酸含量高于一般人。在完成同负荷的运动过程中，运动员血乳酸出现并上升的时间比一般人迟，这是非乳酸能力强的一个标志。二是糖元无氧酵解供能。当机体处于缺氧状态下，肌糖元酵解为乳酸时可释放出能量，这就是糖元酵解供给的乳酸能。这些能量与二磷酸腺苷（ADP）结合成新的三磷酸腺苷。人体进行剧烈运动时，需氧量将大幅超过吸氧量，当组织缺氧超过70%时，糖的无氧酵解供能占据重要位置。

（六）对免疫学功能的效果

运动健身实践证明，中等强度的身体运动对免疫学供能产生良好的影响，增强机体对疾病的抵抗能力。运动健身可以提高血液白细胞数量和各亚群细胞绝对数量，60分钟中等强度运动后，白细胞总量、淋巴细胞和噬中性粒细胞数量明显增加。运动引起的白细胞增多是以单核细胞和淋巴细胞增多为主，其中淋巴细胞以B细胞增多为主，T细胞仅稍有增多或没有明显改变。运动健身对某些疾病有特殊的疗效，中等强度运动可以增加HIV阳性患者的CD4+细胞、中性粒细胞和调节自然免疫功能的细胞数量，增加老年人NK细胞活性和分裂素诱发的淋巴细胞生成[1]。中国传统的太极拳运动对于提高机体的免疫学功能有明显作用，初练太极拳的老人（每周习练5天，每天30分钟），习练3个月，发现NK细胞数量和白细胞介素活性均较对照组明显增加，同时呼吸道感染能力也明显提高。

三、新陈代谢学说

人体是一个统一的有机整体。人体和各种生物体都要进行最基本的生命活动，因此它们具有共同的基本生理特征。所谓基本生理特征，主要指新陈代谢、应激性、兴奋性和适应性。

机体组织与周围环境之间不断进行物质交换和能量转移的过程称为新陈代谢。新陈代谢过程中，机体或组织细胞内部成分需不断分解、释放能量，以满足各种生理活动的需要，并将分解产物排出体外，同时，机体或组织细胞需不断地从外界摄取营养，并把它们合成为自身的物质，以补充分解造成的消耗。我们把合成时以及吸收能量和分解时释放的过程称为新陈代谢的同化和异化作用。

机体或一切活组织对周围环境条件的变化有发生反映的能力，称为应激性。引起反应的环境条件的变化叫刺激。兴奋是指活组织在刺激作用下所产生的一种可传播的、伴有电活动变化的反应过程。组织能够产生兴奋的能力叫兴奋性。但受刺激后由活动较强变为活动较弱，称为抑制反应。任何兴奋都以新陈代谢为基础，并且伴有物质代谢、能量代谢和耗氧量的变化。

机体在环境变化中以适当的反应保持自身的生存，克服因这种变化造成危害的特性叫适应性。人体在健身运动中，通过对运动的反应，尤其是身体运动导致组织、器官在形态结构和机能上发生改变，有助于保持内环境的相对恒定性，以使机体不受损害，并达到提高机体能力的目的。这种适应性变化是健身运动的生理基础。

从生理学上刺激与适应性的关系看，运动健身是对新陈代谢的一种刺激，从而引起组织系统发生兴奋，加剧物质代谢、能量代谢和耗氧量。在一定范围内，刺激强度越大，引起的反应越大。运动负荷是施加于人体的一种综合刺

---

［1］张林.人体运动科学研究进展［M］.北京：北京体育大学出版社，2017：22–156.

激，所以一定范围内，运动负荷越大，人体机能反应也越大，锻炼效果也越明显。但是运动负荷超过了人体的生理负担量，将引起人体机能的病理性变化，不仅不能达到锻炼的效果，反而有损健康。科学研究证明，健身运动足以增强体质，增进健康，是由于有机体存在一条超量恢复的原理。即由于健身运动引起人体蛋白质和能源物质的分解代谢加强，可使体内组织细胞获得更多的补充，合成更新的物质，有机体获得更加旺盛的活动，从而使机体能力不断向新的水平发展，向着更加完善的方向转化，这就是运动健身的新陈代谢学说。

四、心理学学说

运动健身的目的是增强体质，增进健康，但却容易忽视运动健身本身所具有的独特的心理特征。实践证明，运动健身在心理方面的效益与身体方面的效益同样重要。若缺乏和忽视这种认知，运动健身就可能因健身主体缺乏内在动力或心理动力而失去吸引力。所以，运动健身同样有心理学依据。

世界卫生组织对健康的定义："健康不仅是没有疾病、不体弱，而是一种躯体、心理和社会功能均臻良好的状态。"这一全新概念反映了现代人全面健康的新观念、新思维，科学地表现了在现代生活中，人只有将健康的心理寓于强健的体魄之中，才能称为健康。

运动健身与心理健康密切相关。国内外大量心理学研究表明，中年健康男子进行有氧练习和力量灵活性的练习可改变其心理健康水平；中老年妇女长期进行运动健身和渐进性放松练习，均可降低因工作压力带来的焦虑水平，并能提高她们的自信心。运动健身还与心理健康方面的评价指标，如生活的满意度、低焦虑、低忧郁、积极的情感、应激能力等相关。"高质适应"原理强调运动健身时的运动负荷应调节到个性心理和生理适宜程度，在保证良好健身效果的前提下，根据兴趣、爱好、年龄、性别、体质、个性心理特征等相关因素，选择适宜的运动健身的内容和方法，以增强体质，增进心理健康。

运动健身的心理学动因表现在积极的情绪使人更易坚持经常运动，适宜的运动负荷使中枢神经系统适度的激活，使人直接感受到愉快的心境，而产生满意感、愉快感、成就感，而满意感、愉快感、成就感将使健身运动产生更显著的积极效应，这也是众多的健身锻炼者运动兴趣专一，对有些看似枯燥的运动项目能始终如一地坚持心理学动因之一。

运动健身的自我心理调节。科学技术及现代物质文明的发展，机械化、电气化和自动化程度的提高，膳食结构的改变，烟、酒等嗜好品消费量的增加，所引起的文明病形成一种新的慢性瘟疫，人们的身心健康面临着严重的挑战。而健身运动的开展，可缓解工作、生活中产生的身体疲劳，消除心理负荷和生理负荷所产生的紧张情绪，使锻炼者达到自消烦恼，遣乐于身，自我调节心理的目的。比如，健身运动形式多样，内容丰富，方法各异，项目纷繁，有时可静中求动，从事垂钓、棋类等静态性活动，以求心平气和，陶冶情操；有时可动中求静，在动中求知、求趣、求新，以体验情感的变化所带来的心理效应，或在跳跃、旋转、躲闪、对抗、冬泳等运动中，获得紧张、奇异的生活情趣。

运动健身的心理相容性。现代生产对先进技术的运用，促进了单调工业化的生产，增加了人在相对封闭条件下独立操作的可能性，高层建筑鳞次栉比的居住环境，使得人际关系淡漠，缺乏情感交流。当人们几经寻求、探索，在健身运动中，获得了他人的尊重、友谊等精神需要，找回了自我。在同龄健身群体中，通过身心交往，结友乐群，建立健康友情；在交叉多龄健身群体中，老少同动互乐，长幼互助，忘记了性别、年龄界限，共创益己利他的互补交往，构成了健身运动的社会心理相容这一道独特的风景线，摆脱了社会功利性和纯竞争性的侵蚀。健身运动中个体与个体、个体与群体、群体与群体三者之间的自我和群体意识增强，表现出相互尊重、积极理解和对其他成员的心理相容性，由此产生一种精神上相互信赖和相互交往的心理亲和感。

运动健身的成就感。竞技运动是向人体生理、心理极限挑战，以创造最佳运动成绩为最终目的。而运动健身则是以健康身心，挖掘体质潜力为目的，这是运动健身与竞技运动的根本区别所在。坚持从事运动健身的人，在发展身体的同时，也相应掌握了健身的知识和技能，个体从自我反馈方式传递其效果成就的感应，从而产生本体自我成就的认知和情感体验。运动健身的成就感应越明显，情感体验就越深刻。心理学研究证明，运动负荷对人体的作用变化，可导致人的情绪、行为和目标形成因果链的变化，若目标制订合理，运动负荷适宜，符合人的心理需求时，其情绪变得高涨，行动变得轻快，目标容易实现，从而心理获得满足，产生积极的成就感应，为从事今后的运动健身锻炼提供新的动力。

五、自由基学说

在分子生物学的基础上发展的自由基学说认为在生物体内进行的新陈代谢过程会产生一些副产品，这些副产品称为自由基。自由基又称游离基，是指外层轨道上含有一个或一个以上未配对电子的分子、原子、离子或基团，即有奇数电子的分子、原子、离子或基团。

自由基极为活泼，所有的细胞成分都是它攻击的对象。它在攻击细胞成分的过程中，不仅能使这些成分直接受到破坏，而且还能启动一系列自由基的连锁反应，生成许多有害的次生自由基及毒性物质，随着增龄，一方面自由基含量升高，另一方面抗自由基的防御能力下降，从而使体内自由基增多。自由基一方面使核酸、蛋白质、氨基酸及多糖氧化从而使之损伤，另一方面与不饱和脂肪酸作用产生过氧化脂质[1]。过氧化脂质主要作用于生物膜，特别是亚细胞器，如线粒体受损则能量生成障碍，微粒体受损则抑制蛋白酶合成，溶酶体膜受损则水解酶类增加；细胞内物质水解，释放出大量过氧化脂质，致使过氧化脂质在血中浓度升高，可损害其他器官组织。过氧化脂质还可通过使蛋白质变性，促使血小板凝集、血管痉挛和微循环障碍等途径而引起机体衰老。心血管系统结构、功能在维持生命质量的诸多因素中占有非常重要的地位。在衰老过程中心脏功能下降，导致最大摄氧量降低。一些研究证明，在老化过程中，心肌收缩性可在分子水平上发生运动适应性调节，但确切机制还不清楚；以往的研究或者是着重于生命过程的某一时期，或者只是侧重于其中某一种生化机制，运用同一个动物模型来研究生命过程中影响心肌收缩性的两种蛋白质分子的运动适应性变化，尚未见报道。衰老可使人骨丢失，导致骨质疏松，主要表现为骨密度减低，皮质骨变薄，骨小梁变细、变少，骨的生物力学性能降低。部分病人甚至发生椎骨压缩性骨折，髋部骨折等骨质疏松性骨折，严重影响老年人的生活质量，甚至生命安全。世界卫生组织已将骨质疏松列为危害老年人身体健康的三大疾病之一。运动健身是一切生物体存在的本质特征，"生命在于运动"，许多长寿老人的共同经验是热衷运动健身，并认为运动健身是最积极、最安全、最有效的方式之一，其中有氧运动作为一种积极有效的健身方式

---

[1] 张开金，夏俊杰. 健康管理理论与实践 [M]. 南京：东南大学出版社，2011：3-123.

已被越来越多的人们接受。我国学者王安利等人通过不同年龄的小鼠实验，探讨了老化过程中，有氧运动能够增加机体的抗衰老能力、抗氧化能力、降级自由基的代谢产物；初步验证老化过程中心肌收缩性可在分子水平上发生运动适应性调节；验证了游泳等非重力运动对防止骨质疏松的作用等。有氧训练可提高体内的抗氧化酶的活性，可有效地清除运动过程中产生的过量自由基，补充外源性的抗氧化剂，如维生素E、维生素C及一些中药，也能有效地清除自由基。

六、氧债学说

传统的氧债理论认为，在进行剧烈的运动时，由于机体所提供的氧不能满足运动的需要，此时机体要进行无氧代谢，产生大量乳酸，从而形成氧债。在恢复期机体仍要保持较高的耗氧水平，以氧化乳酸，偿还氧债。多年来氧债理论曾是运动生理学的重要理论支柱。自20世纪80年代中期一些运动生理学专家展开了对氧债、氧亏和无氧阈三个概念的争论。彭奇（Bang）、布鲁克斯（Brooks）、盖塞（Gasser）、哈里斯（Haris）等人的研究表明，人体在从事短时间大强度的力竭性运动之后的恢复早期，血乳酸的浓度是持续升高的，而此时的耗氧量却已恢复到安静时的水平；在从事长时间力竭性运动过程中血乳酸就已经达到峰值，并且在随后的运动过程中渐趋降低，在运动之后的恢复期继续降低到安静时的水平，而此时的耗氧量却高于安静时的水平，表现出乳酸和运动后的额外氧耗没有线性关系，从而证明了"氧债"概念的不正确性，提出了用"运动后过量氧耗（EPOC）"新概念。运动后过量氧耗与下列因素有关：①运动导致体温升高，使肌肉代谢水平升高；②运动后恢复期磷酸肌酸合成增加耗氧量；③运动后的恢复期血液内的儿茶酚胺类物质继续保持高水平，导致耗氧增加；④钙离子刺激线粒体，使其呼吸作用加强，耗氧增加；⑤甲状腺素和糖皮质激素的作用导致耗氧增加。

第二节　大众运动健身的原则

运动健身是进行身体锻炼、增强体质的重要环节。全民健身运动的实施，必将提高和改善群众体育的科学水平和我国体育人口的素质，提高健身锻炼的实际效果，出现以我国传统健身方式和西方有氧锻炼相结合的运动形式，推进各种知识性、趣味性强的娱乐体育的进一步发展，促进军事体育、民族体育、民间体育的恢复和发展。因此，了解和掌握健身运动的原则，对于完善身心而进行的科学锻炼，有着十分重要的历史和现实意义。

运动健身的原则必须从运动健身和原则这两方面去理解和认识。运动健身是说以科学的健身锻炼的方法和内容来达到增强体质、增进健康、防病治病、延年益寿的目的所采用的科学健身手段。原则，意为依据的法则或标准，这里指身体锻炼过程中所必须遵循的基本规律；锻炼原则则是在完善身心、健身增寿锻炼过程中所遵循的基本规律和法则。健身运动原则与竞技体育原则有着质的区别。因此，要增进健康、增强体质，就必须学习和掌握一定的身体锻炼的知识、技术和技能，了解人体身心发育和发展的规律，有目的地选择和运用身体锻炼的原则、内容和方法，进行科学的运动健身。

运动健身原则是健身运动客观规律的反映，是人们从事健身锻炼实践，达到理想效果所必须遵循的科学原理。研究健身运动的锻炼原则，必须从锻炼本身的固有特点出发，以健身锻炼的理论依据为准绳，才能有效地指导全面健身运动实践。

运动健身的原则主要有意识性原则、全面性原则、适量性原则、个别性原则和反复性原则。

一、意识性原则

意识性是客观事物在人们头脑中的反映。意识是人类反映客观现实的思维方式。健身运动的意识性原则是指健身目的、健身途径和健身效果的思维定势，是有意识地要进行健身、完善身体以获得身心发展的思维结果。

意识性原则指向意识过程，心理学中的意识主要分为意识和无意识两个部分。人们的心理活动，都伴随着一定的意识，即有一定的指向和集中。无意识即本能冲动，支配意识；意识压抑本能冲动。弗洛伊德主张无意识是心理活动的源泉和基本动力。意识的指向和集中主要取决于文化素质及逻辑思维的意识经验。

健身运动的意识与竞技运动的意识存在着本质的区别。健身运动的意识是满足人体和精神需要，以增强体质、丰富文化生活为主要目标，进行健身锻炼；而竞技运动意识是勇攀竞技运动高峰，以为国争光为主要目标，进行献身性，以大强度、大运动负荷为中心的运动训练。健身运动是增强体质，完善身心的意识，而决不同于献身性的竞技性意识。

健身运动是一个自我锻炼、自我发展、自我完善的过程，是一种有目的、有意识的精神行为，锻炼者必须树立明确的锻炼目的，确信"生命在于运动"的科学道理，认识健身运动是体质投资和健康储蓄的终身需要。健身运动总是伴随着克服自身的生理心理惰性，战胜各种困难才能达到预想的结果。因此，贯彻意识性原则时，必须选择精神手段和方法，注意健身的实效性和方法的简洁性，并且根据效果的反馈，不断地调节锻炼的强度、时间和频度；在健身恢复过程中，结合健身目标选择营养物质，改变膳食结构和比例，以达到健身运动后身体对健身目标的需要。健身运动效果的评价，是评定健身目标的重要依据，所以在贯彻意识性原则的同时，要有健身运动效果评价，以及提高健身运动者实施锻炼的意识。

二、全面性原则

全面性原则是指导健身运动使身心全面协调发展。人体是在大脑皮质统一调节下的有机整体，人体各系统、功能是相互联系相互影响和相互促进的。任何局部技能的提高和改善，必然促进机体其他部位机能的提高和改善。当某一项运动素质得到发展时，其他运动素质也会不同程度地有所发展；同时各系统又有各自的独立功能，它们之间不能互相替代。就健身项目本身来讲，每一项健身内容都有一定的局限性，如果健身内容和方法单一化，机体就不能获得良好的整体效应。例如，长期只进行力量素质练习和健美运动，力量素质得到了提高，但心肺功能和耐力素质则不会同步提高；长期只从事健身跑，耐力素质得到了改善，但速度、力量素质、上肢的发展都受到不良影响；长期只从事左利或右利某一肢体的运动，则整个机体不能全面匀称发展；健身运动过程中，身体虽然得到了发展，但心理素质并不一定能得到同步发展。因此，要全面地发展身体和完善身心，可视健身运动为一个系统，构架健身运动的系统层次分析模型，按健身总目标、评价原则、多层次影响因素进行综合分析，科学地筛选最佳锻炼方案，尽快达到身心全面发展的总体健身目标。

值得注意的是，应从社会、心理和生物等诸多因素去理解和把握健身运动的功能，要对整个健身系统作宏观的考察，在健身系统与外界环境相互作用、相互联系中考察，从而全面地揭示健身运动系统内外复杂因素的规律。

三、适量性原则

适量性原则是指健身锻炼要有适当的生理、心理负荷。在健身锻炼过程中，人体要消耗一定的生理和心理能量。生理负荷和心理负荷都有相对的极限，锻炼效果的好坏，很大程度上取决于刺激的强度，过强的刺激不仅不能增强体质，还会损害健康，过弱的刺激不能引起机体功能的变化。由于人种不同，身体与心理素质的差异，体质的强弱、年龄健康状况的变化、性别的特性、因素的影响，人体对健身负荷的承受能力也不尽相同，而且存在较大的差异，所以健身锻炼要遵循适量性原则，量力而行，把自我感觉和生理测定结合起来，做到身心处于适宜状态，使运动负荷适应自己的心理负荷和生理负荷，并在此基础上，逐步提高人体已适应的负荷量，使人体力量呈不断上升趋势。

四、个别性原则

个别性原则指健身运动过程中，每个人按体质、气质状况和特点，选择适宜的锻炼内容、手段、方法和运动负荷，达到增强体质、增进心理健康的良好效果。

贯彻个别性原则，需根据个人的体质、气质类型特点确定身体锻炼的强度、时间和负荷，采用手段也应根据其体能评价结果来选择适宜的、有效的增强体质的方法。这是健身运动的基本原则。

贯彻健身运动个别性原则，理论上可分为接受性和个别对待两大因素。必须根据个体气质状况和健康水平及健身方法的可接受性来安排运动负荷量。健身计划和运动处方的制订应科学严谨，执行应严格，并注意阶段性的调整。健身形式独立自主，强调自觉主动参与意识，非自觉不足以独自进行，防止开始锻炼时求快、求高、求远的竞技表演。健身锻炼后的恢复过程，应根据自身营养状况、负荷强度和负荷量、持续时间、自我评价锻炼过程中营养消耗的种类，并结合健身目标配备合理科学的膳食结构，促进身体运动后的恢复和补充，为健身运动提供取之不尽，用之不竭的能量宝库。

五、反复性原则

反复性原则指健身运动的手段，增强体质的过程多次重复。健身锻炼的直接作用是促进体内异化作用，继而加强同化作用，加快体内物质的合成，从而使机体内部的能量物质得到补充、增加和积累。这个变化过程的重要条件，在于必须使健身锻炼的效果、时间、频率对身体内部刺激保持衔接性、连续性和反复性。如果间隔过长，中断过久，获得的健身效果就会消退甚至消失。反复性意味着不断反复，多次重复才能收到实效。现代健身研究成果证明，健身过程中存在着有恒规律，对于连续运动过程的反复问题，深入健身过程中反复的细节，并且反复到一定程度才能对人体产生良好作用。所以，遵循健身运动的反复性原则，根据反复性规律确定反复的健身方法，才能产生更佳的效果。

贯彻反复性原则，首先要遵循反复性规律，使锻炼和间歇相结合，劳逸结合是最简捷的表述。根据同化优势原则，锻炼后必须休息，使机体在调整恢复过程中产生同化优势，以此循环，往复无穷，增强体质。体质的增强是日积月累的漫长过程，是机体不断接受锻炼，不断适应刺激的结果。这种刺激应当控制在机体所能承受的范围内。根据运动负荷价值阈规律，对健身运动负荷做适当的调整，循序渐进，如果循序不进，则成为机械重复，体质水平只能保持，如果冒进，则必然损害健康。可见，体质的增强是多次反复、重复锻炼的结果，即通过锻炼，适当休息，获得适应，再做相应调整，劳逸结合反复进行，以取得新的健身锻炼效果。

健身锻炼数量与运动间歇的关系值得一提，即运动强度小，反复次数多，间歇时间短；运动强度大，反复次数少，间歇时间长。间歇时间的长短，运动强度的大小，重复次数的多少，不能硬性用统一量度规定，要以恢复的身体状况进行生理性调节和心理调节。

其次，要遵循健身锻炼的连续性规律。健身锻炼贵在利用周间、月间、年间、常年间不断地进行，要把健身锻炼作为日常生活中的一项重要内容，养成良好的锻炼习惯。如果三天打鱼，两天晒网，一暴十寒间断进行，当前一次的健身作用消失时，下一次作用的积累就小，各组织、器官、系统的机能和动作机能的条件反射就会逐渐减退，从而失掉健身锻炼的连续性，违背反复性的规律。

综上所述，健身运动的原则是身体锻炼过程中客观规律的反映，是身体锻炼过程和体力恢复过程的反映，同时也是人体体质增强过程中物质能量代谢的同化和异化过程的反映。健身运动中的意识性原则、全面性原则、适量性原则、个别性原则及反复性原则是实践运用中的统一整体，它们之间既相互联系、相互影响，又不能相互取代，在健身运动的过程中应全面贯彻。

第三节　大众促进健康行为

一、促进健康行为概述

行为是指人在适应和改造大自然或社会环境时，或在生活中为达到某一目标而产生的内在生理或心理变化的外在反应。人的行为不仅表现为摄食、睡眠、求偶等生理活动，也包括日常劳动、工作、娱乐、人际交往等社会性活动。人的行为，作为人类适应和改造大自然或社会环境，或为生活中达某一目的而产生的内在生理和心理变化的外部反应，是丰富多彩和形象的。

一个人的行为如果具有重复性和稳定性的特点，并在类似的情境中有规律地多次出现，这就形成了行为方式。行为方式是人们在日常生活中通过丰富多彩的行为表现出来的有人格特点、有结构、有规则和相对稳定的行为格式或模型，是人表现行为的定型化。行为表现一个人暂时的人格状态，行为方式则表明一个人稳定的人格特性。

促进健康行为指个体和群体（不论健康状况如何）表现出的客观上有利于自身和他人健康的相对明显、确实的一组行为群。其包含三层意思：①这组行为必须与个人和社会的健康期望相一致，即该行为在客观上对健康（包括身体、心理、社会和道德）有利。个人或群体为增进健康而采取的行为，要以不损害他人的健康为前提。②作为促进健康的行为，要表现得相对明显，即要有一定的强度。③促进健康的行为一般要求表现较稳定，即有一定的持续时间。短暂性的有益健康的行为表现不算作促进健康的行为，例如，偶尔进行一两次体育锻炼是不能够被视作促进健康行为的。

（一）促进健康行为的主要特征

（1）有利性：行为有利于自身、他人及整个社会的健康，如不吸烟。

（2）规律性：行为规律有恒，而不是偶然行为，如定时定量进餐。

（3）和谐性：行为与所处环境相和谐。

（4）一致性：个体外显行为与内在心理情绪一致。

（5）适宜性：行为的强度能理性控制。

（二）促进健康行为分类

（1）日常健康促进行为，如平衡膳食和适量锻炼等。

（2）保健行为，如定期体检和按时预防接种等。

（3）避免有害环境行为，如对污染环境的避让和防护、对焦虑心理的调适等。

（4）戒除不良嗜好行为，如戒烟、不酗酒和不滥用药物等。

（5）预警行为，如乘车系安全带、事故中的自救等。

（6）求医行为，即在意识到自身患病时，主动就医，真实提供病史和症状的行为。

（7）遵医行为，确诊疾病后，积极配合治疗护理的行为。

（8）病人角色行为，即解除原有社会角色的权利和义务、接受治疗和社会服务，以及积极康复行为等。

促进健康行为的前五类行为又可合称为预防保护性行为，后面三类则可以称为积极治疗性行为。

二、健康行为表现及培养

（一）健康行为表现

1. 正确认识现实，并能与客观现实保持积极平衡

人总是生活在一定的社会生产关系和文化历史背景条件下的，社会要求人

们的行为必须符合该社会的共同规范，一般情况下，正常或健康的大学生总是愿意努力实现为一定社会所认可的目标。但由于客观现实十分复杂并有自身发展的客观规律，所以人们只有正确认识客观世界、尊重客观现实发展的规律，才能有效地适应环境，达到与客观现实保持积极的平衡。

2. 热爱生活，能在工作中积极发挥自己的聪明才智，并取得一定成效

能否将自己的志趣和精力倾注于学习和工作中，能否充分发挥其才能和特长，这是衡量心理是否健康的标准之一。心理健康的学生能将自己的聪明才智和旺盛的精力，有效地集中在学习上，对技术精益求精，对事业不断追求，每当前进一步或取得一定成效时，就会从中带来满足和愉快的情绪，转而又强化了学习的兴趣和动力；而心理不健康的人，虽然智力与能力水平并不低，但不能有效地运用到学习和工作中去，对学习和生活往往会失去兴趣和动力。

3. 具有乐观的情绪，善于克服各种心理障碍，完成意志的行动

人的行为不仅受意识的支配，而且也受情绪的影响，如愉快和乐观，激动和紧张，悲哀和忧愁等。心理健康的个体能够保持积极的态度，做到理智地适应环境，完成意志的行动；心理不健康会使人失去心理平衡，处于极度紧张状态，影响人对现实的态度，降低工作效率，甚至使人失去常态，导致心理疾病。

4. 乐于同他人交往，善于处理上级与同级、下级的关系

心理健康的人，总是善于处理各方面的人事关系，他们热爱集体，尊重领导，与同学关系融洽，并在其中寻求生活的乐趣。对待他人态度热情，能够客观地了解他人的认识、情感、需要、兴趣和个性品质，并能诚恳地赞美和学习他人的优点，善意地批评和帮助他人改正错误和缺点，衷心地为他人取得的成绩和进步而高兴。相反，如果长期脱离集体，或对人不能宽容，经常以刻薄、挑剔、怀疑、憎恶或仇视的态度对待他人，认为世界上没有好人，谁都跟自己过不去，从而采取与集体对立的态度，那么，他的心理就有问题了，或者说不健康了。

5. 自知之明，自爱自重，能严格要求自己

心理健康的人，能够正确认识和评估自己，尽力发挥自己的优点，克服自

己的缺点，既不因取得一点成绩而目空一切、忘乎所以，也不因失败而自卑绝望、丧失信心。即使自己有先天性无法补救的缺陷，也不怨天尤人，而是以积极的态度，扬长避短，在人生的道路上奋勇拼搏。

6. 行为的自控能力

一个具有健康心理的人，总是能够与外界保持平衡与协调，既有适度的态度表现，又不会因生活中的挫折而导致行为的失调，始终能保持比较平静的心境，具有控制行为的自觉性。

（二）健康行为培养

1. 如何培养健康行为

（1）要养成良好的生活习惯。除勤洗手、勤剪指甲、勤理发和勤洗澡外，还要有自觉的不吸烟的卫生习惯。吸烟是引起多种疾病的元凶，是不健康行为。

（2）讲究心理卫生。多愁必多病，多病必短寿，做好自我心理调整，是健康行为的重要一环。保持心理健康，要养成一些有益健康的习惯，如绘画、书法、欣赏音乐等，要与社会密切联系，坚持社会公益活动，多交朋友，多做好人好事。

（3）积极参与体育锻炼。生命在于运动，应养成锻炼习惯，坚持常年运动，是预防和消除疲劳，保证健康的重要因素。不喜爱运动，是导致肥胖和脑血管疾病的危险因素。体育锻炼贵在坚持，重在适度。体育锻炼可降低心脑血管疾病发病率，而且能使慢性病患者早日康复。

（4）注意营养全面平衡。人类的疾病和死亡与营养不平衡有关，均衡的营养是保持健康的最重要因素，合理的膳食可以让你身体匀称，胆固醇正常，血凝度适中。通过科学合理的膳食吃出健康来。

（5）生活起居有规律。

①充足固定的睡眠时间。

②培养兴趣爱好，劳逸结合，切忌熬夜。

③远离网吧，抛弃不良生活习惯。

2. 健康行为的保持与巩固措施

健康行为是个人和社会所期望的，因此，保持和巩固已建立起来的健康行为是十分重要的。对于健康行为的保持与巩固主要针对不同环节及有关因素进行。由于健康行为是积极有益的，因此在其保持与巩固方面所花能量较大。健康行为保持与巩固首先就是对健康行为造成强大的、确定的社会肯定和个人肯定，亦即从价值上保证人民对自己健康行为保持、巩固。要求技术和权力阶层的人在健康行为方面做出表率。比如，要求教师和家长不要吸烟。要利用法律、规定、经济措施等手段进行强制性健康行为训练。健康行为的保持与巩固不仅对健康人群有重要意义，对一些有行为异常的人在行为矫治之后的行为巩固更为重要。

第三章　大众运动健身的生理学原理

第一节　机体运动时的肌肉工作原理

一、骨骼肌的结构

人体的肌肉分三大类：内脏的平滑肌、心脏肌、骨骼肌。我们常说的肌肉就是指骨骼肌。骨骼肌从人体解剖到分子结构可分为4个不同层次，即整块肌束、肌纤维、肌原纤维和肌肉收缩蛋白。

整块肌肉由许多肌束组成，其表面包以结缔组织膜叫肌外膜，肌外膜对肌肉起着支持和保护作用。每块肌肉中间部分叫肌腹，两端为肌腱。肌腱一端和肌肉溶和在一起，另一端附在骨密质上，它本身没有收缩能力。肌肉的大小和形状也因其所在的位置和担负的任务不同而各异。每一肌束外包有肌束膜，内含若干条肌纤维。人的肱二头肌有15000条肌束，每一肌束含有20～60条肌纤维。

每一条骨骼肌纤维粗细、长短不同，其中最长的肌纤维达60厘米，最短的仅有1毫米左右。

由于各条肌原纤维的明暗横纹都相应地排列在同一平面上，因此肌纤维呈现出规则的明暗交替的横纹。横纹由明带和暗带组成。在偏光显微镜下，明带呈单折光，为各向同性，又称I带；暗带呈双折光，为各向异性，又称A带。在电镜下，暗带中央有一条浅色窄带称H带，H带中央还有一条深M线。明带中央则有一条深色的细线称Z线，两条相邻Z线之间的一段肌原纤维称为肌节。每个肌节都由1/2 I带+A带+1/2 I带组成。肌节长2～2.5微米，它是骨骼肌收缩的基本结构单位。

在电镜下观察，可见肌原纤维是由粗、细肌丝呈平行排列而成。从肌节的各个横断面可见粗、细肌丝的不同排列：在I带只见细丝呈六角形排列，在H区只见粗丝，在M线处可见粗丝由辐射状微丝所连接。在A带横断面上，粗、细肌丝呈规则排列。锻炼身体时，中枢神经系统根据人体运动的需要，通过向各个肌组织发出指令，使各有关肌纤维按照一定的强度和顺序收缩，从而使骨骼按照肌肉牵引的方向，围绕关节而产生各种各样的身体运动方式。人体经过一定运动时间、运动负荷和不同运动方法的锻炼，肌纤维数量增多，在产生新的毛细血管的同时，随着肌纤维变得粗壮结实，储存氧气的肌红蛋白和营养物质的肌糖元增加，肌肉内毛细血管开放数量增多，且肌肉对神经刺激反应速度的准确性以及各肌肉互相协调配合能力明显改进，经常参加身体锻炼的人体质就得到增强，身体素质能力就会超过一般人。

二、肌肉的收缩种类

肌肉在运动中可以把化学能转变成机械能或动能。在能量转变的过程中，要克服地心引力和各种摩擦力。构成肌肉的基本组织主要有肌组织（肌纤维）结缔组织和神经组织。肌组织和结缔组织分别构成肌肉的收缩和弹性成分，肌纤维是肌肉的收缩成分。肌肉中的收缩成分和弹性成分以并联或串联存在。当人体运动时，收缩成分缩短，弹性成分拉长而将收缩成分释放的部分能量储存起来，形同一条弹性带提起一个重物，开始时弹性带被拉长而储存能量，当能量储存相当于重物时，重物被提起，随即以反弹形式使肌肉产生更大力量和更快的速度。例如，在跑步时，股四头肌、臀大肌等蹬地力量的肌群在蹬地前的伸展动作来储备能量，以便转化为向前的推进作用力，增快跑速，从而成为取之不尽、用之不竭的能量宝库。在运动中，肌肉的收缩会发生长度和张力的变化。根据肌肉运动时的物理化学特征，分为等长收缩、等张收缩、单收缩和强直收缩[1]。

（一）等长收缩与等张收缩

肌肉收缩指肌纤维接受刺激后所产生的机械性反应，具体有两种表现：一是肌纤维的长度缩短；二是肌纤维的张力增加。

---

[1] 田麦久.运动训练学［M］.北京：人民体育出版社，2017：5-143.

肌肉在没有负荷而能自由收缩时，肌肉的长度缩短而张力不变，称等张收缩。当肌肉在两端被固定或在不能克服的负荷下收缩时，长度没有改变而张力增加叫等长收缩。

人体运动时，产生既有张力改变又有长短改变的混合性收缩。在动力性运动中，肌肉长度的缩短表现得很明显，而在静止用力中，张力的增加很明显。但动力性运动时仍产生一定的张力，静止用力时肌肉长度也有改变。

（二）单收缩和强直收缩

肌肉接受一个短促的刺激，产生一次短促的收缩，叫单收缩。单收缩的曲线，分为潜伏期、缩短期和宽息期。完成单收缩所需的全部时间构成了潜伏期、缩短期和宽息期时间的总和。

强直收缩是当肌肉接受一系列彼此间隔时间很短的连续的兴奋冲动或刺激时，后一个刺激都落在由前一刺激所引起的收缩尚未结束之前，就又引起了下一次收缩，在一连串的刺激过程中，肌肉得不到完全宽息。肌肉因这种成串刺激而发生的持续性缩短状态。

（三）决定肌肉力量的相关因素

决定肌肉力量的生理因素很多，主要有以下几种：

1.单个肌纤维的收缩力

一条肌纤维的最大力量为100～200毫克，一块肌肉中肌纤维数量越多，力量就越大。身体锻炼可使肌纤维增粗，肌力增大。

2.肌肉中肌纤维的数量及体积

肌肉的绝对肌力的大小，还取决于肌肉的生理横断面。肌肉的生理横断面为该肌肉内所有肌纤维横断面的总和。人体进行负重肌肉力量练习时，使肌纤维数量增多，产生新的毛细血管，另一方面使肌纤维变粗，肌肉质量提高。随着收缩性肌红蛋白和储存营养物质的肌糖元的增加，使肌肉内的毛细血管开放的数量增多，因而肌肉收缩滑行时产生的力量就增大。

3. 中枢神经系统的机能状态，可直接影响肌肉的力量

中枢神经系统可通过使不同数量的肌肉运动单位参加工作和改变神经冲动的频率而改变神经收缩的力量，身体锻炼时，肌肉训练可提高整个神经系统对肌肉的控制能力，改进肌肉对神经刺激发生反应的速度和准确性及各肌肉群之间的协调配合能力，从而以较小的能量消耗发挥最大的运动效能，从有序状态达到节省化无序状态。

4. 肌肉收缩的速度

身体某部分运动速度的大小，取决于这部分肌肉收缩的速度。通常一块肌肉中既有慢肌纤维，又有快肌纤维。慢肌纤维收缩速度慢，快肌纤维收缩速度快。神经中枢可通过改变神经冲动频率的方式来调节肌肉收缩速度。肌肉训练时，可以改变肌肉的收缩力量和收缩速度，专门进行速度训练的肌肉在物质代谢、形态和机能方面都会发生改变，趋向快肌纤维所具有的特点。

第二节　机体运动时的氧运输

一、氧运输系统

氧运输系统由呼吸系统和心血管系统组成。呼吸系统包括肺脏和肺循环，心血管系统包括心脏和体循环。

呼吸系统对人的健康及生命活动有着极其重要的作用。呼吸通过肺部促进人体与外界环境的气体交换，同时把氧从体外吸入体内以进入血液，与血液中的血红蛋白结合，心血管系统将氧饱和血液直接输送到身体的各组织器官。

心血管系统是人体代谢的主要传导系统，它具有营养物质、水和各种化学物质，包括二氧化碳和热量的运送等生理功能，其生理功能与健身锻炼者运动负荷的选择密切相关。所以，进行身体锻炼时，要给氧运输系统施以适宜的负荷，防止氧运输系统功能下降，改善氧运输系统的工作状况，提高氧运输系统的功能和效率，使氧运输系统发挥最佳的运动水平。

（一）呼吸系统

人体一切活动所需要的能量都来源于体内物质的氧化。氧化过程所需要的氧气借助于昼夜不停进行的呼吸运动，不断地从空气中摄取，产生的二氧化碳不断地排出体外，这种身体内外的气体交换过程，称为呼吸。在呼吸过程中，胸腔扩大和缩小动作，称为呼吸运动。呼吸运动是在中枢神经系统的调节下，通过呼吸肌的节律性收缩和舒张来实现的。呼吸肌包括膈肌、肋间内肌、肋间外肌及其他辅助肌。呼吸运动又因形式不同，分为胸式和腹式呼吸：主要靠肋间肌活动引起肋骨运动，胸部起伏，而使胸腔主要沿着前后径扩大和缩小的运动称为胸式呼吸；靠膈肌活动使腹部起伏，而使胸腔主要沿上下径扩大和缩小的运动，称为腹式呼吸。一般情况下，正常人的呼吸运动都是混合的。

呼吸运动确保肺的通气，通气量则随人体运动状态不同发生相应变化。因此，单位时间内呼入（或呼出）的气量称为肺通气量，是评定呼吸系统功能的重要指标。在肺换气过程中，每次吸入的新鲜空气，不能全部进入肺泡，停留在呼吸道中的最后部分在呼气时首先被排出体外，称为解剖无效腔，成年人约为150毫升。在肺通气量相等条件下，频率快而浅的呼吸，进入肺泡的空气量少，通气效果差。所以，从运动时呼吸的效果考虑，深慢呼吸比浅快呼吸优越。剧烈运动时，可通过能量消耗大、频率深而快的呼吸提高肺泡通气量，运动结束时，采取适当深度与频率的呼吸，既节省能量消耗，又提高肺泡通气量，增加肺泡气更换率。

经常参加健身活动，对健身和提高呼吸系统有着良好的作用，可通过适宜的运动负荷，改善肺循环，提高肺通气量，使呼吸系统对身体运动产生顺应性适应。身体锻炼时，可采用呼吸节奏与动作协调配合，提高运动效果。如练习越野跑时2~4个单步一呼一吸，有节奏的呼吸。自由泳转头时张口吸气，划臂时闭气片刻再转为呼吸。健美运动中要合理运用憋气，吸气后紧闭声门，尽力做呼气运动，从而反射性地引起肌张力加强，为有关的运动环节创造最有效的收缩条件。例如短跑中憋气，一方面控制胸廓起伏，使快速摆臂动作获得相对稳定的支撑点；另一方面避免腹肌松弛，为提高步频、步幅提供更强劲的牵引力。

（二）血液与心血管系统

1. 血液

血液是充盈于心脏和血管中的一种流体组织，由细胞与液体组成。细胞包括红细胞、白细胞和血小板，液体是血浆，包括大量无机盐、蛋白质、葡萄糖等水分和多种化学物质。人体运动时，进入体内的各种代谢物质首先进入血液，再从血液输送到各组织器官。正常生理情况下，血液各种化学成分含量相当稳定。运动时物质代谢过程加快，血液中各种化学成分产生不同程度的变化，如短时间剧烈运动后血乳酸明显升高。乳酸具有强酸性，使血液酸性提高。血液中碳酸氢钠等起缓冲作用，保持酸碱平衡。力量性运动后，除血乳酸上升外，血液氨基酸、尿素、氨等含量上升；长时间耐力性运动后，血糖下降，自由脂肪酸上升。血液分析与测定可评定运动员的身体机能的指标。测定血乳酸、酮体、自由脂肪酸、丙酮酸间的比例，可了解物质代谢的协调性；测定血乳酸、红细胞数量，可诊断运动性贫血等。

2. 心血管系统

人体运动时一方面通过神经调节来扩张肌肉内的血管，另一方面通过体液调节，加强心脏活动，心脏在单位时间内射出更多血液，使肌肉得到充分的氧气。氧运输系统的心血管部分始于心脏的左心室，接受从肺部经肺静脉回来的动脉血，输入心脏的左心房。通过左心室收缩，向动脉血管泵出的血量叫心输出量。心脏每搏动一次，从左心室射入动脉内的血量称为每搏输出量；每分钟从左心室射出的血量称为每分输出量。因为每分输出量等于每搏输出量乘以心搏频率，所以运动中，要提高每分输出量必须加大每搏输出量，或者增加心率，通常二者都增加。正常成年人安静时，每搏输出量为70～90毫升，心率约为75次/分，心输出量约为4.5升/分，女子心输出量比男子低约10%。血压随性别、年龄及其他生理状况而变化[1]。经常进行身体锻炼，可促进血液和心血管系统的形态、机能和调节能力产生良好的适应，从而提高人体有氧工作能力。身体锻炼时可使心脏运动性增大，外形丰实，收缩力强，心力储备能力高，对长时间运动负荷产生良

[1] 艾东明. 大学生体质健康研究［M］. 北京：新华出版社，2014：2-99.

好适应，使心血管调节机能得到改善。运动生理学研究结果表明：以游泳、长跑等耐力性项目为主的运动员心脏增大以心室容积增大为主，而以静力性运动为主的投掷、摔跤、举重运动员心脏的增大以心肌增厚为主。

二、运动与最大吸氧量（VO₂max）

人体的最大吸氧量水平与呼吸、血液和心血管系统的机能水平密切相关。许多生理实验证明，当最大吸氧量发展到一定阶段时，限制最大吸氧量增长的因素主要不在于呼吸系统的通气机能、气体交换率，而在于循环系统中心脏的排血功能即心输出率。因此，为了提高机体的最大吸氧量能力，提高循环系统，特别是心脏的排血功能是非常重要的。

（一）最大吸氧量

人体在肺换气过程中。由肺泡腔散入毛细血管，并供给人体实际消耗或利用的吸氧量，称为摄氧量。安静时，正常成年人生理活动需氧量为200～300毫升，摄氧量与需氧量保持着供求平衡。当人体在剧烈运动时，呼吸和循环系统的功能（摄氧量），经历1～2分钟后，达到极限水平，称为最大吸氧量。最大吸氧量能直接放映个体的最大有氧代谢能力，也是评定个体氧运输系统功能能力的客观指标。最大吸氧量受年龄、性别、体能和运动项目等因素的影响，即使相同的个体也有较大差异。

（二）最大吸氧量的生理机制

剧烈运动时，活动肌肉有充足的血液供应是肌肉摄取氧的源泉，而心室泵血量的增加是保证肌肉血流量激增的前提。一般来讲，最大心输出量越大，最大吸氧量也越大。正常人最大心输出量约为201毫升/分，最大吸氧量为3.5l升/分，而有训练者可分别达到301毫升/分、61升/分。心输出量是每搏输出量与心率的乘积。安静时，正常成年男子的每搏输出量为70～90毫升，运动时最高达100～120毫升；而有训练的成年男子，安静时每搏输出量为100～120毫升，运动时可达150～170毫升。正常成年女子安静时每搏输出量为50～70毫升，最高为80～120毫升。而有训练者安静时为70～90毫升，运动时最高每搏输出量为100～120毫升。女子每搏输出量较男子低。常用氧脉搏作为运动中搏出量变化的指标。氧脉搏是指人体从每搏输出量中摄取的氧量，常用毫升/次表示。只要同步测定受试者的每分吸氧量和心率，再以心率除每分吸氧量即可得出氧脉搏的数值。运动负荷增加，氧脉搏也随着增加；反之，氧脉搏减小，搏出量也减小。氧脉搏数值还与肌细胞摄取与利用氧能力有关。安静时氧脉搏为3～4毫升，运动时达13～14毫升。

健康成年男子静息时，平均心率约为75次/分，有氧训练可使静息心率降低。训练有素者静息心率只有40次/分。人体在剧烈运动中的最高心率随年龄增长而减少，通常用220减去年龄表示人体最高心率。有训练者动用的心率储备大于无训练者，最高心率的吸氧量大于无训练者。

肌细胞摄氧能力是影响最大吸氧量外周机制。肌细胞的摄氧能力与肌细胞的血液供应、肌细胞内外的分压差、肌细胞内线粒体的数目和体积及线粒体氧化酶的活性等因素有关。大量研究表明，让你的肌肉毛细血管和线粒体密度提高，慢肌纤维周围的毛细血管分布比快肌纤维丰富，所以最大吸氧量也最大。有氧训练使肌细胞内线粒体数目和体积增加，以及线粒体氧化酶活性增加，细胞利用氧的能力提高，从而使细胞内外氧分压差加大，有利于肌细胞的摄氧量。有氧训练在提高最大吸氧量的同时，动静脉氧差也随之增大。

通过以上最大吸氧量生理机制的分析，不难看出，影响最大吸氧量的主要因素是心脏泵血功能的储备和肌细胞的摄氧能力，另外，肺功能、血液重新分配、心容积、血量和血红蛋白与最大吸氧量相关。肺功能和血红蛋白总量通过血氧饱和度和血氧含量，影响肌肉内外的氧分压，从而影响肌细胞的摄氧能力，而心容积与血量又通过影响搏出量来影响最大心输出量。

第三节　机体运动时的能量供应系统

一、不同运动项目的供能特点

（一）身体活动与能量的关系

体育运动中身体锻炼的形式是多种多样的。在任何特定的身体活动中，人体运动时的供能特点取决于运动负荷和持续时间，每一能量系统提供所需的三磷酸腺苷的能力与该活动所属的运动专项有关，所以，身体活动与能力之间、各种供能系统之间是互相联系的统一体，例如，强度大、时间短的100米跑，主要能源来源于三磷酸腺苷—磷酸肌酸供能系统，但从时间上看，也需要乳酸参与供能；时间长、强度小的运动项目，如马拉松跑和1500米游泳，则以有氧氧化供能为主；介于二者之间的中等强度的中距离运动项目，如400米、800米和1500米跑，则需要无氧（磷酸原系统和乳酸能系统）和有氧代谢混合供能，即在起跑和终点冲刺时，主要由无氧系统供应三磷酸腺苷，而途中跑由有氧系统供应三磷酸腺苷。所以，不同类型的身体活动和能力供应之间，以及供能系统之间存在着既对立又统一的矛盾体中。

（二）能量区域的划分

在一项运动中，三种能量系统供给三磷酸腺苷的百分比与活动时间及功率输出之间联系密切。活动时间越短，则输出功率越大，能量需求也越快，由三磷酸腺苷—磷酸肌酸系统供能的比例也越大；活动时间越长，则输出功率较小，能量需求较慢，有氧氧化系统供能比例则大。三磷酸腺苷—磷酸肌酸供能系统和有氧氧化供能系统之间呈对应关系。当这一系统供给三磷酸腺苷的百分比升高时，另一系统供给的三磷酸腺苷下降。在能量连续供应的各一端活动所需要的全部三磷酸腺苷，几乎由这两个系统分别供应。如果这两个系统经过训练得到改善，一端成绩将随之提高，体质也就增强。

二、根据人体供能特点确定适宜的运动负荷

从目前国内外大量资料从生理学上刺激与反应的关系来分析，在一定范围内，刺激强度越大，引起的反应就越大。运动负荷既然是施加于人体的一种综合运动刺激，所以，在运动范围内，运动量越大，人体的机能反应也越大，锻炼效果也越明显。但是，如果运动负荷的安排，超过了人体的生理负担量，那么将引起人体机能的病理性变化，不仅达不到锻炼效果，反而有损健康。

在这里，我们首先了解能量连续统一体的概念问题。我们知道，三磷酸腺苷是肌肉活动的直接能源，人体供给三磷酸腺苷的途径有三种能量系统。在任

何特定的活动中，每一能量系统提供所需的三磷酸腺苷的能力与该活动所属的运动专项有关，不同类型的运动项目的能量供应途径之间，以及各能量系统之间，是相互联系和相互作用的，并形成一个连续的统一体，称作能量连续统一体。为什么人体器官运动时，只需要单一供能和有两种主要能源物质及三磷酸腺苷的少量储存呢？原来单一供能所产生的能量产物常常与氧化率成正比，尽管氧化能源在由轻微至剧烈运动时，其功率和容量有限，却能满足所有肌细胞的能量要求。当运动强度再增大时，有氧能源及其供能系统不能满足各种能量供应了。所以无氧酵解能源必须比有氧能源提供更多的三磷酸腺苷能量物质。大多数身体锻炼的体质强健者，无氧酵解供能可保持在人体最大工作能力的50%～60%这一强度上。

在整个能量连续统一体里，从轻微运动到极限运动，都需要输送越来越多的氧到肌细胞中参与工作，并且从氧能源物质摄取三磷酸腺苷向肌细胞传递。特别是在无氧阈值时，氧供能产生的能量急剧增加，与运动强度成正比，到产能极限为止。所以，运动强度可根据输送到运动时的肌细胞的耗氧量（升/分）进行评定，而人体氧运输系统能力的提高，可根据常用的生理指标参数进行定量评定。

运动负荷的确定，要根据人体运动时供能的特点。进行锻炼时必须先对自身的体质进行综合评价，然后确定适合自己锻炼的运动负荷。需要指出的是，由于个体体质和营养、生理机能和心理个性特征的差异，运动负荷的确定要适合个人的状况。

第四节　机体运动时的神经调控

一、神经系统的结构和功能概述

神经系统分为中枢神经系统和周围神经系统两部分。中枢神经系统包括大脑、小脑、间脑、脑桥、延髓；周围神经系统包括脑神经节、脊神经节及外周神经，就是指从中枢神经向全身各器官系统伸出去的神经。其中伸到心脏、血管、消化道和生殖泌尿等内脏器官的通称为植物神经系统。植物神经系统按其机能与结构的不同，又可分为交感神经和副交感神经。伸到外部感受器和横纹肌等处的神经称为躯体神经系统。

神经系统的构造形式决定了它的功能，正如人们对客观事物的认识一样。具体地说，就是人体依靠自己的感觉器官如眼、耳、鼻、舌、身、心，接受内外环境中的各种良性、劣性刺激，如声、光、味、嗅、触、压、痛、温度等，而视觉、味觉、听觉、位觉、本体感受器等感受器官，以反射的形式做出应答。即感受器把接受的刺激转变成神经冲动，通过传入神经联系，传到神经中枢，神经中枢对传入信息进行精细的比较、分析和综合，形成感性认识，然后通过传出神经将神经中枢发出的指令传向各组织器官，从而实现人体各组织器官的协同活动。

二、运动与反射

（一）反射

神经系统调节各器官系统的基本方式是反射。反射指在中枢神经系统参与下机体受到内外环境刺激时产生的应答活动。反射分为条件反射和非条件反射。食物进到嘴里，会分泌唾液；当火烫到肢体皮肤时，肢体屈肌会立即收缩，产生保护性反射；运动时呼吸心跳会加快等这些人生来就具有的反应叫非条件反射，它主要是皮质下中枢的功能。如训练有素的人，一到运动场，呼吸和心跳就会加快，形成条件反射。它的原因是几种条件分别刺激了视觉、听觉、味觉和本体感觉神经，这几个神经点之间在大脑皮质形成了横向联系，形成了运动条件反射。

（二）反射活动的协调

大脑皮质是许多神经细胞密集排列而成的，它们各自担负着身体一定部位的感觉或运动，这些神经细胞具有兴奋和抑制两种基本状态，构成了大脑皮质的神经活动。凡引起兴奋的条件反射活动叫兴奋性条件反射；引起抑制的条件反射叫抑制性条件反射；兴奋是指它在工作，能对各种刺激发生反应；抑制就是指它在休息，对刺激不发生反应。兴奋与抑制为大脑皮质的两个基本神经过程，它们既相互对立，又相互转化，互相制约、互相平衡，这就决定了它各自的活动规律。如在阳性或阴性条件刺激作用下，大脑皮质产生的兴奋与抑制过程，常常不局限于它所产生的部位，而是使它附近的神经细胞向四周扩散，跟着兴奋，这种现象称为兴奋或抑制过程的扩散。但是由于兴奋或抑制过程的相互作用，这种扩散在一定条件下，又会向原来的部位集中回来，产生兴奋与抑制过程的集中。身体锻炼时，在学习动作的前期，人们显得动作笨拙，不协调，有时出现多余动作，这是因为大脑皮质的扩散作用太强，神经细胞向四周扩散，神经兴奋不集中，在肌肉运动过程中，与运动技术不相关的肌肉也跟着收缩，兴奋扩散造成力量的对消，通过反复练习，纠正错误动作，兴奋与抑制过程趋于集中，动作就能熟练自如。

神经中枢在扩散与集中的基础上，附近的神经细胞还会由兴奋转为抑制，或由抑制转为兴奋。这种兴奋和抑制过程的相互转化是神经中枢本身新陈代谢改变造成的，而神经中枢代谢的改变，既与刺激有关，又与神经系统的机能状况、神经过程的相互影响有关。兴奋与抑制的相互转变，也是反射活动的重要表现形式之一。例如，身体练习中肢体的曲伸动作，肢体曲时，屈肌中枢兴奋，而肢体伸时，屈肌中枢即由兴奋转为抑制。如果没有这种转化，反射活动之间就会造成脱链效应，人体就无法完成运动技术动作。

三、神经系统对躯体运动的调节

（一）牵张反射与姿势反射

人体运动是在神经系统的调节下，由骨骼肌收缩作用于骨骼而产生的。与肌肉活动相关的非条件反射是很多的，如牵张反射和姿势反射。凡正常的骨骼肌受到外力牵拉而伸长时引起反射性的收缩称牵张反射，它的反射中枢在脊髓；人和动物为维持身体基本姿势而发生肌肉张力的重新调配的反射活动，称为姿势反射，它的神经中枢在皮质以下部位，所以它也是非条件反射，可分为静位反射和静位运动反射。

静位反射是由于头部正常状态反射改变时，引起的一种反射。它可分为状态反射和反正反射。状态反射是当头部位置改变时，反射性地引起四肢肌肉张力产生重新分配的一种反射活动。产生机理是头部正常状态反射改变时，刺激颈肌本体感受器和迷路感受器产生兴奋，兴奋传导到延髓，再由延髓支配四肢、躯干的肌肉，改变各部位肌肉的紧张状态，使身体的姿势反射改变。例如，体操运动员做后手翻动作时，如果头部位置不正，两臂伸肌力量就会产生不均衡，身体就会偏向一侧。举重时，提拉杠铃至胸前瞬间头后仰，可借以提高肩背肌群的力量，使重心落于脊柱上，能更好地完成技术动作。静位运动反射指身体在空间发生主动或被动的位移时，引起身体、肌肉张力改变的一种反射。根据身体在空间位移的旋转和直线两种运动形式，所以又分为旋转运动反射和直线运动反射，通过延髓及中脑活动来调节全身肌肉张力的。

（二）小脑和大脑对躯体运动的调节

小脑的主要机能是维持身体平衡，协调随意动作的能力。人的小脑损伤后，运动准确性发生障碍，精细动作终末出现震颤，说话缓慢，语言不清，伸肌紧张反射受到抑制。大脑在人体运动中起主导作用。大脑皮质约有140亿个神经细胞集合组成，电刺激大脑皮质某一点时，肢体相应部位就产生运动，如损坏这一点时，肢体相应部位就发生瘫痪，说明大脑皮质的中央前回在机能定位上把管理运动的区域叫运动区，还有许多与运动相关联的感觉区。大脑皮质的中央后回有身体不同部位的运动区。

四、神经系统对内脏活动的调节

自主神经系统是指调节内脏功能的神经装置，也可称为植物性神经系统或内脏神经系统。实际上，自主神经系统还是接受中枢神经系统控制的，并不是完全独立自主的。按一般惯例，自主神经系统仅指支配内脏器官的传出神经，而不包括传入神经，并将其分成交感神经和副交感神经两部分。

植物性神经系统支配的效应器是内脏平滑肌、心脏、血管与腺体，多数内脏器官接受交感和副交感的双重神经支配。植物性神经由低级中枢达到效应器之前，须通过神经节交换神经元。由低级中枢发出的神经纤维称为节前纤维，达到神经节和神经节细胞形成突触联系；再由神经节细胞发出纤维，称为节后纤维，支配效应器。交感神经节位于脊髓两旁和前面，即椎旁神经节和椎前神经节；而副交感神经节多数位于效应器的壁内或其附近。交感节前纤维短，节后纤维长，副交感则相反。

　　植物性神经中枢与纤维灵活性低，兴奋与抑制转换时间长，兴奋传导速度慢，如人的躯体性运动神经传导速度为每秒70～120兆，而植物性神经每秒为1～3兆。兴奋从一个神经元传向另一个神经元，以及从神经末梢传向其所支配的器官，都是通过化学物质传递，这些化学物质作用于效应器，从而引起效应器发生不同变化。

第四章　大众科学的体育锻炼

第一节　体质简述

　　体质是指人体在遗传和环境的相互作用下表现出来的形态和机能相对稳定的特征。一般情况下可以认为体质就是人的一切生命活动的本质，是人体健康水平的本质。在人的整个生命活动过程中，影响体质的因素有两个方面，一为遗传，一为环境。人的体质性状，不管是形态性状，还是生理性状，都有相应的遗传基础，也就是基因。因此，遗传学又把人体的遗传因素称为"基因型"。环境因素是相对于人的基因型而言的概念，它包括了一个人从起源于一个受精卵时，以及出生后起作用的全部非遗传影响。基因型是体质发育的内因，而环境条件是体质发育的外因。体质表现型是发育的结果，也是基因型与环境相互作用的结果。其中，遗传与环境的关系是非常复杂的，至今仍是遗传学和体育科学探索的重要课题，两者的相对重要性也是随时间和空间不断变更的。一般认为，在人体起源于受精的卵子，卵子发育成为胎儿，胎儿变成成体，成体到衰老病死，也就是在人一生必须要走的全部过程中，遗传的重要性随时间的推移呈减弱的趋势，而环境的重要性呈增强的趋势。这里给了我们一个重要的提示，就是体质是动态的、可变的。当然，对于一个人来说，遗传因素相对稳定，很难改变，而环境因素浩若烟海，变幻莫测。在诸多环境因素中，体育锻炼是影响体质改变的最为积极有效的手段。特别是在青少年时期，体育锻炼（运动训练）可以在短时间内明显改变人的体质特征。体质包括形态特征和机能特征。人类对自身的认识史是一部从宏观领域向微观领域进军的历史，在探讨人体生命本质方面，生命科学对形态和机能规律的研究从最初的人体整体水平开始，依次走过了器官系统水平、组织水平、细胞水平等领域，现在已经迈进了分子水平领域。每向前迈进一步，人类对人体生命本质的认识就产生一次质的飞跃，对自身的改造能力也飞速提高。

体质的优劣要从人体的形态特征和机能特征两个方面进行综合评价。结构和功能的统一是人类认识世界的法宝，我们对体质的认识也不例外。从人体的形态和机能的统一入手，才能正确客观地认识人体生命的本质。任何认识水平领域的体质评价体系，都是形态特征和机能特征的统一体。否则，它就不能正确地反映人的体质客观状况。目前，体育科学建立的体质评价体系普遍限于宏观领域，即人体整体水平和器官系统水平，只有少数科学技术先进的国家和地区正在试探向微观领域迈进。因此，除了受科学技术水平的制约外，体质评价体系还必须受"客观、全面、简便、易行"的原则所制约。

20世纪以来，生命科学的各分支学科在人体器官、系统、细胞、分子各水平领域，对形态特征和机能特征的研究硕果累累，在各水平层次上建立体育科学的体质评价体系（科研探索性质）的条件已经成熟。马克思主义哲学告诉我们，任何事物的质的规定性都表现为一定的量的规定性，没有量的规定性的质是不存在的，没有量就没有质。事物的一切质的变化都是由量的变化所造成的，没有有关物体的量的变化，是不可能改变这个物体的质的。人体的变化也不例外。医学对这一哲学问题的认识是非常明确到位的，例如，医学对人的体质有两个明确的质的规定性概念，即病态和健康。这两个基本概念在人体形态和机能的各个认识层次上，都有明确的量的规定性指标，也就是说，在人的体格、器官、组织、细胞、分子的形态和机能特征方面都有量指标（如解剖学、影像学形态指标和生理生化指标）。在细胞和分子水平方面，很多情况下，一个形态指标或生理生化指标就能够把人的健康或病态的体质特征确定得准确无误。这些形态指标和生理生化指标正是体质量变过程中的中断，也是辩证转化过程中质的飞跃。病态体质不属于体育科学认识的对象范畴，但在健康体质范畴内，体育科学明确了几个质的规定性概念：优秀、良好、中等、较差、差。但是，迄今为止在微观认识层次上还没有明确其量的规定性。唯物辩证法告诉我们，这几个概念应该是体质转化过程中较小的质的飞跃，或者健康概念的部分质变。在这里，量的中断就是必然的，也就是说量的规定性指标是必然的客观存在。一旦在微观认识领域内，对这几个概念有了明确的量的规定性指标，并能简便易行地应用于实践，体育科学的整体水平必将产生一个新的飞跃。

第二节 体质生化原理

一、遗传基础

遗传一般指亲代的性状在下代表现的现象。在遗传学上是指遗传物质从上代传给后代的现象。当代分子生物学已经在分子水平上探明，儿女常常像父母的这种现象是由遗传基因（DNA）把"遗传密码"向后代遗传的结果。但是，我们又常常看见，儿女既像亲代，但又不完全相同，有的甚至有很大的差异，这个差异就是变异。这种变异的机理，排除各种环境差异影响基因表达的因素之外，主要是父母双方基因重组的结果。人体是由细胞组成的，细胞是生产蛋白质的结构和功能单位。分子生物学的研究证明，人体细胞核中的DNA分子是从受精卵带来的亲代的遗传信息的物质载体，它是父母双方遗传基因的组合体，从而决定了人身体内蛋白质合成的氨基酸顺序某一些会同父亲相似而某一些又会同母亲相似，这就是人的很多体质特征遗传现象的本质。中心法则是指遗传信息从DNA传递给RNA，再从RNA传递给蛋白质，即完成遗传信息的转录和翻译的过程。也可以从DNA传递给DNA，即完成DNA的复制过程。例如，在最简单的细菌细胞中就有约五千种不同的蛋白质，它们在好多方面都互相不同，简单的组合组成表皮的结构和构件所需的蛋白质；其他的用来燃烧糖并产生荷载能量三磷酸腺苷分子；最复杂的组合从营养液所提供的化学物质中生产氨基酸、并使这些氨基酸按正确的次序组合起来，从而使它们形成生长过程中所需的各种蛋白质。在双螺旋结构的DNA分子中出现的4种梯级排列次序决定着这几千种蛋白质的构成[1]，DNA这种双螺旋状梯子的一组梯级吸引一种氨基酸，另一级吸引另一种氨基酸，如此，等等。这些梯级的排列使得氨基酸就此以正确的次序排列起来，而这种次序就是氨基酸形成蛋白质的应有次序。蛋白质始终沿着DNA梯子形成，且这个梯子很长，足以安置细菌所需的几千种蛋

---

[1] 罗伯特，刘颖，吴岩. 基因蓝图：DNA究竟如何塑造我们的性格、智力和行为？[M]. 北京：中信出版社，2020：12-156.

白质。当然，人比起细菌来，要复杂得多，细菌是一个单细胞，而人则是很多不同种类的细胞的集合体，当细菌生长和分裂时，只需要产生出在一个单细胞里所需要的一切就行了，而人生长时则必须制造出很不一样的多种细胞——皮肤细胞、肌肉细胞、骨骼细胞、神经细胞等。不同的细胞所含蛋白质种类、数量是不同的，而且功能也因此而不同。虽然各种不同器官组织的细胞在形态、功能和所含蛋白质的成分方面有所不同，但它们所含的DAN分子都是一样的。任何一个正常的人体细胞的DNA蕴涵着一个人生命过程中所有体质形状的全部信息。但是，在完成发育的时候，没有哪一个细胞能单独产生出人体所需的全部蛋白质，各种细胞都懂得DNA主体设计中的哪个部分是专管自己生长的，从而按照那个部分的信息指令制造出自己所需的各种蛋白质来。细胞的这种特异的选择能力的机理基本明朗：核酸分子的排列使得它的不同部分的效用要根据它们的环境才能发挥作用，胚胎发育开始时，在DNA里只有那些制造初期细胞的部分才是有效的，其后，新产生的蛋白质对DNA产生影响，使得其他部分变为有效了，从而又产生一组新的蛋白质。因此我们看到，发育的每一步，DNA的不同部分变得活泼起来，在人体的每一个细胞里，DNA里只有相应于该细胞特殊需要的部分才起作用。这个原理更进一步地说明了遗传基础、环境条件、体质表型三者的三位一体的辩证关系。遗传基因是体质性状表达的起决定性作用的内因，环境是影响基因表达的外因。体育锻炼（运动训练）可以改变体质表型的实质，就是锻炼过程迅速地改变了人体的内环境（主要是细胞质的成分），从而明显、有效地影响了人体遗传基因的表达。这就是分子遗传学提示给我们的体育锻炼的基本原理。

二、 生理生化基础

人体是由物质组成的，包括现今世界上最发达最精密能产生思维活动的物质——人的大脑都是由物质组成的。组成人体的化学元素共有62种，其中十几种是宏量元素，如氢、氧、氮、硫、磷等。人体中目前已经发现了近50种微量元素，其总和还不到人体重量的0.2%。无论宏量元素还是微量元素在人体内都必须保持适量的营养浓度，缺少时人就会丧失健康，乃至不能成活；过量时就会中毒，可能造成死亡。各种化学元素在人体中按照遗传指令，构成了生命物质——生物大分子，进而影响细胞、器官、系统乃至整体的形态和机能特征。确保各种化学元素的在体内的构成是保证身体健康和体质强壮的基础。人体中的各种物质主要来源于其摄取的营养物质、水和空气。那么体内物质的适度比例构成是如何保持的呢？生理学告诉我们，是人体自身的新陈代谢功能在始终如一地维持着体内的动态平衡。人作为一个有机体和作为一个社会的人要对各种环境做出各种应答及反应动作，人还要有许多有目的、有意识的主动行为，这些都需要不断地消耗大量的能量。这些能量物质的摄取也是在新陈代谢过程中实现的。此外，人体还要与周围世界进行信息的交换。只有不断地交换信息，才能保持有机体的有序性，才能维持生命活动的正常节律。这种信息的交换是通过人体的感觉器官、神经中枢的生理生化功能来实现的。

　　总之，依赖于新陈代谢，人体成了大自然中最完美、最奇妙的耗散结构系统。这个耗散结构之所以完美、奇妙，主要表现在它能够几十年，甚至上百年如一日，时时刻刻自动地保持着与外界各种环境的物质、能量和信息三方面的交换。那么，人体内的新陈代谢具有哪些特点呢？

　　第一，人的有机体及其各器官和机能系统对一定的负荷刺激具有适应能力。

　　当有机体受到一些异乎寻常的刺激，诸如创伤、剧痛、冷冻、缺氧、中毒、感染及强烈的情绪激动时，能引起一种紧张状态，称为应激。应激总是伴有一系列的神经和体液的变化，包括交感兴奋、肾腺激素分泌增加，胰岛高糖素和生长素升高，胰岛素分泌减少。如果人体经常受到这类刺激，应激的水平就会提高，人的适应能力加强，体内的能量和物质的贮备增加，并处在一种容易动员的状态之中。如果这些刺激是良性的，那么这种应激水平的提高是有利于健康的。身体锻炼就是运用了这个原理来增进健康的。

　　第二，有机体在新陈代谢过程中可以出现能量和有效物质的超量恢复。

　　人的机体对负荷刺激的适应过程分为三个阶段，即负荷、恢复和超量恢复等。在负荷时，细胞结构、酶的含量会发生变化，能量化合物被消耗，物质代谢的中间产物和最终产物被堆积起来，这些都会阻碍人体机能能力的提高，形成疲劳。这就是异化过程。而进入恢复和超量恢复阶段，人体的内环境逐渐正常化，沉积物被排除出去，能量储备得到补充，并超过原来水平，细胞和纤维增生，中枢神经的疲劳得到消除，精神上得到恢复。这就是同化过程。同化过程的超量恢复是身体锻炼产生价值的基本原理。

第三节 锻炼对体质的影响

一、促进人体正常生长发育

有机体的生长主要指细胞的繁殖和细胞间质的增加所造成的形体上的变化，通常用重量和体积进行测定。有机体各器官系统在形态结构和机能上的变化存在于人体从出生到衰亡的整个生命过程中，如骨组织的化学成分在人的一生中，直到老年都在进行着相当明显的变化。骨骼的构造随其功能完善而有所变异。骨骼的生长决定了身高，通过体育锻炼促进骨骼的健康生长发育，这是体育锻炼对人体质的重要影响。人的高矮或长得快慢，决定于儿童、少年、青年时期长骨的增长速度。长骨的两端的骨化中心，即骨骺，也就是骨的生长点。在20～25岁前有一层软骨，称为骺软骨，这层软骨不断变成硬骨，又不断生成新的软骨，骨就不断加长，直到生长发育期结束，骺软骨完全骨化，形成一条骺线，骨就不再加长。骨骼的生长发育需要不断地吸收营养物质。体育锻炼能促进血液循环和增加对骨的血液供应。同时，体育锻炼中的各种动作，也具有促进骨骼生长的刺激作用。另外，体育锻炼还能使骨密质增厚，骨小梁的排列比一般人更整齐，按照骨骼在身体活动中所承受力的方向有规律的排列，使骨骼能承受更大的压力。体重的增加与骨骼有着密切的关系，但更重要的原因是肌肉的增长。体育锻炼时，为了保证物质能量供给，肌肉内毛细血管的开放数量可达平时的15～30倍。长期锻炼，可使肌肉中的毛细血管腔加大和数量增多，肌肉纤维变粗，肌肉的重量可由一般人占体重的35%～40%，增加到占体重的一半左右，这样体重得到增加，身体显得丰满而结实。

二、促进人体功能的发展

体育锻炼对神经系统的影响，主要表现在人体在中枢神经系统的支配下，形成动作技能的条件反射上，在人体活动中要对外界刺激做出相应的反应并协调完成各种动作，从而促进神经系统的功能改善。体育锻炼可促进心血管系统功能的提高。主要表现在使心脏出现"健康性肥大"的现象。一般人的心脏大小同他们的拳头差不多，约0.3千克，而运动员的心脏可重达0.5千克左右，运动解剖学称之为"运动员的心脏"。这样，不仅体积增大，而且心脏的收缩力加强，心脏在每次收缩时排到血管的血量得到增加，从而使每分钟心跳的次数逐渐减少。体育锻炼还可促进呼吸系统功能的提高。从事锻炼，由于全身物质代谢水平的提高，需要吸收大量的氧和排出更多的二氧化碳，这样刺激呼吸中枢，迫使肺加强呼吸，扩大肺和胸廓的容量，增加呼吸频率，提高呼吸肌的功能，从而使大量的空气通过肺泡来增加血液的含氧量。测量运动员的肺内压可达200毫米汞柱，而一般人则为60～100毫米汞柱。由于呼吸肌力量得以增强，吸气时的胸腔就能扩张得更大，呼吸肌的耐力也得到提高。如运动员的呼吸差可达7～11厘米，一般人仅达5～7厘米。

三、调剂情绪，振奋精神

马克思曾说：一种美好的心情，比十付良药更能解除生理上的疲惫和痛楚。苏东坡的诗句写得好："因病得闲殊不恶，安心是药更无方。"我国有很多谚语也说明了情绪与精神对健康的重要作用，如"笑口常开，青春常在""乐以忘忧"等。美国新奥尔良的奥施纳诊所发现：在500名连续求诊而入院的肠胃病人中，因情绪不好而致病者占74%。耶鲁大学医学院门诊部的报道也有同类情况：所有求诊的病人，因情绪紧张而致病的占76%。最近他们的心脏病专家通过科学研究得出结论：心理紧张、压抑和烦恼的生活方式，是引起人们心脏病的一个重要的危险因素。他们认为这种生活方式会增加血液里胆固醇的浓度，促进血凝块的形成，血压也会升高，还会引起心律不齐，同时，还会导致分泌胰岛素太多和生长激素太少等不正常的现象。也有人统计过，90%以上头痛病人得的是一种叫作"紧张性头痛"的病。

综上所述，可以明显地看出情绪、精神对防病治病和人体健康有着多么重要的影响。现在，有人提出"精神卫生"的概念，认为保持精神愉快、心情舒畅对于防病治病和身体健康有着积极的作用。也有人认为，每个人体内都有一种最有助于保持健康的力量，就是良好的情绪。良好的情绪还是一种治疗疾病的"药物"，医疗效果往往好得出人意料。体育活动可以使人产生愉快的心境，从而帮助人们保持良好的情绪。早在20世纪初，毛泽东在《体育之研究》

一文中就指出体育具有调节感情的作用。长期以来，很多人认识到锻炼身体能够起到增强体质的作用，但是不少人对体育锻炼能够调剂情绪、振奋精神和达到积极性休息的作用认识不够，尤其是没有锻炼习惯的人就更缺乏这种体会，因此也就不大可能从中得益了。人的健康的有机体是一个稳定的统一体，这里是指人体内的温度、血压、生物化学成分等都处于一个相对稳定的状态，仅仅在一个很有限的范围内有所变动。而良好的情绪主要是指整个心理状态的稳定和平衡，这种状态有利于保持和促进整个有机体的稳定。从事体育锻炼，可以转移注意力，并在中枢神经系统支配下，对有机体内部的各个方面的关系进行相应的调整和平衡，这对调剂情绪和精神有明显的积极作用。特别是那些对体育有爱好和兴趣的人，这种作用尤为显著。

四、能提高人体适应外界环境的能力

人体能否适应外界环境的变化，是衡量一个人体质状况的重要指标。外界环境是指自然环境和社会环境两个方面。自然环境主要指人类生存的物质条件，包括地理环境、季节、气候变化及衣食住行等因素。社会环境包括社会的政治、经济、文化等因素。所谓适应能力，实质上是人体在外界环境的无常变化中，在中枢神经系统支配下，不断调节机体使之处于功能正常的稳定状态的能力。科学实验证明，经常参加体育锻炼的人具有较强的适应能力。如在严寒、酷暑等季节气候变化中的体温调节能力，有体育锻炼基础的人明显比没有锻炼基础的人要强。有学者将小白鼠分成两组进行对比实验，一组白鼠进行一定的活动，另一组基本上不进行活动，这样经过一段时间后，对两组白鼠同时进行强光和强音刺激，结果，基本不活动的白鼠纷纷死亡，而锻炼组的白鼠却安然无恙。

第四节　大众体育锻炼的内容与自我选择

一、体育锻炼内容的分类

身体锻炼的内容是多种多样的，科学地选择身体锻炼的内容，对实现身体锻炼的目的有着极其重要的意义。为了合理地进行身体锻炼，必须对其内容进行分类。

（一）按自然锻炼分类

利用空气、日光、水等自然条件，以及季节气候的变化选择合适的锻炼内容，是一种促进健康、增强体质的有效的锻炼方法，如空气浴、日光浴和水浴等。这些体育锻炼内容的突出特点是与生活紧密相连的。通过自然力锻炼，不仅能够增强机体对外界环境的适应能力，而且可以加强循环系统的功能，增加新陈代谢，改善身体各组织器官的机能，提高身体对各种疾病的抵抗力。

（二）根据体育锻炼的不同目的和要求分类

1. 健身运动

健身运动是指正常人为增进健康、增强体质而进行的体育锻炼。如步行、慢跑、太极拳、武术、游泳、骑自行车、划船、滑冰、舞蹈及各种球类活动等。

2. 健美运动

健美运动是为了人体的健美而进行的体育锻炼。健美运动不仅可以增进健康，还可以培养审美能力和身体的表现能力。如为了使肌肉发达，进行举重和器械体操练习；为了形成良好的体型与姿态，进行艺术体操、健美体操、舞蹈和基本体操中的一些练习等。

3. 娱乐性体育

娱乐性体育是为了调节精神、丰富文化生活而进行的体育活动。这类活动使人身心愉快，既锻炼了身体，也陶冶了情操。如活动性游戏、郊游、打保龄球、野外森林定向活动等。

4. 格斗性体育

格斗性体育是指掌握和运用格斗的攻防技术（包括军事技术）的体育锻炼，达到既强身，又能自卫的目的。如擒拿、散打、推手、拳击、射击等。

5. 医疗体育和康复体育

医疗体育和康复体育也叫体育疗法。这类体育锻炼的对象是体弱多病的人，其目的是祛病健身、恢复功能，一般应在医生的指导下进行。其内容主要有步行、跑步、太极拳、按摩、各种保健操、矫正体操、生产操等。

二、体育锻炼内容的选择

选择体育锻炼内容时，必须从个人的年龄、性别、健康状况、体质状况和兴趣爱好等实际情况出发，注意实效性、季节性、全面性原则。同时，在内容上也要注意科学的组合，才能达到更佳效果。因各人体质和健康状况不同，体育锻炼内容的选择应各有侧重。

（1）健壮型，指身体强健者。这类人对体育锻炼一般都具有强烈的欲望和热情，并能承受较大的运动负荷。在选择锻炼内容时，可根据自己的实际情况和兴趣，选择1～2项运动作为健身的手段。一般来说，年轻人最好选择球类、举重、健美、韵律操、游泳、健身跑等项目，或自己喜爱的体育项目。

（2）一般型，指身体虽不健壮但也无疾病者。据统计，这种类型的人在群体中所占比例较大，在青少年学生中约占60％。一般型的人身体无疾病，但往往缺乏锻炼的热情和持久精神，锻炼流于形式。这类人最好选择形式活泼又对增强体质有实效的项目为锻炼内容，以激发锻炼的热情，培养锻炼的兴趣，逐步养成良好的锻炼习惯。年轻人选择球类、武术、游泳、健美运动等项目较好。

（3）体弱型，指体弱多病或发育不良的人。为了增强体质、战胜疾病、增进健康，体弱者宜选择健身跑、定量步行、太极拳等内容进行锻炼，待体质获得改善后，再选择其他内容。在运动负荷上更要注意循序渐进，切不可急于求成。

（4）肥胖型，指体重超过正常标准者。肥胖型的人参加体育锻炼，希望能减肥健身。因此，在内容的选择上要有针对性。在身体无其他疾病的情况下，最好选择耐力跑、长距离游泳、健美运动或按照减肥运动处方进行锻炼。如患有冠心病等心血管系统疾病者，在锻炼时应以治病为主、减肥为辅的原则，同时掌握好运动负荷，防止发生意外事故。

（5）消瘦型，是指体重低于正常标准者。消瘦型的人参加体育锻炼，希望使身体健壮、丰满。要达到这一目的，宜选择举重、体操、健美运动等项目作为锻炼内容。

第五节　提高身体素质的方法

人的一切运动，无论是日常生活，还是生产劳动、军事训练或体育运动，都是在大脑皮质支配下的肌肉活动。人体肌肉活动的基本能力可以表现在很多方面，如肌肉收缩力量的大小、完成单个动作频率的快慢、体位移动一定距离的速度、保持肌肉快速工作能力的长短及长时间持续工作的能力等。通常，我们把人体在运动中所表现出来的力量、速度、耐力、灵敏及柔韧性等机能能力称为身体素质。

从事任何一项运动健身，都能在一定程度上改善人们所有的身体素质，同时又主要影响着其中一种或几种素质的发展。例如，短跑训练主要发展速度，但也同时改善人体的力量和耐力；又如，以发展力量和灵巧素质为主的竞技体操，在某些方面能影响速度和耐力的发展。由于运动技能与专项运动素质具有共同性，所以从事专项运动训练的出色运动员在进行其他运动项目时，都比不从事体育锻炼者表现出更大的工作能力。

一、力量素质

（一）力量的概念

力量是在肌肉紧张或收缩时所表现出来的一种能力，衡量力量的维度成为力量素质。

肌肉力量是由以下三种因素组成的：

（1）完成动作时肌肉群收缩的合力，这主要取决于参加运动的每一块主动肌的最大收缩力，它可以通过逐步增加阻力的训练而得到增长。

（2）主动肌同对抗肌、协同肌、固定肌的协调能力，此因素取决于各有关肌肉群收缩的协调能力，可以通过专门练习得到改进。

（3）骨杠杆的机械率，这取决于肌肉群的牵拉角度、每个杠杆的阻力臂和动力臂的相对长度；有时这个比率可因身体某部位的改变而向有利方面转变。

由于肌肉收缩有等长和等张两种形式，所以肌肉力量也分静力性和动力性两种形式。静力性力量是肌肉作等长收缩时产生的力量，称为等长性力量，即肢体不产生明显的位移运动，而是维持或固定肢体于一定位置和姿势，例如体操中的支撑、悬垂、倒立等。动力性力量是肌肉作等张收缩时所产生的力量，肢体产生明显的位移，使人体或器械产生加速度运动。例如，蹬离地面、投掷器械等。

动力性力量又可分为重量性力量和速度性力量。重量性力量的大小主要由肌肉工作时所推动的器械的重量来衡量，而动作的速度基本上变化很小，例如举重。速度性力量指器械的重量是衡定的，而依靠肌肉的快速收缩来使器械获得加速度，由器械运动的加速度来评定力量的大小。这种力量称为速度性力量，例如球类运动中的击球、踢球。

（二）力量的重要性

力量在体育运动中是首要素质，在很多运动项目中，它是取得优异成绩的基础。如果说人体所有的运动几乎都是对抗阻力而产生的，那么体育活动就要较日常活动对抗更大的阻力。例如，棒球击手如果在快速击球的同时用以更大的力量，将会使球出去更远。踢球也是一样，在球离开脚的一瞬间，球移动的速度取决于踢球的力量大小和速率。很明显，在体育运动中，如果其他方面相同，那么谁有较好的力量素质，谁就能取得较好的成绩。

力量是跑速的一个重要因素，因为使人体的运动达到和保持最高速度需要有足够的力量。

力量还与其他素质有密切的关系，力量也是肌肉耐力增长的一个因素。假设一个人最初能搬重物100次，如果他的力量增长50%，那在以后再搬动此物时就会觉得轻松，从而能搬运更多的次数。

力量也有助于灵敏的发展，因为适宜的力量可更好地控制体重来抵抗地心引力，从而更轻易地操纵身体。

（三）力量的生理基础

1.肌肉的生理横断面

力量的大小与肌肉的生理横断面积成正比。肌肉的生理横断面越大，肌肉收缩时产生的力量也越大。经过大量研究工作和实际经验证实，运动训练可使肌纤维增粗，可增加肌肉蛋白质的含量，它的主要成分是肌肉收缩时所用的肌凝蛋白。

2.神经系统的调节机能

神经系统的调节机能的改善制约着力量的增加，具体因素有如下几个方面：

（1）支配肌肉的神经中枢的机能改善；

（2）肌肉中每一运动单位发生最大的紧张性变化；

（3）动员肌肉中更多的运动机能单位参加活动；

（4）肌肉活动过程中各种肌肉群协调性的改善。

后三方面的机能改善只有支配肌肉的神经中枢的机能得到改善，才有可能实现。要使机肉运动单位发生最大的紧张性变化和动员更多的运动单位活动，大脑皮质的中枢就必须产生强而集中的兴奋过程，皮质神经细胞发放一致的高频率的兴奋冲动，这样才能实现。

坚持训练可以改善神经控制和增强神经冲动的传递，使一些不活动的肌纤维也活动起来。训练水平低的人，肌肉只有60%的肌纤维参加活动，而训练良好者，肌肉参加活动的肌纤维可达90%。可见两块同样大小的肌肉，训练良好者的肌肉力量可达30%。

3.肌肉收缩前的初长度

肌肉收缩时产生的力量与肌肉收缩前的初长度有关。换言之，在一定范围内，肌肉收缩前的初长度越长，收缩时的力量越大。根据这一原理，在体育运动中往往要预先拉长某些肌肉的初长度，以获得较大的肌力，例如，投掷运动中的引臂动作。这种牵张反射的机制，是由于肌肉得到来自中枢神经系统附加的一股冲动，使肌肉收缩要比没有这种反射性的冲动强。

4. 肌肉的组织结构

肌肉的组织结构对力量的产生过程也有作用，如毛细血管网、结缔组织、脂肪等。

力量训练可使肌肉中毛细血管网增加，由于活动，增大肌纤维对氧气和养料供应的需求，而训练可使毛细血管网增多，来增加肌肉组织所需的供应，改进了肌肉的功能。

肌肉组织中结缔组织增多，脂肪减少：经常进行体育锻炼或体力劳动的人，除肌肉的体积增大外，还经常对肌肉的结缔组织造成附加的紧张，因此结缔组织变得厚而坚实，肌纤维变厚；由于力量练习的牵扯，肌腱和韧带的细胞也增殖、长大和坚实；肌肉经过运动和训练，可以减少肌肉内的脂肪，所以在肌肉收缩时所产生的磨擦也减少，从而提高了肌肉收缩的效率。

5. 三磷酸腺苷酶的活性

动物实验证明，力量练习可使动物肌肉中肌凝蛋白含量增多。肌凝蛋白不仅是肌纤维中的一种收缩蛋白，而且具有三磷酸腺苷酶的作用，它能催化三磷酸腺苷分解为二磷酸腺苷并释放能量。力量练习能使肌凝蛋白含量增加，所以就改善了肌肉的能量供应。

6. 肌肉的贮氧能力

实践证明，力量训练可导致肌肉中肌红蛋白含量增加，从而使肌肉中的贮氧能力增加。

（四）发展力量的方法

1. 动力性力量练习

动力性力量练习就是肌肉收缩和放松交替进行的负重练习，如深蹲起，持壶铃深蹲起，捆砂袋跑步等锻炼下肢力量，负重体前屈锻炼腰部力量等均属动力性力量练习。

根据不同专项，所需要的主要力量也有所不同，所以必须结合专项特点进行训练。如短跑需要速度性力量，在训练中常采用负砂袋快速高抬腿跑、手持壶铃下蹲快速跳起、拖杠铃片快跑等方法发展速度性力量。投掷运动员为了发展上肢爆发力，常采用快速推杠铃等方法，因为只有快速地做动作，才能训练运动员各个肌肉群的高度协调性。这一点对发展速度性力量和爆发力具有重要意义。

发展力量耐力常采用重量不太大的负荷，如个体最大力量的60%。举起时不要求速度，但要求次数或坚持时间。这样，负荷不大，运动神经细胞不易疲劳，工作的持续时间就可以延长；肌肉的活动次数多，就可以使肌肉代谢过程加强，更有效地增加肌肉中蛋白质的含量。

2. 静力性力量练习

静力性力量练习是肌肉在紧张用力时肌肉长度不发生变化的力量练习。静力性力量练习对提高绝对力量作用很大，它可以发展静力性力量和静力性耐力。如双杠上的直角支撑、单杠曲臂悬垂或举起一定重量并持续一定时间，都属于静力性力量，能够持续的时间越长，就越能够发展静力耐力。

静力性力量练习一般多采用较大重量的负荷进行练习，因为所负的重量越大，由肌肉的感觉神经传至大脑皮质的神经冲动越强，从而引起大脑皮质指挥肌肉活动的神经细胞产生强烈兴奋，这些神经细胞经常受到这种锻炼，就提高了它们的兴奋强度，就能在每次肌肉用力收缩时，动用更多的肌纤维，从而提高了肌肉的绝对力量。

静力性力量练习可以训练大脑皮质神经细胞保持长时间兴奋。进行静力性力量练习时，肌肉群长时间持续紧张，使肌肉中血液供应发生困难，因此经过长时间静力训练，肌红蛋白含量增加，肌肉中毛细血管发生囊泡状变形，可以多容些血液，因此，在一定程度上可以弥补肌肉紧张时血液供应的困难。

3. 等动练习

等动练习是利用一种器械进行的力量练习。等动练习器的结构是一个离心制动器上连一条尼龙绳，扯动尼龙绳越快，器械所产生的阻力就越大，所以器械所产生的阻力总是和用力大小相适应。

如果采用动力性或静力性力量练习来发展划水的力量，肌肉群在整个活动过程中所受到的阻力只能是恒定的，这样就不能完全符合游泳运动时的真实情况。用等动练习器进行练习的特点是当骨杠杆处于有利位置时，肌肉便于用力，必然拉得快，器械产生的阻力就加大；当骨杠杆处于不利位置时，力量小，拉动稍慢，阻力就小些。所以，这种训练能在关节活动的整个范围内，都给肌肉最大的负荷，使肌肉所受的训练符合运动实际的需要。

二、速度与速度耐力素质

（一）速度与速度耐力素质的概念

速度素质是人体进行快速运动的能力，速度素质的表现形式有反应速度、动作速度和周期性运动中的位移速度三种。

反应速度是人体对各种刺激发生反应的快慢。如短跑从发令到启动的时间，球类运动员根据场上瞬息变化情况发生反应的快慢等。

动作速度是指完成单个动作或成套动作时间的长短，如投掷运动员的器械出手速度、跳跃运动员的踏跳速度，以及体操和武术运动员完成成套练习的速度等。

周期性运动中的位移速度是人体通过一定距离的速度，如短距离的跑速。短距离的跑速又包括加速度和最高速度两个因素。

速度耐力是指人体在较长时间内保持快速运动的能力。

（二）速度与速度耐力素质的生理基础

神经调节：跑的速度和速度耐力，取决于步频、步幅及保持这种最高步频和步幅的能力。步频的加快有赖于大脑皮质运动中枢兴奋与抑制的转换能力。牵引跑、顺风跑、下坡跑等训练法，就是借助外力使步频不得不加快来训练神经系统灵活性。而维持最高速度的能力，不仅与大脑皮质对来自本体感受器的高频率冲动的耐受能力有关，而且也和中枢系统对酸性代谢产物刺激的耐受能力有关。通过速度和速度耐力的训练，大脑皮质的机能均会得到提高。

中枢神经系统的协调关系：提高各中枢之间的协调性，能增快有关动作的速度，因为如果各协同肌群之间和它们与对抗肌群之间的协调关系得到改善，就能减低因对抗肌群紧张而产生的阻力，因而更有利于发展速度。如大腿前摆时的髂腰肌，股直肌收缩而大腿后肌肉群即时放松，减少阻力，才能使步幅加大，提高前进的速度。

肌肉纤维的特点：肌肉纤维可分为快肌纤维和慢肌纤维两种类型。前者呈白色，内含肌红蛋白较少，又称白肌纤维，适于快速用力，但不能持续过久，易疲劳；后者含肌红蛋白较多，故呈红色，又称红肌纤维。据报导，速度素质卓越的短跑运动员的肌肉中白肌纤维占优势，有人认为这是速度训练的结果，是速度素质提高的物质基础。但有人认为速度训练并不导致肌纤维类型的变化，著名短跑运动员肌肉中白肌纤维占优势，是由于自然选择的结果。

能量供应：进行速度和速度耐力项目的运动时，练习时间短，运动强度大，单位时间的能量消耗大，心血管系统和呼吸系统无法在短时间内供应足够的氧，所以速度和速度耐力练习中能量的来源大部分依靠肌肉中无氧代谢供给。

在速度和速度耐力训练中，三磷酸腺苷的再合成绝大部分是依靠无氧代谢释放的能量来实现的。但在速度和速度耐力性练习中，实现三磷酸腺苷再合成的具体途径是有区别的。速度性练习中，靠肌肉中磷酸肌酸分解释放出能量供给三磷酸腺苷的再合成，所以磷酸肌酸是速度素质的物质基础之一。人体肌肉中磷酸肌酸的贮备量不多，据估计，磷酸肌酸分解所释放的能量仅能维持人体的肌肉活动数秒钟。经过训练，随着速度素质的提高，肌肉中磷酸肌酸的贮备增加。

为了保持较长时间的快速运动的能力，仅依靠磷酸肌酸分解供能是不够的，还必须动员肌肉中的糖元进行无氧分解。肌糖元无氧分解中释放出来的能量可供肌肉中的三磷酸腺苷再合成，所以肌糖元及其无氧氧化能力是速度耐力的物质基础。经过训练，随着速度耐力素质的提高，肌肉中糖元的含量增加，同时其无氧分解能力亦增强。

（三）发展速度与速度耐力的方法

关于发展速度和速度耐力的力量训练问题，就短跑来说，短跑速度取决于步幅和步频，而步幅和步频与运动员的下肢后蹬力量和动作的幅度有关。因此，发展短跑运动员的速度素质就要提高力量，特别是下肢力量，所以在短跑训练中要十分注意力量练习。

大重量训练：前面已提到过，大重量训练对发展力量素质有效，因为它能最大限度地提高蛋白质的代谢过程。但对短跑运动员安排力量练习所采用的重量，除了考虑发展力量的效果，更应考虑对发展速度的影响。根据实验结果，当采用本人所举起最大重量的80%进行练习时，效果最好，因为练习后血乳酸含量在几种重量练习中是最高的。说明这个练习对发展糖无氧代谢最好。如果重量加大，动作速度变慢，血乳酸含量则明显减少；重量减少时，血液中非蛋白氮含量较少，发展力量的作用又较差，所以安排80%的重量效果最好。

力量练习和重复跑顺序的安排，对训练效果也有影响，如先进行重复跑再接着进行杠铃练习，运动后血乳酸达到负荷范围。所以，从生物化学来看，发展速度耐力把杠铃练习放在跑前比放在跑后好。

作用力与反作用力：速度是力量作用于物体而产生的。人体代表物体，肌肉的收缩代表力量，当力量不断增大，该物体运动的速度就会加快。

人体运动速度与作用力和反作用力有密切关系。肌肉收缩时产生作用力，只有克服了人体由于摩擦而产生的空气阻力、引力和惯性形成的反作用力，才能快速前进。因此，无论是反作用力减少或作用力加大，都能使速度加快。

运动员可以对各种情况进行分析，以便决定怎样做才能减小反作用力。游泳运动员为了减少水的阻力，以最小的体表面积接触水而前进。

研究证明，肌肉反复进行快速动作的训练，能提高肌肉的收缩速率，改善神经对肌肉的支配能力，提高肌肉的工作效率。而肌肉的工作效率提高，又会提高动作的速度。

发展人体无氧代谢的能力，是发展速度和速度耐力的基础。在训练中常采用短于主项的重复训练法来发展速度；用超主项的加速跑、冲刺跑、间隔时间短的间隙跑，以及把主项分为若干段落的变速跑等手段来发展速度耐力。

肌肉放松能力：近年来，这个问题越来越被教练员和运动员所重视。短跑运动中，剧烈的、重复的周期性运动能继续多久，取决于运动中被消耗能源的补充程度。正如上述所提到的，肌肉收缩时所需要的能量是由三磷酸腺苷的分解提供的，然而肌肉中现成的三磷酸腺苷数量是有限的，因这种快速的能量储备物在8~10秒钟内就用完了，于是短跑运动员就会出现减速现象。所以要想保持较长时间的最高速度，就必须在两次肌肉收缩之间，亦即肌肉放松的时间内继续进行三磷酸腺苷的再合成。如有氧的供给，这种再合成的效果就能提高几十倍。而提高肌肉放松速度，促进了全身的血液循环，给工作中的肌肉输送大量的氧气。因此，短跑运动员对肌肉放松的机能掌握得越好，就越能经济地使用能量，越能尽快补充被消耗的能量，当然，速度耐力素质也就越好。

三、一般耐力素质

（一）一般耐力素质的概念

耐力是指人体长时间进行肌肉活动的能力，也可以看作是对抗疲劳的能力。从人体是一个完整统一体的观点来看，应把耐力看作全身耐力、肌肉耐力、心血管耐力和呼吸系统耐力的综合。耐力素质在各个运动项目中都是一个重要的基本素质，但不同的运动项目需要的耐力各有其特点，这里只分析一般耐力的生理特点。

（二）一般耐力的生理基础

大脑皮质的机能：大脑皮质具有长时间保持兴奋与抑制有节律的转换能力；大脑皮质中参加活动的运动中枢之间的协调性得到了改善，其表现为各中枢的兴奋和抑制更加精确。在耐力性练习中，运动机能单位可以轮流参加活动，这也是长时间坚持运动的原因之一；改善运动器官和植物性器官机能之间的协调性，内脏器官的活动强度能很好地适应运动器官的活动强度，吸氧量和需氧量能达到平衡，出现"稳定状态"。

内脏器官的机能：提高内脏器官机能，能保证运动时间延长。人在进行耐力性运动时，血液循环、呼吸和排泄等器官的活动必须和运动相适应，以满足肌肉对营养物质和氧的需要，这样人才能长时间地运动。耐力素质好的人，心脑血管系统、呼吸系统、血液和其他器官对维持酸碱平衡的能力都有提高。如果血液中碱贮备含量增多，可及时中和进入血液的乳酸。

能量供给特征：耐力性练习持续时间长，运动强度较小，单位时间内消耗能量并不太大，心血管系统和呼吸系统可以保证供给每分钟需氧量，所以耐力练习中的能量绝大部分由有氧代谢供给。人体有氧代谢能力的高低，是一般耐力素质的生理基础。

耐力训练可以增强肌肉中氧化酶的活性，提高肌肉中能源物质的贮备量。

（三）发展一般耐力素质的方法

提高心血管耐力，是提高耐力素质的重要因素。心血管耐力是在循环系统保证下，机体长时间肌肉活动时，营养及氧的供应和运走代谢废物的能力。那么，多大的训练负荷量才能达到此目的呢？库珀提出，心率高于每分钟150次，最少维持5分钟。卡沉南曾推荐，在每一次重复训练中，心率最少要提高到安静时心率加上最大心率与安静时心率之差的60%水平。归纳公式如下：运动时心率＝安静时心率+（最大心率–安静时心率）×60/100。

重复练习的间歇时间，应取决于训练的目的和对象。一般认为，以脉博频率恢复到每分钟120～130次时再进行第二次练习较为适宜。这个时间通常需要3～4分钟，因为这时心血管系统仍保持在较高的机能水平上，再进行下一次练习，对增加心输出量有良好的作用。

四、灵敏和柔韧素质

（一）灵敏素质

灵敏是运动员在运动活动中所表现的一种复杂的综合素质。灵敏素质可以说是运动员的运动技能和各种素质在运动活动过程中的综合表现。它在躲闪、Z字跑、急停和起动等活动中，以及迅速改变身体位置时都能表现出来。例如，足球运动员晃动后带球灵敏地越过对手，篮球运动员切入、急停、空中跳起投篮；滑雪运动员为了保持正确的技术动作而连续不断地改变姿势来维持平衡和控制动作等。

不同的运动项目，灵敏素质也各有其特点。灵敏素质只有在运动技能熟练掌握后才能表现出来，因为掌握运动技能的数量越多，在运动活动中动作就越显得灵敏。这是通过大量训练后，提高大脑皮质的灵活性和可塑性的结果。这时，运动员的运动技能就可以随心所欲迅速转换。

灵敏素质的发展与各种分析器的机能改善有密切关系。因此，在动作过程中能够表现出在空间和时间上的定向定时能力，且动作准确，变换迅速，所以提高运动分析器的敏感性是特别重要的。

在对抗运动中，还要求一种随机应变的灵敏素质。如球类、击剑、摔跤等运动，必须在不断变化的外界条件下进行活动，因此随着形势改变，动作的性质、强度都要有急剧变化。并且，这些变化还不能事先预料到，而是随着形势的变化来迅速精确地加以判断，然后当机立断地完成各种动作。这种复杂的灵敏素质，只有在极其巩固的运动技能基础上才能实现，并且是第一、第二级信号系统的分析综合能力高度发展的结果[1]。它必须通过比赛环境才能培养出来。

由此可知，要提高运动员的灵敏素质，必须提高大脑皮质神经过程的灵活性。通过让运动员随各种信号改变动作的训练来提高灵敏素质，同时也能熟练掌握多方面的运动技能。同时，还要保证速度、力量和柔韧性，才有可能充分表现灵敏素质。

影响灵敏素质的其他原因：

一是年龄与性别。从儿童开始到12岁左右，灵敏素质稳定地提高；然后进入（13～14岁）快速生长期，灵敏素质也随之快速发展，但有时反而降低。快速生长期后，灵敏素质又逐渐稳定地提高，一直到成熟期。在青春期以前，一些男孩比女孩灵敏性稍高，在青春期后，男孩的灵敏性比女孩子要高得多。

二是体重。体重过重会明显影响灵敏素质的发展。体重过重会使身体各部分的惯性加大，降低肌肉的收缩速度，因此在改变方向时动作速度会减慢。

三是疲劳。疲劳的产生必然降低灵敏素质，对灵敏的有关因素（如力量、反应时、运动速度和爆发力等）有不良影响，特别是疲劳会使动作失去协调性。

（二）柔韧性

影响柔韧性和关节活动范围的因素有关节的骨结构；关节周围组织的体积大小；跨关节的韧带、肌腱、肌肉和皮肤的伸展性。第三个因素对提高柔韧性关系最大。

柔韧性不仅取决于结构方面的改变，而且取决于神经系统支配骨骼肌的机能状态，特别是中枢神经系统调节对抗肌之间协调性的改善，以及肌肉紧张和放松的调节能力的提高。

---

[1] 第一信号系统与第二信号系统是巴甫洛夫学派生理学专门术语；第一信号系统是现实的具体刺激，如声、光、电、味等，第二信号系统是现实的抽象刺激，即语言文字。

　　肌肉的随意放松能力与中枢神经系统支配骨骼肌的神经细胞的抑制深度有关。训练程度高的运动员肌肉的随意放松能力很高。

　　在运动中，肌肉活动的协调性改善，特别是对抗肌之间的协调能力提高，能保证动作幅度加大。此点对某些运动项目有特别重要的意义，因为肌肉的初长度对力量的发挥有重要影响，特别是在速度性力量上表现得更为明显，故柔韧性的提高有助于力量加大。

　　提高柔韧性可采用拉长肌肉和结缔组织的方法，一般有两种，即爆发式的方法（急剧地拉长）和慢张力的方法（静力性的拉长）。这两种方法均能有效地提高柔韧性，但慢张力法比较好，因为它超越关节伸展限度的危险性较小，不易引起损伤和疼痛，还能有意识地放松对抗肌，使之慢慢拉长。

　　柔韧性在同一个人身上，随着机体机能状态的不同而有一定的变化，譬如，刚睡醒后柔韧性较差，肌肉活动以后柔韧性明显提高。因此，在运动健身过程中准备活动也有提高柔韧性的作用，是防止运动中产生损伤的方法之一。

　　柔韧性与年龄的关系很密切：年龄越大，柔韧性越差。因此，保持和发展柔韧性，应当从小开始。这一点在我国民间体育（如武术）和杂技训练中非常受重视。实践证明，必须坚持系统的不间断的训练，才能保持与发展柔韧素质。

第六节　有氧运动健身法

　　有氧运动是提高体质的有效方法，但许多人对有氧运动只有一个模糊概念。其实，人体中糖的分解代谢在氧供应充分的情况下，最终生成二氧化碳和水，而在氧供应不充分的情况下，即启动无氧代谢，生成乳酸中间产物。有时，运动太剧烈了，氧供应不足，乳酸生成就多，剧烈运动后感到肌肉疼痛就是这个缘故。由此可知，所谓有氧运动就是不太剧烈的运动，能保证体内充足氧气供应的运动。究竟有氧运动是通过什么方式来增强体质的呢？

　　有氧运动是指增强人体对氧气的吸入、输送，以及与使用氧气能力为目的的耐久性运动。这些活动能有效改善心、肺与血管的功能，对人的健康是至关重要的。

　　有氧代谢运动的核心概念是平衡，平衡是健康之本，这包括机体动与静的平衡，心理上紧张与松弛的平衡，以及新陈代谢的平衡。有氧运动对体质的改善作用，主要体现在以下几点：

（1）增加血液总量。氧气在体内是随血液供应到各部位的，血量提高也就相应增强了氧气的输送能力。

（2）增强肺功能。有氧代谢使锻炼者的呼吸加快，从而提高肺活量，提高吸入氧气的能力。

（3）改善心脏功能，防止心脏病的发生。有氧代谢运动使心肌强壮，每次排出更多的血液，并且提高血液中对冠心病有预防作用的高密度脂蛋白的比例。

（4）增加骨骼密度，防止骨质疏松。随着年龄增长，人体骨骼中的钙渐渐减少，因此老年人容易骨折，有氧代谢运动可有效防止钙的损失。

（5）减少体内脂肪，预防与肥胖有关的疾病。

（6）改善心理状态，增加应付生活中各种压力的能力。一个人在缺少运动时，常感到疲劳、情绪抑郁、记忆力减退，甚至丧失工作兴趣。有氧代谢运动可扭转这种状态，使人情绪饱满，精神放松。

第五章 大众体育卫生和运动损伤

第一节 体育卫生

体育运动能否促进人体的健康，关键在于运动是否科学。因此，提高体育运动的科学性意义重大。在体育运动中采取适当的卫生措施，使体育与卫生紧密结合，便是提高体育运动科学性的重要途径之一。

一、个人体育卫生

（一）饭后不宜剧烈运动

有些人常常放下饭碗就去打篮球、踢足球，或从事一些剧烈的体育活动，这是不符合健康要求的，因为饭后胃肠道已经开始紧张的消化工作，毛细血管大量开放，大量的血液流向消化器官。这时如果进行剧烈的体育运动，大量的血液就要从胃肠道流向运动器官，从而使消化机能减弱。久而久之，轻则引起消化不良，重则导致消化道慢性疾病，如胃炎、胃溃疡等。

（二）准备活动和整理活动

通过准备活动，可预先克服内脏机能的惰性，提高中枢神经系统的兴奋性和全身的物质代谢水平；加强肌肉、韧带的柔韧性、弹性和肌肉的黏滞性，扩大肌肉活动幅度，这不仅能提高运动的能力，而且能预防运动创伤的发生。

人在剧烈运动以后，身体的许多变化并不能随着运动停止而立即恢复正常，只有通过整理活动才能使心跳、呼吸逐渐平静下来。同时，整理活动还能使肌肉在逐渐放松的情况下继续推动血液向前流动，防止血液在下肢肌肉淤积，造成心输出量突然减少，血压下降，从而引起头晕、心慌、面色苍白、皮肤潮凉和脉搏细弱甚至休克。

（三）运动服和运动鞋

运动服和运动鞋，不仅有助于体育锻炼和提高运动成绩，而且可以减少伤害事故的发生。如篮球运动必须穿篮球鞋和背心、短裤；游泳和体操运动必须穿游泳衣和体操的服装；越野跑要穿较柔软的衣服。夏季的服装应浅色轻薄，透气而易于散热。

（四）剧烈运动后不宜马上去游泳或冷水浴

剧烈运动后，身体的新陈代谢增强，大量产热，血流量加大，这时如果马上游泳或冷水浴，就会引起体温突然下降，呼吸道内的血管突然收缩，身体的抵抗力会减弱，以致引起感冒或关节炎等疾病。由于身体突然受到冷的刺激，也会增加心脏的负担、神经系统失调、抽筋或破坏呼吸系统的协调性。

（五）注意运动饮水卫生，运动中或运动后不宜马上大量饮水或吃冷食

运动时出汗多，天气炎热时出汗更多，通过出汗散热来保持体温的相对恒定，需要补充水分，不然会导致机体缺水，影响人体正常的生理活动，从而引起全身无力、口唇发干、精神不振和疲劳乏力等现象。在排出的汗里，有水也有盐，如果出汗后只补充大量的水而不补充盐分，就会破坏体内水与盐的代谢平衡，影响正常的生理机能活动，还会引起肌肉抽筋等现象。运动后，心脏已经疲劳，需要适当休息，这时如果大量饮水就会加重心脏的负担，所以运动后只能少量多次地喝些温开水和淡盐水。运动后大量吃冷食也是不适宜的，因为运动时体温升高，如果突然大量吃冷食，会引起肠胃血管马上收缩，导致功能失调，甚至腹痛等。

二、女子体育卫生

女子经常参加体育锻炼，不仅可以促进身体的生长发育，增进健康，提高各器官系统的功能水平，而且可以使全身的肌肉得到协调均匀的发展，达到健美体形的效果。女子在锻炼时除注意普通卫生外，还要讲究某些特殊卫生。

（一）女子体育锻炼的特点和内容的选择

女子肩部较窄，臂力较弱，做悬垂、支撑及大幅度摆动动作较吃力，学习这些动作时，要注意循序渐进，并给予必要的保护。女子身体重心较低，平衡能力较强，柔韧性较好，适宜进行平衡性及健美操等运动。在体育锻炼中，应注意保持和发展其柔韧性，有目的、有步骤地加强肩带肌、腹肌、腰背肌和盆底肌的锻炼。女子应根据自身的身体条件、体育爱好和特长，积极地、经常性地参加体育锻炼，有效地发展力量、速度、耐力等素质，提高健康水平，从而能愉快地学习、工作和生活。

（二）女子经期的体育卫生

月经期间，人体一般不出现明显的异常变化。因此，月经正常的女子在月经期间，可以参加适当的体育运动，如做健美操、打乒乓球、羽毛球或排球等。通过这些活动，不仅可以改善盆腔的血液循环，减轻其充血现象，而且腹肌与盆底肌的收缩与放松交替对子宫所起的柔和按摩作用，还有助于经血的排出，使人感到舒畅。此外，丰富多彩的体育活动还可以调节大脑皮质的兴奋和抑制过程，从而减轻全身的不适反应。

1. 运动量要适宜

没有训练基础的女生，在月经期间参加体育锻炼，运动量要小；锻炼时间也不宜太长。可在早晨或课外活动时间进行体操、散步、慢跑等运动量比较小的活动，应避免从事强度大或震动大的跑跳动作，如速度跑、跨跳等，也不要做使腹内明显增压的憋气和静力性动作，如推铅球、俯卧撑、倒立、收腹等，以免子宫受压而引起经血过多或子宫位置改变。

2. 注意运动禁忌

（1）月经期间不宜游泳。因为经期子宫内膜脱落后，形成较大的创面，子宫颈口略为开大，宫腔与阴道口位置对直，游泳时病菌容易侵入内生殖器官引起炎症。

（2）月经期间应避免寒冷的刺激，特别是下腹部不要受凉。不要用冷水洗脚、擦身等。

（3）对月经紊乱（经量过多、过少或经期不准等），以及痛经和患有内生殖器炎症的女性，月经期间应暂停体育活动。

三、自我体育医务监督

自我体育医务监督是指体育锻炼者对自己的健康状况和身体反应定期记录在日记中或自我监督表格上，作为医务监督的重要资料。在体育锻炼中，由于运动的内容、方法及运动量的变化，锻炼者自身会有一定的感觉或反应，通过自我监督，对调整运动量、战胜疾病、增进健康和预防运动伤病具有重要意义。

自我体育医务监督包括主观感觉和客观检查两部分。把这两部分内容逐日填写在自我体育医务监督表内（表5-1）。

表5-1 自我体育医务监督表

姓名	填写日期： 年 月 日			
主观感觉	运动心情	渴望	一般	讨厌
	自我感觉	良好	一般	疲劳
	睡眠	良好	一般	差
	食欲	良好	一般	差
	出汗量	一般	增多	盗汗
客观检查	脉搏			
	体重			

在获得运动医务监督资料后，针对这些资料做以下分析和判断：

（一）主观感觉

1. 运动心情

当感到不愿运动，讨厌运动，甚至害怕运动，并且有乏力、疲倦、头晕、胸闷、气短、腹胀、腹痛、容易激动等不良征象时，都属于异常，可能疲劳没有清除，甚至已有过度疲劳的迹象或原来的病情有了变化发展。

2. 自我感觉

如果在运动中或运动后出现异常的疲劳，感到恶心、呕吐、头晕或某些部位感觉疼痛等，则说明体力不好或患病，应减轻或暂停剧烈运动。

3. 睡眠情况

如果经常失眠或入睡慢，易醒，多梦，醒后仍感头晕，表明睡眠失常，可能机体处于疲劳状态，或机体对该项运动不适应，应在以后的锻炼中适当调整运动内容或运动量。

4. 食欲

如果食欲下降，在一个时期内不能恢复，则应考虑是否有病或运动量过大，造成机体不适应或过度疲劳。

5. 不良感觉

参加剧烈运动后，由于身体过度疲劳，往往出现四肢无力，肌肉酸痛，这是正常的生理现象，经过适当休息可以恢复。如果运动后出现头晕、恶心、心慌、气短、腹痛等，则表示运动方式不当或运动量过大。记录时可写头晕、恶心、气短、心慌等。

6. 出汗量

人体出汗量的多少与气温、饮水量有关，也和锻炼水平、个人特点及机能状况有关。在相同条件下，人体随锻炼水平的提高，出汗量应逐渐减少。如果出汗量增多，甚至出现夜间睡着时出汗——盗汗现象，常表明身体极度疲劳，或疾病有所恶化，这时要注意查找原因。

（二）客观检查

1.脉搏

锻炼期间应每天测量晨脉（即早晨醒后起床前的脉搏）。测量时要注意脉搏的频率、速度和节律，并将结果在纸上绘成曲线，这样就可以从曲线的变化很直观地了解自己身体的机能状况。一般情况下，在锻炼期间，晨脉基本是稳定的，或随着身体机能水平的提高稍有减少趋势。如果发现晨脉频率增多，每分钟增加12次以上，常表明机能反应不良；如果显著增多，且长期不能恢复，或在脉搏跳动的速度、节律有变化（快慢不一致），则应及时找医生咨询，并做进一步检查。

2.体重

成年人的体重比较恒定，初参加体育锻炼时体重可稍有减轻，经过一段时期应能回升。在一次较大运动量锻炼后，体重可以有较明显的下降，一般经过1～2天就可以恢复。如果锻炼期间体重不明原因地持续下降，结合其他征象分析，可能是身体健康不良，或者是过度疲劳；反之，若体重逐渐增加，皮脂增厚，表明运动量太小。

第二节　常见运动性疾病的预防

一、过度疲劳

过度疲劳是指在工作或运动之后，由于连续疲劳积累造成的病理状态，导致工作能力暂时下降。

（一）症状

第一度早期过度疲劳。这一时期人只有轻微的自觉症状，心电图、脑电图、机能试验均无异常改变；大运动量锻炼后感觉劳累，恢复时间延长。

第二度自觉不良症状增加，情绪比较急躁，食欲下降，无锻炼欲望，锻炼时很快出现疲劳。体格检查时发现脉搏稍快，血压比原先稍高，机能试验反应类型正常，但恢复缓慢。心电图或脑电图检查可出现轻度的改变。运动成绩下降，动作的协调能力降低。

第三度自觉不良症状增多，而且程度较第二度加深。中小运动量后就感到疲劳，第二天也不能完全恢复。脉搏、血压比平时高，不能进行正常的锻炼。体检时机能试验反应明显异常，心电图或脑电图出现异常，运动成绩和工作能力下降，反应迟钝。

第四度自觉不良症状较多，且持续时间长，反复出现。虽经初步治疗，未见明显效果。安静时脉搏、血压增高，心血管系统机能试验反应异常，心电图和脑电图均有明显的异常改变，运动后异常更为显著，恢复明显减慢，工作能力和运动成绩大幅下降。

（二）原因

（1）连续参加大运动量锻炼，缺乏必要的间歇，超过身体的机能潜力时，则容易引起身体的过度疲劳状态。

（2）锻炼者有时急于求成，违反循序渐进增加运动量的客观规律，过快过大地增加运动量。

（3）患病后身体尚未康复便急于锻炼且运动量过大。

（4）锻炼者在锻炼后得不到充分的休息或"开夜车"学习，破坏了正常的生活规律。

（5）其他原因，如为应付繁重的课程或考试而休息不足。

（三）预防与治疗

（1）预防：预防的关键在于根据锻炼者的性别、健康状况和训练水平等具体情况，制订合理的锻炼计划。

（2）治疗：基本上围绕四个方面进行：①消除病因；②调整锻炼内容、运动量或锻炼方法；③加强各种恢复措施，保证足够的休息和恢复；④对症治疗，如改善睡眠，服镇静或安眠药，等等。

二、运动中腹痛

（一）症状

运动过程中，腹部出现钝痛、胀痛或绞痛，可坚持运动。腹痛在中长跑、自行车等运动中尤为常见，轻者仅觉不适，重者疼痛难忍，只好退出运动。

（二）原因

（1）肝脾淤血。肝脾淤血肿胀以致肝脾被膜紧张，被膜上的神经受到牵扯，产生疼痛。

（2）呼吸肌痉挛或活动紊乱。由于运动中未注意呼吸节奏和动作的协调，以致呼吸肌活动紊乱，导致呼吸肌发。生痉挛。此外，准备活动不足，运动强度增加太快，心肺功能赶不上肌肉工作的需要，导致呼吸肌缺氧，发生呼吸肌痉挛和疼痛。

（3）胃肠道痉挛或功能紊乱。饭后过早参加运动，运动前饮食或饮水过多，空腹运动、胃酸多或冷空气对胃的刺激等都可引起胃部胀痛或痉挛。

（4）腹部慢性疾病，如病毒性肝炎等。

（三）预防与治疗

（1）预防：锻炼时膳食安排要合理，加强全面身体训练，饭后要过1.5小时左右才可以进行剧烈运动，运动前不宜过饥或过饱，也不要饮水太多。要充分做好准备活动，运动中要注意呼吸节律，中长跑时要合理分配速度。

（2）治疗：运动中出现腹痛应减慢运动速度和降低运动强度，加深呼吸，调整呼吸和运动节奏，用手压按疼痛部位，或弯着腰跑一段距离，一般疼痛即可减轻或消失，若无效或疼痛反而加重，就应停止运动，口服解痉药物如颠茄片、阿托品等。针刺或掐点足三里、内关等穴位或进行腹部热敷，如仍无效，则需请医生诊治。

三、肌肉延迟性酸痛

在一次运动量较大的运动后，间隔较长时间再运动或刚开始运动后，往往在第二天出现肌肉酸痛，因为肌肉酸痛不是发生在运动结束后即刻出现，因此称为延迟性肌肉酸痛。

（一）原因和症状

运动时肌肉活动量大，引起局部肌纤维及结缔组织的细微损伤，以及部分肌纤维痉挛。由于只是肌纤维细微损伤和局部肌纤维痉挛，有酸痛感，但肌肉仍能完成运动功能，酸痛后，经过肌肉内局部细微损伤的修复，肌肉组织变得更为强壮，随后同样负荷的运动将不再发生酸痛。

（二）处理

热敷：针对酸痛的部位进行热敷，促进血液循环及代谢过程，有助于损伤组织的修复及痉挛的缓解。

拉伸练习：对酸痛肌肉进行静力性拉伸练习，保持2分钟，然后休息1分钟，重复进行，每天做几次伸展练习有助于缓解疼痛。但一般不要采用动力性拉伸，以免控制不好力度再使肌纤维损伤。

按摩：按摩有助于肌肉放松，促进血液循环，有助于损伤的修复及痉挛的缓解。

（三）预防

根据自身健康状况合理安排运动量，避免运动量增加过快；运动时还应避免长时间重复某一动作，以免该动作运用的肌肉负担过重；做好准备活动，尤其是专项准备活动要充分，对损伤有预防作用；整理活动除进行一般性的放松练习外，还应强调做静力性拉伸练习，有助于预防局部肌纤维痉挛，从而避免酸痛的发生。

四、肌肉痉挛

肌肉痉挛俗称抽筋，是肌肉不自主的强直收缩。运动中最易发生痉挛的肌肉是小腿三头肌，其次是足底的屈拇肌和屈趾肌。

（一）症状与原因

痉挛肌肉僵硬或隆起，剧烈疼痛，且一时不易缓解。在寒冷环境中运动，若准备活动做得不够，肌肉受到寒冷的刺激后，兴奋性增高即可发生肌肉痉挛。如游泳时受到冷水刺激，引起小腿抽筋；在热环境中进行长时间运动或剧烈运动时，由于大量排汗丢失大量电解质，使肌肉的兴奋性增高；肌肉快速地连续收缩，放松时间太短，以致收缩与放松不能协调地交替，因而引起痉挛；也有的因情绪过分紧张所致。

（二）处理

牵引痉挛肌肉，几分钟后即可缓解。

（三）预防

运动前做好充分的准备活动，对容易发生痉挛的肌肉进行适当按摩。高温环境下长时间运动时，应注意补充含无机盐的运动饮料。在寒冷的环境中运动时，应注意保暖。游泳下水前应先冷水淋浴，游泳时不要在水里停留时间太长。疲劳和饥饿时，不要进行剧烈运动。

五、运动性晕厥

在运动过程中，由于脑部突然血液供给不足，而发生的一时性知觉丧失现象，叫作运动性昏厥。

（一）症状

先是出现全身乏力、头晕、耳鸣、眼前发黑、面色苍白等前驱症状，紧接着失去知觉，突然倒地，出现手足发凉、脉侵而弱、血压下降、呼吸缓慢、瞳孔缩小等症状。

（二）原因

（1）心输出量减少。平时缺乏锻炼者，突然参加较大运动量的锻炼，心脏机能一时跟不上运动需要，加上技术水平低，动作不协调、憋气等，造成血液回流量减少，心输出量也随之明显减少，因而出现暂时性脑缺血。

（2）重力性休克。如久站不动、久蹲突然起身、跑步后突然停止活动等，均可因重力作用使血流量减少而形成脑缺血。

（三）预防与治疗

（1）预防：坚持锻炼，增强体质。久站时，要经常交替活动下肢。久蹲后不要突然起立，要缓缓站起。做力量型运动时要注意呼吸和动作的配合，避免过度憋气。

（2）治疗：有前驱症状时，应下蹲或躺下休息片刻，可避免发生晕厥。已晕厥者应使其平卧，头低足高，解松衣领，注意保暖，下肢做向心性推揉按摩。不醒者可指掐或针刺人中、百会、涌泉、合谷等穴，或嗅氨水，一般可醒。对停止呼吸者，可做人工呼吸，此时要注意防止痰液或呕吐物阻塞呼吸道。

第三节　运动疗法

一、运动疗法的基本原理

运动疗法的理论是建立在现代医学关于疾病的概念和治疗原则的基础上

的。疾病应该理解为在各种有害因素作用下，机体的生活力受到破坏，具体表现为机体对外界环境适应能力的降低与活动能力的下降。疾病的痊愈应该理解为机体与外界环境的相互关系得到恢复，或因疾病而致的不可恢复的功能障碍得到代偿。治疗疾病的基本原则应当是当疾病发生和发展时，要迅速消灭引起疾病和加速疾病发展的因素，加强机体抵抗疾病的生理防御措施，促进暂时性代偿机制的形成。在疾病恢复过程中，要积极促进恢复过程，当存在不可恢复的功能障碍时，要建立牢固的代偿机制。

运动疗法作用于病人机体，在全身治疗的基础上，各种不同的专门运动对个别器官系统、创伤或病变局部也起着相应的治疗作用。其治疗的基本原理如下。

（一）调整中枢神经系统

提高中枢神经系统的调节机能，增强生理防御机制，恢复内在的平衡高级神经中枢（大脑皮质）对全身生理活动的调节作用。当人体患病或受伤后，被迫采取静养，尤其是长期卧床休息缺乏运动，使运动器官及其他分析器传到大脑皮质的刺激冲动显著减弱，于是中枢神经系统特别是大脑皮质的兴奋性明显减低，因而减弱了对全身各器官系统的调节，造成机体内部及机体与外界环境的平衡失调。针对这种情况，医疗体育通过适当的运动，加强本体感受刺激，传入神经来提高中枢神经系统的兴奋性，改善大脑皮质和神经体液调节功能。由于神经系统调节功能得到改善，机体对外界环境的适应能力和致病因素的抵抗力增强，从而提高了防病的能力。

（二）改善血液循环和新陈代谢

患病时，由于疾病影响了某些内脏器官的功能，加上缺乏运动，整个身体的机能活动处于很低的水平，特别是血液循环和新陈代谢功能变得很差，不利于恢复健康。必要的体疗锻炼，通过神经反射和神经体液调节，可以改善全身血液循环和呼吸功能，消除内脏淤血，促进消化吸收，增进食欲，改善新陈代谢和组织器官的营养过程，使整体功能活动水平提高，从而有利于健康的恢复。

由于肌肉的活动能改善血液、淋巴循环，加强组织的营养和代谢过程，因而能加速炎症产物的吸收和局部淤血的消散。

血液循环的改善可以改善机体组织的营养，特别明显地表现在促进组织再生过程方面。有人在动物实验中观察到，受伤的肌肉经过早期运动之后，缺损部分完全由肌肉组织填充而愈合，并且恢复了肌肉的弹性功能。而另一些没有运动的动物在肌肉受伤后由疤痕组织代替，而不具有肌肉的功能。在骨折病变中，功能锻炼能加速血液循环，改善营养，促进骨痂生长，同时使新生的骨痂很快具有正常骨骼的功能。有些作者在临床上观察到，早期采用运动疗法康复者，骨痂形成的时间比不进行功能锻炼者缩短1/3，而且生长良好。由此可见，运动疗法对加速疾病的痊愈和康复有良好的作用。

（三）维持和恢复机体的正常功能

运动健身疗法使机体功能正常化，表现在病人机体或某一系统功能受到障碍时，通过专门的功能运动而恢复正常。例如，在大脑损伤或病变引起肢体麻痹时，可以通过被动运动和"传递冲动"运动或利用某些本体反射运动来恢复肢体运动功能。溃疡病、高血压等病人，大脑皮质存在病理性兴奋灶时，用气功疗法或医疗体操，通过负诱导来消除病理兴奋灶而使疾病痊愈。又如，对于骨折固定引起关节功能障碍的病人，进行医疗体育锻炼，能使局部血管扩张，血流加快，提高酶的活性，使肌纤维增粗。对关节可以增加滑液分泌，改善软骨营养，牵伸挛缩和粘连组织，从而使肢体功能恢复。

此外，运动健身疗法还能维持原有的运动性条件反射，消除或抑制病理性反射，因而有助于功能的恢复。

（四）发展身体的代偿功能

由于损伤或疾病可能使身体某些器官功能发生严重损害，甚至完全丧失。依靠代偿作用，机体能使这些受损器官的功能尽量恢复。运动疗法对发展身体的这种代偿功能，有很大的作用。例如，肺叶切除的病人经过长期的呼吸体操锻炼，能使呼吸肌和剩余的肺叶，以及健康一侧的肺组织充分发挥作用来补偿被切除的肺叶的呼吸功能。又如，断肢移植手术后经过反复的专门功能锻炼，可以形成新的运动技巧。

二、运动疗法的原则与类型

（一）运动疗法的原则

（1）持之以恒。一般要每日或隔日进行，坚持数周，数月，乃至数年，才能使疗效显著，从而达到治疗的目的。

（2）循序渐进。运动量应由小到大，动作由易到难，使身体逐渐适应，促进疾病痊愈。如果突然进行大运动量活动，会使病情加重，不利于康复。

（3）因人而异，区别对待，不同的疾病采取不同的运动疗法。同样，一种疾病也有轻重缓急之分，加上病人的性别、年龄、素质不同，运动疗法的方式和运动量的大小也应有所区别。

（4）综合治疗。运动疗法与药物、手术或其他治疗方法是互为补充，相辅相成的，因此，在应用中要全面考虑，以便收到更好的效果。

（5）在锻炼中要及时观察了解病情的变化，发现有不良的反应，应及时改进锻炼方法和调整运动量。

运动疗法有一定的适应性，并不是所有疾病都可以采用。如各种疾病的急性期、高烧、出血、各种中毒等，都不适合运动疗法。采用运动疗法治病，要与休息、营养、药物等相互结合，在治疗过程中发现有不良反应，应及时让医生或康复医疗体育教师检查处理。

（二）运动疗法类型

大致可分为以下5种类型，其中医疗体操和医疗运动是主要的方法。

1. 医疗体操

医疗体操是为治疗某些疾病而专门编制的体操运动，具有针对性强，疗效显著的特点，对于损伤、手术、瘫痪病人的功能恢复及某些内科疾病具有良好的作用。如矫正畸形的矫正操、治疗慢性支气管炎和肺气肿的呼吸操、防治慢性肩颈腰腿痛的医疗体操，治疗胃下垂的胃下垂操等。根据运动的目的，可以分为以下5类。

（1）矫正运动：它是用来矫正脊柱、胸廓的畸形，平足和外伤引起的畸形的一种运动。主要方法是在有利于矫正畸形的预备姿势下，进行选择性的增强肌肉练习，以增强被畸形牵拉而削弱了的肌肉，以及所有促进畸形矫正的肌肉群，同时牵拉由于畸形影响而缩短的肌肉和韧带。

（2）协调运动：它是恢复和加强协调性的运动，包括上下肢运动协调、四肢躯干的运动协调、左右两侧肢体对称或不对称的运动协调。动作由简单到复杂，由单个肢体到多个肢体的联合协调运动。上肢和手的协调运动应从训练动作精确性、反应速度及动作的节奏性方面去锻炼。下肢的协调运动主要练习正确的步态和上下肢肢体动作的配合、协调等。协调运动主要用于中枢神经和周围神经患者及损伤患者。

（3）平衡运动：平衡运动是锻炼身体平衡能力的运动。平衡功能的训练是身体在运动中的支持面由大逐渐到小，重心由低逐渐到高，视觉监督练习逐渐过渡到闭目的练习。平衡运动直接作用于前庭器官，加强前庭器官的稳定性，从而改善身体的平衡功能。常用于神经系统或前庭器官病变引起的平衡功能失调。

（4）呼吸运动：常用的呼吸运动有一般呼吸运动、局部呼吸运动和专门呼吸运动。一般呼吸运动有单纯的呼吸练习，配合肢体躯干运动的呼吸。这类呼吸运动在运动疗法中用来调节运动量，改善呼吸功能，促进血液循环，减轻心脏负担。局部呼吸运动是重点作用于某一侧或某一部分肺叶的呼吸练习。例如，胸式呼吸主要作用于肺尖和肺上叶，膈式呼吸主要作用于肺底部和肺下叶，配合侧弯的呼吸，重点作用于一侧的肺叶。专门呼吸运动有延长呼气的呼吸练习，在呼气时配合发音或用手压迫胸廓来增加排气量的呼吸等练习。局部呼吸和专门呼吸主要用于慢性支气管炎、肺气肿、支气管哮喘和胸膜炎等呼吸系统疾病和胸腔手术后病人。

（5）器械运动：器械运动借助于器械进行主动、助力、抗阻或被动运动。它利用器械的重量、杠杆作用、惯性力量和器械的依托来增强肌力，扩大运动的幅度，发展动作的协调性，使用器械还可以使体操动作多样化，增强病人锻炼的兴趣。医疗体操中常用的器械有沙袋、哑铃、各种球类、扩胸器、拉力器、滑轮装置、体操棒、肋木、单杠、双杠、行走梯自行车、功率自行车、活动平板、肩关节回旋器、肘关节练习器、腕背伸掌屈练习器、踝关节背伸跖屈练习器及各种弹簧和橡皮带等器械。

2. 医疗运动

医疗运动是一种预防和治疗疾病的方法。它包括太极拳、各种形式的保健操、散步、跑步、爬山、划船、旅行、后退走及简单的球类等。

3. 气功疗法

气功疗法是一种安静休养的呼吸运动相结合的健身法，是一种练"气"的功夫。它对神经衰弱、高血压、冠心病、慢性支气管炎、胸膜炎、胃和十二指肠溃疡病等的疗效比较显著。根据气功的形体状态，可分为静功和动功两大类。

（1）静功：内练"精、气、神"，主要是以意识和呼吸锻炼为主。目前常用的有放松功、强壮功、内养功3种。放松功多用于治疗高血压、脑血管意外后的偏袒等疾病。强壮功多用于治疗神经衰弱、高血压和一般身体虚弱的患者。内养功主要适用于治疗胃、十二指肠溃疡、胃下垂、消化不良、习惯性便秘、慢性支气管炎和肺气肿等。

（2）动功：动功以肢体运动为主。临床上应用的动功种类繁多，常用的有太极拳、五禽戏、八段锦、易筋经、练功十八法、保健功和自发动功等都属于这一范畴。

4. 按摩

按摩又名推拿，是用手操作的一种强身治病的医疗保健方法。它常用于强身或治疗腰痛、背痛、感冒、消化不良及神经衰弱等病症。不少青少年用按摩穴位来治疗眼睛近视。另外，也有一些运动员把按摩用于赛前的准备活动和赛后的整理活动，借以加强身体组织器官的效能，提高运动成绩和消除疲劳。

5. 利用自然因素锻炼

如日光浴、空气浴、水浴等。这类锻炼大部分结合医疗进行。

三、运动疗法方法

运动疗法的内容繁多，主要有运动健身的自我医务监督、运动自我监督等，这里着重介绍与运动健身相关的自我监督和常见运动疗法。

自我医务监督也叫自我身体检查，主要指在健身锻炼过程中，对自己的健康状态和身体生理变化进行观察，并将观察结果记载于锻炼日记中，供健身者本人、指导者和医师参考。

自我医务监督有助于随时了解锻炼过程生理机能变化规律，预防过度疲劳，防止运动损伤；有助于调整锻炼计划和运动负荷，评价锻炼效果；有助于培养锻炼者遵守健身锻炼的生理、心理和锻炼原则，养成良好的个人卫生习惯，为合理安排锻炼内容和选择科学方法提供依据；同时也为医师体格检查提供参考。

自我医务监督主要包括主观感觉、生理指标和运动成绩。主观感受主要指标为运动情绪、身体感觉、睡眠、食欲、排汗量等；生理指标主要为脉搏、体重、肺活量、血压、心电图、伤情监督等；运动成绩主要指锻炼效果和比赛成绩。

（一）主观感觉

1. 运动情绪

运动情绪是指健身锻炼者参加锻炼和比赛的欲望。欲望强烈时，精神愉快、兴奋性高、体力充沛、自信心强、运动成绩一般也较理想。情绪低落时，心情烦躁不安、锻炼冷淡、有时对场地器械发生厌倦等。

2. 身体感觉

正常的身体自我感觉是精神饱满，体力良好，锻炼积极性高，身体无不良感觉，锻炼后稍有疲劳和肌肉累感，休息后恢复快。如感到精神不振、心境不好、无力、困倦，局部关节肌肉酸软、疼痛，胸闷、气短，腹痛等异常现象，要详细记录。

3. 睡眠

睡眠质量良好表现为入睡快、睡眠深，无起夜，起床快，精神状态好，工作效率高，不困倦。如果入睡慢，易梦易醒，精神怠倦，则易形成过度疲劳，强行锻炼还会引起伤害事故。

4. 食欲

健身锻炼能增进食欲，提高胃的消化功能。每当锻炼后饥饿感明显，食欲良好，进食量大，但在精神过度紧张和运动负荷过大或出现病态时会降低食欲。

5. 排汗量

排汗量多少因气温、饮水量、体质、锻炼水平和个人特点不同而各异，尿量应无大变化。当运动中排汗量过多，夜间盗汗时，表明身体疲劳、有病患或某些功能不良。

（二）生理指标

1. 脉搏

脉搏一般先检查清晨前的基础脉搏频率，运动时应注意脉搏频率、节律性、搏动强弱等变化。正常时每个人的基础脉搏稳定，长期锻炼后，心缩力增强，脉率下降。如果基础脉率上升并有疲劳感时，则应降低运动负荷和缩短运动时间；运动后如果出现心脏、肝脏不适、疼痛等现象，又没有影响基础脉率、运动心率的因素，可能与运动量过大有关。

2. 体重

体重是反映人体肌肉生长发育和营养状况的指标。体重在健身锻炼时一般保持恒定，初参加锻炼时可稍减轻，但不久可能恢复。科学锻炼能使身体重量保持在适宜的水平，如果体重持续下降，应注意是否有某种消耗性疾病或过度疲劳。

3. 肺活量

肺活量是体格检查时常用的生理指标，它反映肺的储备力量和适应能力及呼吸器官的最大工作能力。肺活量与身高、体重和胸围密切相关。坚持经常进行健身锻炼能使呼吸肌发达，胸廓扩大，肺容量增加。建议运动前进行肺活量测定，锻炼一段时间后重测，肺活量如下降则肺功能不良。我国健康成年男子的肺活量为3500~4000毫升，健康成年女子肺活量为2500~3000毫升。

4. 血压、心电图

定期检查血压和心电图，特别是心脑血管患者，然后进行比较，评价运动效果。

（三）伤情监督

对某些易发生创伤的运动项目，应进行伤情监督，特别是受伤部位，如肩、膝、手、踝等部位，以便及时治疗。

（四）锻炼效果和成绩

（1）对完成锻炼计划情况、运动量及测验成绩进行登记。女性锻炼者还要记载月经情况。

（2）指导员和医师的评价

主要对锻炼方法的选择、运动量的安排、运动损伤和注意事项进行指导。在指导和治疗过程中应和指导员、医师密切配合，随时反映锻炼和治疗之后的身体感觉、运动效果及病变部位的疗效。

第六章　运动促进幸福感研究

第一节　休闲运动

一、休闲运动功能

休闲运动指利用闲暇或余暇的时间，通过有益的身体性运动，在个人自主的情况下，有意或无意地获得身心发展并达到休闲娱乐与健身的功效。休闲运动有别于其他的休闲活动，但无本质区别，是运动与休闲的结合，在现代人强烈追求健康的心理下，从事运动性的休闲，不仅可以缓释身心压力，忘却烦恼，摆脱一成不变的生活方式，同时也兼有娱乐、满足成就感、改善健康、社会交往功能等诸多效果，是其他类型的休闲活动所无法抗衡的一种独特活动。当然休闲运动需要具体行动、发挥潜力、克服困难、达成具体任务，在参与过程中依循原则、充分准备，往往可以感受到良好的体验，进而促进均衡的生活体验、健全日常生活内涵、提升生活质量。

休闲运动是以身体运动为主，加上参与者积极行为，使身体产生不同程度身体和心理负荷，良性的刺激身心负荷点，达到增强机体的身心健康，进而使人体生存的基本活动能力得到加强。运动中的愉快感受以快感为起点，生理学理论将快感的获得解释为人的感觉器官受到外物刺激继而被激发出愉快之感。锻炼者不难体会到运动后大汗淋漓的酣畅与轻松，而这种愉快的感受正是得益于运动中枢的兴奋、肌肉的紧张和生理代谢加速。以跑步者的愉悦感为代表的众多运动生理与心理研究，也不断通过理论和实验证实了运动与身体快感之间的密切联系。同时，体育运动元素的多样性所带来的新鲜感、对抗类运动游戏的冲突模拟所创造的"逃生"后的轻松与惊喜等，都是令运动者获得心理快感的普遍途径。另一方面，从运动观赏的角度来说，在高水平体育运动中饱含的超越日常生活的"奇观"元素，显然可以冲击体育观赏者的视听感官，激发其快感反应。例如，老年人经常从事友谊性的社会活动，对主观幸福的评价有正面影响活动的参与不仅具有社会整合的功效，使人感受到对于生活环境的掌握，而且个人可通过活动的参与来建立人际关系，缓解个人生活压力，对主观幸福评价具有正面的影响；反之，如活动参与少，不仅使老年人倾向于孤立，其幸福的感受也会相对降低。

二、休闲运动能创造快乐

幸福的真正源泉在于家庭成员间的亲情和朋友间的友谊。各国在各个时期的研究都发现，婚姻关系稳固，家庭关系协调，邻里关系和睦，朋友来往密切，是人们感到幸福的主要原因。体育在于把握好了影响人际关系的因素，在促成良好人际关系的形成等方面，都具有十分重要的价值。体育锻炼能增加人与人之间接触和交往的机会。通过运动，培养人的勇猛顽强和机智灵活的优良品质，可以使人忘却烦恼和痛苦，消除孤独感，具有减压和抗压作用。当今一种体育锻炼新动向：情感体育正增温流行，既是生活新时尚，又获得能量和身心放松。

三、老年人休闲运动对成功老化的效益

从过去的实证研究发现，规律的休闲运动是成功老化的最佳途径，从老年医学而言，休闲动能增加老年人的血流量、心输出量、最大摄氧量、新陈代谢率及肌肉张力，减轻肥胖程度，增强老人的自尊与自信，不但能使老人的寿命延长，降低老化的速度，还能改善其生活质量。此外，从运动医学方面而言，规律运动可改善老人的血压、糖尿病、血脂、关节炎、骨质疏松及神经认知功能等，因而降低死亡率和与年龄有关的患病率。长期持续的运动可以减少心脏疾病死亡的危险、增加平衡和代谢、降低疾病的危险和改善忧郁的症状。

第二节　休闲运动对幸福感的影响案例解析

在老年人运动利益知觉、参与运动与幸福感之间的关系研究中，发现诸多

成果显示出参与运动可得到利益知觉，并正面影响其幸福感。有学者指出，运动可使老年人获取较多社会支持，提高生活满意度，并正面影响老年人的幸福感，减少寂寞感。有的文献认为，瑜伽可使老年人内心趋于平静，拥有健康与幸福感。然而以老年人研究为对象的现有成果，主要以相关分析、回归分析、质化研究加以探讨，缺乏以阶层分析的方法对运动强度、频率对老年人运动利益知觉与幸福感影响关系的量化分析。基于以上文献分析，可知老年人参与运动状况各异导致获得的运动利益知觉各异，老年人参与运动状况各异导致对于幸福感的感受各异，特别是运动强度、频率的不同对其利益知觉、幸福感维度的影响更有差异，因而以运动强度、频率对老年人运动利益知觉与幸福感的影响为研究议题，值得深度研究。

由于医学进步及公共健康、营养和安全方面的不断改进，使得人们平均寿命提高，鉴于当今状况，有的学者提出如何促进老年人幸福感，是积极老龄化的重要标志。老年人的生活质量与其健康状况有很大的关系，而健康状况又与其运动量息息相关。姬玉等人[1]认为，老年人参与运动，可以促进身体功能、降低忧郁、增进生活满意、提升自觉健康与增强日常生活独立功能，身体活动在心理层面以降低焦虑、降低忧郁与提高生活满意度的效益最为显著。

根据文献可知，随着老年人运动参与的深度化，其在运动过后所能知觉到的运动利益，也会积极影响到其幸福感[2]。佑尔（You）[3]认为老年人在参与运动方面，经常锻炼者且有一定运动强度的个体自觉健康状况较好，生活也比较快乐，运动频率较高的老年人和运动频率较低者比较，会察觉到较佳的健康感受，自感生活上也较有意义，卡因密（Kim）[4]也认为运动强度高的个体会有较好的运动利益知觉。因此，借鉴前人的研究，本研究将进一步探讨运动频率、运动强度、运动利益知觉对老年人幸福感的影响，及运动利益知觉中介角色。

［1］姬玉，罗炯．休闲参与、社会支持对老年忧郁及幸福感的影响［J］．中国老年学杂志，2019，36（6）：1460–1466.

［2］何小平．体育锻炼对中老年人主观幸福感影响的研究［J］．求知导刊，2014，23（6）：31–32.

［3］You M K，Packer T. Health and well–being through T'ai Chi：Perceptions of older adults in Hong Kong［J］．Leisure Studies，2002，21（2）：163–178.

［4］Kim Kyuwoong，Choi Seulggie，Hwang Seo Eun，et al. Changes in exercise frequency and cardiovascular outcomes in older adults［J］．European Heart Journal，2020，41（15）：1490–1499.

一、研究方法

（一）研究对象

以河南省409名老年人为调查对象，探讨运动频率、运动强度、运动利益知觉对老年人幸福感的影响。

（二）研究工具

参考胡明文[1]的运动利益知觉量表，修订成本研究量表，由生活状况（AB1）、心理看法（AB2）、疾病预防（AB3）、体能状况（AB4）、社会互动（AB5）5个构面（维度）组成，分别包含7、6、4、4、4个条目因素。问卷采用李克特五分量表法，根据受访者的同意程度，量表区间从"非常不同意"至"非常同意"。

采用魏烨[2]幸福感量表：由生活满意（AD1）、人际关系（AD2）、自我肯定（AD3）、身心健康（AD4）4个构面（维度）组成，分别包含6、5、5、3个条目因素。问卷采用李克特五分量表法，根据受访者的同意程度，量表区间从"非常不同意"至"非常同意"。

运动强度和运动频率计算：参考梁德清等[3]修订的体育活动等级量表pars-3。

（三）调研方法

先对抽样地点进行观察，对运动锻炼的老年人进行整群及单个随机问卷调

[1] 胡明文. 老年族群的运动参与程度与利益知觉之关系 [J]. 上海体育学院学报，2015，39（5）：63-70.

[2] 魏烨. 群体性休闲运动对老年人幸福感的影响模式 [J]. 天津体育学院学报，2014，36（5）：455-460.

[3] 张靖波. 体育锻炼与压力、人际关系、心理健康关系的研究 [D]. 昆明：云南师范大学，2014：3-45.

研，发放问卷508份，回收456份，删去无效问卷，有效问卷409份。年龄介于60~66岁之间，男182人，女227人；99人独居、179人是夫妻二人生活、131人与家庭其他成员居住；122人生活稍困难、176人生活基本无忧、111人生活富裕。

（四）量表的信效度

量表设计完成后，邀请了12位体育学者对量表的内容效度与表面效度进行评价。经spss20软件处理，Cronbach's α系数值均达0.78以上，有统计学意义。

（五）研究方法

数据经Spss20软件处理，以阶层分析法、Process插件中介统计。

二、研究结果

（一）运动频率、运动强度、运动利益知觉对幸福感影响的中介效应分析

由表6-1可知，运动频率对运动利益知觉、幸福感有显著性影响，且运动利益知觉在运动频率和幸福感之间扮演着中介角色（部分中介作用），β 值介于0.103~0.433之间，各层面t值皆大于1.96，有显著性影响。

表6-1　运动频率、运动利益知觉对幸福感影响的中介效应摘要表

依变量	路径	β	t	依变量	路径	β	t
AD1	运动频率→AB1	0.385	6.913	AD3	运动频率→AB1	0.385	6.913
	运动频率→AD1	0.238	4.589		运动频率→AD3	0.257	5.139
	AB1→AD1	0.127	2.916		AB1→AD3	0.110	2.623
AD1	运动频率→AB2	0.290	5.017	AD3	运动频率→AB2	0.290	5.017
	运动频率→AD1	0.245	4.873		运动频率→AD3	0.263	5.415
	AB2→AD1	0.143	3.422		AB2→AD3	0.125	3.106

（续表）

依变量	路径	β	t	依变量	路径	β	t
AD1	运动频率→AB3	0.288	4.693	AD3	运动频率→AB3	0.288	4.693
	运动频率→AD1	0.236	4.763		运动频率→AD3	0.269	5.556
	AB3→AD1	0.174	4.471		AB3→AD3	0.103	2.710
AD1	运动频率→AB4	0.368	5.980	AD3	运动频率→AB4	0.368	5.980
	运动频率→AD1	0.231	4.564		运动频率→AD3	0.220	4.605
	AB4→AD1	0.150	3.819		AB4→AD3	0.216	5.853
AD1	运动频率→AB5	0.433	6.317	AD3	运动频率→AB5	0.433	6.317
	运动频率→AD1	0.235	4.602		运动频率→AD3	0.246	5.004
	AB5→AD1	0.118	3.344		AB5→AD3	0.123	3.627
AD2	运动频率→AB1	0.385	6.913	AD4	运动频率→AB1	0.385	6.913
	运动频率→AD2	0.258	5.172		运动频率→AD4	0.275	5.202
	AB1→AD2	0.141	3.365		AB1→AD4	0.113	2.534
AD2	运动频率→AB2	0.290	5.017	AD4	运动频率	0.290	5.017
	运动频率→AD2	0.268	5.529		运动频率	0.283	5.497
	AB2→AD2	0.154	3.817		AB2→AD4	0.124	2.886
AD2	运动频率→AB3	0.288	4.693	AD4	运动频率→AB2	0.288	4.693
	运动频率→AD2	0.253	5.342		运动频率→AD4	0.278	5.448
	AB3→AD2	0.206	5.535		AB3→AD4	0.141	3.528
AD2	运动频率→AB4	0.368	5.98	AD4	运动频率→AB4	0.368	5.98
	运动频率→AD2	0.243	5.008		运动频率→AD4	0.242	4.765
	AB4→AD2	0.191	5.105		AB4→AD4	0.207	5.265
AD2	运动频率→AB5	0.433	6.317	AD4	运动频率→AB5	0.433	6.317
	运动频率→AD2	0.264	5.333		运动频率→AD4	0.258	4.974
	AB5→AD2	0.112	3.283		AB5→AD4	0.140	3.907

注：$t>1.96$，为$P<0.05$。

由表6-2可知，运动强度对运动利益知觉、幸福感有显著性影响，且运动利益知觉在运动强度和幸福感之间扮演着中介角色（部分中介作用），β值介于0.103～0.433之间，各层面t值皆大于1.96，路径有显著性影响。

表6-2　运动强度、运动利益知觉对幸福感影响的中介效应摘要表

依变量	路径	β	t	依变量	路径	β	t
AD1	运动强度→AB1	0.301	6.521	AD3	运动强度→AB1	0.301	6.521
	运动强度→AD1	0.277	6.729		运动强度→AD3	0.264	6.589
	AB1→AD1	0.105	2.484		AB1→AD3	0.097	2.372
AD1	运动强度→AB2	0.292	6.231	AD3	运动强度→AB2	0.292	6.231
	运动强度→AD1	0.277	6.749		运动强度→AD3	0.264	6.626
	AB2→AD1	0.110	2.649		AB2→AD3	0.099	2.461
AD1	运动强度→AB3	0.277	5.524	AD3	运动强度→AB3	0.277	5.524
	运动强度→AD1	0.267	6.652		运动强度→AD3	0.270	6.83
	AB3→AD1	0.149	3.876		AB3→AD3	0.083	2.197
AD1	运动强度→AB4	0.297	5.853	AD3	运动强度→AB4	0.297	5.853
	运动强度→AD1	0.270	6.662		运动强度→AD3	0.233	6.05
	AB4→AD1	0.130	3.408		AB4→AD3	0.203	5.616
AD1	运动强度→AB5	0.280	4.866	AD3	运动强度→AB5	0.280	4.866
	运动强度→AD1	0.277	6.919		运动强度→AD3	0.259	6.67
	AB5→AD1	0.112	3.333		AB5→AD3	0.123	3.771
AD2	运动强度→AB1	0.301	6.521	AD4	运动强度→AB1	0.301	6.521
	运动强度→AD2	0.285	7.173		运动强度→AD4	0.275	6.46
	AB1→AD2	0.122	3.008		AB1→AD4	0.101	2.33
AD2	运动强度→AB2	0.292	6.231	AD4	运动强度	0.292	6.231
	运动强度→AD2	0.286	7.231		运动强度	0.277	6.531
	AB2→AD2	0.123	3.063		AB2→AD4	0.098	2.279
AD2	运动强度→AB3	0.277	5.524	AD4	运动强度→AB2	0.277	5.524
	运动强度→AD2	0.271	7.048		运动强度→AD4	0.271	6.499
	AB3→AD2	0.183	4.979		AB3→AD4	0.122	3.068
AD2	运动强度→AB4	0.297	5.853	AD4	运动强度→AB4	0.297	5.853
	运动强度→AD2	0.270	6.978		运动强度→AD4	0.247	6.009
	AB4→AD2	0.174	4.772		AB4→AD4	0.196	5.059
AD2	运动强度→AB5	0.280	4.866	AD4	运动强度→AB5	0.280	4.866
	运动强度→AD2	0.291	7.507		运动强度→AD4	0.266	6.474
	AB5→AD2	0.109	3.365		AB5→AD4	0.141	4.084

注：$t>1.96$，为$P<0.05$。

由表6-1、表6-2可知，运动频率、运动强度对生活满意、人际关系、自我肯定、身心健康4个层面有显著性影响，说明个体参与运动的强度、频率越强，其个体的幸福感越强。与贝内特（Bennett）[1]研究结果部分相同，其认为，老年人参与高强度的运动，所能知觉到的幸福感会高于低强度运动者，老年人参与高强度的运动所能感受到的幸福感最高。本研究认为老年人进行较高强度的运动，能感受到较高的生活意义。德干策（Dergance）等人[2]通过调研发现，经常参与低、中等运动强度的老年人的幸福感有异，参与中强度运动的老年人所能知觉到的幸福感较高。

经访谈可知，参与运动频率较高的老年人，所能感受到的幸福感也会较高，主要体现在运动间隙相互聊天的心流体验。倪宏竹[3]认为运动频率和幸福感之间具有高度的正相关，老年人参与运动的频率越高，对幸福感的感受也会越高。对于运动强度和幸福感之间具有高度正相关的研究颇多，如胡明文[4]认为参与中等运动强度长跑的老年人，对于幸福感的感受会明高于低强度运动者。

研究发现，运动频率、运动强度对老年人知觉生活状况、体能状况、社会互动、心理看法、疾病预防有显著性影响，说明运动频率越高、运动强度越大，个体的运动利益知觉越强。根据访谈可知，老年人认为运动可以减少沮丧、增加自我尊重、社交效益、改善体能、减少压力、增进健康、减少疾病风险。老年人通过参与运动，能获得他人的肯定与认同，并且从运动中获得欢愉，暂时抛开不如意，忧郁与焦虑也因而得到纾解。因此，人们有规律的身体活动，会有较好的感受，或是察觉到自己比较健康。常翠青[5]认为中强度的活动，可产生大量的健康效益。此外，张玉柱等人[6]认为老年人打太极可以改变

[1] Bennett, K. M. Gender and longitudinal changes in physical activities in later life [J]. Age and Ageing, 1998, 27（3）: 24-28.

[2] Dergance J M, Calmbach W L, Dhanda R, et al.Barriers to and benefits of leisure time physical activity in the elderly: Differences across cultures [J]. Journal of the American Geriatrics Society, 2003, 51（6）: 863-868.

[3] 倪宏竹.老年人运动与体适能健身研究 [M].北京：中国水利水电出版社，2018：9-141.

[4] 胡明文.老年族群的运动参与程度与利益知觉之关系 [J].上海体育学院学报，2015，39（5）：63-70.

[5] 常翠青.运动益寿 [J].医药与保健，2012（4）：47.

[6] 张玉柱，马昭，潘卫东，等.太极拳对老年帕金森病与风湿性相关疾病平衡障碍的疗效 [J].中国老年学杂志，2016，36（23）：6031-6033.

及维持身心健康，改变情绪、改善心灵和拥有社会的支持，并可远离病痛，修身养性，使得态度变得乐观。

德平尔位（Depauw）[1]认为，低、中强度的运动可以产生诸多运动利益知觉，然而高强度的运动，对老年人而言具有危险性，不鼓励参与。然而，近年来对老年人进行高强度的运动研究，则有不一样的研究成果与意见，鲁宾（Reuben）等人[2]认为老年人参与较高强度的运动如篮球竞赛，挑战适合他们年纪的一些规范，也使得他们和一般未参与高强度运动的老年人，呈现出区隔性的骄傲，有优越感和活力感。

运动频率对运动利益知觉具有显著性影响，参与高运动频率的个体，明显比低运动频率者知觉到更高的利益，此与鲁宾[3]等人的研究结果一致。鲁宾等人认为有规律运动和走路习惯的老年人，在知觉其生活状况、体能状况、社会互动、心理看法、疾病预防方面的自主性、独立性上，明显高于没有规律运动习惯的老年人。孔恩（Koltyn）[4]认为，有高频率运动习惯的老年人，会比低运动频率者有较良好的情感。李怡（Lee）[5]结果也显示，运动频率较高的老年人会比习惯久坐的老年人有较良好的心理健康。

运动利益知觉具有中介效果，运动频率、运动强度可通过运动利益知觉中介变量显著性的影响老年人的幸福感。魏烨[6]也发现老年人参与群体性运动，其运动利益知觉在运动频率和幸福感的社交关系、生活状况构面扮演着中介角色。

[1] Depauw K P.Current international trend in research in adapted physical activity: Moving towards excellence [J]. Sport and physical activity, 1992, 4（5）: 56–59.

[2] Reuben D B, Laliberte L, Mor V.A hierarchical exercise scale to measure function at the advanced activities of daily living [J]. Journal of the American Geriatrics Society, 1990, 38（8）: 855–861.

[3] Reuben D B, Laliberte L, Mor V.A hierarchical exercise scale to measure function at the advanced activities of daily living [J]. Journal of the American Geriatrics Society, 1990, 38（8）: 855–861.

[4] Koltyn K F.The association between physical activity and quality of life in older women [J]. Women's Health Issues, 2001, 11（6）: 4713–4808.

[5] Lee C, Russell A.Effects of physical activity on emotional well–being among older Ausalian women cross–sectional and longitudinal analyses [J]. Journal of Psychosomatic Research, 2003, 54（2）: 155–160.

[6] 魏烨. 老年人参与群体性休闲运动的动机、群体气氛与运动效益的相关性 [J]. 中国老年学杂志, 2014, 34（20）: 5899–5900.

研究发现，运动利益知觉与幸福感之间具有正向显著性影响关系，表示运动利益知觉越高时，老年人的幸福感也会越高。此结果与胡明文[1]的研究相似，认为老年人参与运动后，可以在心理方面、社会互动、生活方式上得到正面的利益，并且可以改善生活质量，提升幸福感。本研究发现老年人在参与运动后，最能感受到放松感，觉得运动是一项好的娱乐，以及增强健康减少疾病的风险。在与受访者非正式访谈中，老年人经常提到，到公园运动可以感受到筋骨比较舒服，身体较放松，不容易生病，如果待在家里，就会明显发现全身变得不舒服。此外，他们还提到运动可以促进学习，也可以与朋友聊天、联系情感，因此认为运动是非常好的娱乐。

（二）人口变量、运动频率、运动利益知觉对幸福感影响的阶层分析

分析结果见表6-3，把性别、居住状况、家庭经济作为第一层次，运动频率作为第二层次，运动利益知觉各层面作为第三层次，对幸福感各构面经阶层回归分析可知。

表6-3　人口变量、运动频率、运动利益知觉对幸福感影响的阶层分析摘要表

因变量	模型	自变量	β	t	ΔR^2	因变量	模型	自变量	β	t	ΔR^2
AD1	1	（常量）		21.873		AD3	1	（常量）	19.882		
		性别	0.039	0.838	0.159			性别	0.062	1.287	0.104
		居住状况	0.275	5.816				居住状况	0.171	3.502	
		经济状况	0.238	5.017				经济状况	0.214	4.374	
	2	（常量）		11.405			2	（常量）	9.746		
		性别	0.071	1.545	0.036			性别	0.024	0.512	0.048
		居住状况	0.239	5.096				居住状况	0.130	2.697	
		经济状况	0.217	4.635				经济状况	0.189	3.951	
		运动频率	0.199	4.237				运动频率	0.230	4.773	

[1] 胡明文. 老年族群的运动参与程度与利益知觉之关系 [J]. 上海体育学院学报, 2015, 39（5）: 63-70.

（续表）

因变量	模型	自变量	β	t	ΔR^2	因变量	模型	自变量	β	t	ΔR^2
	3	（常量）		8.702			3	（常量）		7.751	
		性别	0.097	2.137	0.046			性别	0.006	0.131	0.065
		居住状况	0.240	5.189				居住状况	0.132	2.807	
		经济状况	0.209	4.547				经济状况	0.176	3.766	
		运动频率	0.143	2.951				运动频率	0.163	3.313	
		AB1	0.042	0.692				AB1	0.030	0.486	
		AB2	0.003	0.043				AB2	0.037	0.594	
		AB3	0.146	2.396				AB3	0.044	0.720	
		AB4	0.054	0.867				AB4	0.270	4.252	
		AB5	0.088	1.528				AB5	0.088	1.503	
AD2	1	（常量）		20.665		AD3	1	（常量）		21.342	
		性别	0.035	0.724	0.079			性别	0.044	0.889	0.065
		居住状况	0.130	2.630				居住状况	0.208	4.178	
		经济状况	0.210	4.242				经济状况	0.085	1.707	
	2	（常量）		9.938			2	（常量）		10.510	
		性别	0.007	0.147	0.061			性别	0.002	0.052	0.057
		居住状况	0.084	1.734				居住状况	0.163	3.334	
		经济状况	0.183	3.784				经济状况	0.058	1.198	
		运动频率	0.258	5.336				运动频率	0.251	5.140	
	3	（常量）		7.058			3	（常量）		8.232	
		性别	0.035	0.753	0.068			性别	0.029	0.606	0.061
		居住状况	0.078	1.648				居住状况	0.167	3.478	
		经济状况	0.169	3.602				经济状况	0.047	0.985	
		运动频率	0.196	3.960				运动频率	0.183	3.627	
		AB1	0.032	0.518				AB1	0.034	0.553	
		AB2	0.002	0.027				AB2	0.049	0.770	
		AB3	0.189	3.044				AB3	0.034	0.537	
		AB4	0.131	2.044				AB4	0.212	3.270	
		AB5	0.009	0.145				AB5	0.107	1.777	

注：$t>1.96$，为$P<0.05$。

在生活满意构面上，居住状况、经济状况、运动频率、性别、疾病预防对其有显著性影响，性别在运动利益知觉各层面加入后才产生显著性影响，ΔR^2解释量按阶层次序，依次增加15.9%、3.6%、4.6%。

在人际关系构面上，经济状况、居住状况、运动频率、疾病预防、体能状况对其有显著性影响，居住状况在运动频率加入后，不在显著性影响人际关系构面，ΔR^2解释量按阶层次序，依次增加7.9%、6.1%、6.8%。

在身心健康、自我肯定方面上，经济状况、居住状况、运动频率、体能状况对其有显著性影响，ΔR^2解释量按阶层次序，依次增加10.4%、4.8%、6.5%。

在自我肯定方面上，居住状况、运动频率、体能状况对其有显著性影响，ΔR^2解释量按阶层次序，依次增加6.5%、5.7%、6.1%。

表明人口变量、运动强度、运动利益知觉构面的依次加入，整个模式对解释变异量增加，ΔR^2解释量按阶层次序依次增加。

（三）人口变量、运动强度、运动利益知觉对幸福感影响的阶层分析

分析结果见表6-4，把性别、居住状况、家庭经济作为第一层次，运动强度作为第二层次，运动利益知觉各层面作为第三层次，对幸福感各构面经阶层回归分析可知。

表6-4　人口变量、运动强度、运动利益知觉对幸福感影响的阶层分析摘要表

因变量	模型	自变量	β	t	ΔR^2	因变量	模型	自变量	β	t	ΔR^2
AD1	1	（常量）		21.873		AD3	1	（常量）		19.882	
		性别	0.039	0.838	0.159			性别	0.062	1.287	0.104
		居住状况	0.275	5.816				居住状况	0.171	3.502	
		经济状况	0.238	5.017				经济状况	0.214	4.374	
	2	（常量）		11.207			2	（常量）		9.721	
		性别	0.076	1.677	0.063			性别	0.023	0.487	0.070
		居住状况	0.193	4.040				居住状况	0.084	1.710	
		经济状况	0.214	4.659				经济状况	0.189	3.990	
		运动强度	0.271	5.698				运动强度	0.286	5.851	

（续表）

因变量	模型	自变量	β	t	ΔR^2	因变量	模型	自变量	β	t	ΔR^2
	3	（常量）		8.557			3	（常量）		7.639	
		性别	0.102	2.264	0.040			性别	0.009	0.205	0.064
		居住状况	0.202	4.307				居住状况	0.093	1.947	
		经济状况	0.207	4.574				经济状况	0.175	3.794	
		运动强度	0.219	4.481				运动强度	0.235	4.739	
		AB1	0.040	0.681				AB1	0.026	0.437	
		AB2	0.019	0.318				AB2	0.061	0.991	
		AB3	0.128	2.140				AB3	0.063	1.040	
		AB4	0.054	0.877				AB4	0.271	4.325	
		AB5	0.103	1.813				AB5	0.105	1.830	
AD2	1	（常量）		20.665		AD4	1	（常量）		21.342	
		性别	0.035	0.724	0.079			性别	0.044	0.889	0.065
		居住状况	0.130	2.630				居住状况	0.208	4.178	
		经济状况	0.210	4.242				经济状况	0.085	1.707	
	2	（常量）		9.622			2	（常量）		10.706	
		性别	0.012	0.258	0.102			性别	0.003	0.066	0.075
		居住状况	0.025	0.516				居住状况	0.118	2.360	
		经济状况	0.180	3.818				经济状况	0.059	1.222	
		运动强度	0.346	7.100				运动强度	0.296	5.935	
	3	（常量）		6.871			3	（常量）		8.303	
		性别	0.039	0.855	0.057			性别	0.030	0.643	0.061
		居住状况	0.031	0.653				居住状况	0.130	2.655	
		经济状况	0.168	3.644				经济状况	0.047	0.993	
		运动强度	0.282	5.682				运动强度	0.239	4.703	
		AB1	0.027	0.460				AB1	0.028	0.450	
		AB2	0.031	0.495				AB2	0.075	1.176	
		AB3	0.166	2.731				AB3	0.014	0.225	
		AB4	0.131	2.098				AB4	0.214	3.339	
		AB5	0.029	0.501				AB5	0.126	2.150	

注：$t>1.96$，为$P<0.05$。

在生活满意构面上，居住状况、经济状况、运动强度、疾病预防对其有显著性影响，ΔR^2解释量按阶层次序，依次增加15.9%、6.3%、4%。

在人际关系构面上，经济状况、居住状况、运动强度、疾病预防、体能状况对其有显著性影响，ΔR^2解释量按阶层次序，依次增加7.9%、10.2%、5.7%。

在身心健康、自我肯定方面上，经济状况、居住状况、运动强度、体能状况对其有显著性影响，ΔR^2解释量按阶层次序，依次增加10.4%、7%、6.4%。

在自我肯定方面上，居住状况、运动强度、体能状况、社会互动对其有显著性影响，ΔR^2解释量按阶层次序，依次增加6.5%、7.5%、6.1%。

表明人口变量、运动强度、运动利益知觉构面的依次加入，整个模式对解释变异量增加，ΔR^2解释量按阶层次序依次增加，但性别因素对所有构面不产生显著性影响。

三、结论

运动强度、运动频率对运动利益知觉及幸福感有直接和显著性影响，运动利益知觉对幸福感有直接显著性影响，运动利益知觉分别在运动强度与幸福感之间、运动频率与幸福感之间具有中介效果。但性别因素在运动强度、运动利益知觉对老年人幸福感的阶层分析模式中，不产生显著性影响。

（注：第六章为2020河南省教育厅人文社会科学项目，NO：2020–ZZJH–150）

第七章　健康产业发展

第一节　健康产业发展理念

近年来，全球健康产业的规模不断扩大，在发达国家，健康产业已经成为带动整个国民经济增长的强大动力。美国的健康产业增加值占GDP比重超过15%，加拿大、日本等国健康产业增加值占GDP比重也超过10%，表明健康产业已成为发达国家带动国民经济发展的巨大动力。在我国，健康产业仅占中国国民生产总值的4%～5%，低于许多发展中国家，因此我国健康产业的发展空间十分巨大。

随着社会结构体系的调整，中青年人口，由于社会竞争压力、环境污染、现代文明综合征而导致的亚健康人群比例增高，许多过去的老年病症，现在已经频频发生在中年甚至青少年身上，随着我国人口老龄化程度的加深，老年人口的健康问题日益严重，已成为影响我国当前及未来社会经济发展的重大问题。如我国老年人口患有慢性疾病的比例较高，此外，久治不愈慢性病、生活方式病、心理障碍、残疾人、急性病恢复期的患者等都需康复和干预。随着社会的发展，这些人群对服务需求倍增，为健康产业的发展提供了人口基数，为健康产业提供了良好市场前景，对健康产业的需求将出现"井喷"现象，也会大力带动相关产业的发展。

"新医改"政策促进了数百亿资本注入中国的健康业市场，低碳、经济、便捷部分的健康产业备受关注，当然政府和社会对健康产业投资热潮涌动是有宏观背景的，据最新资料分析，我国新医改方案给健康产业带来了巨大利益是毋庸置疑的。另外，随着医学模式和人们健康观的改变，运动康复、健康管理等低碳、经济、便捷的防治业日益受到人们的重视，符合缓解"医疗费高涨的世界性难题"的政策层面发展战略。

现有的文献在一定程度上折射出了健康产业的发展趋势和方向，从国际和国内的现状来看，健康产业正表现出巨大的增长潜力，正处在一个快速的上升通道，符合需求是市场存在的前提这一经济学的理论，而市场是政策、人口、购买力和消费意愿四因素的统一体。

现代健康产业在我国的发展比发达国家晚，但在我国政府及有关部门的重视和推动下，借鉴发达国家的健康产业发展模式和思路，取得了一定成绩，逐步建立了健康产业的法律法规体系，基本形成了适合我国国情的健康产业发展模式，也构建了一定规模的健康产业机构。可是，我国现有的健康产业规模落后于我国现阶段的经济发展平台，健康产业的科技含量滞后于我国医疗科技的发展水平，健康产业的竞争力不强，发展目标缺乏相关技术支持、缺乏进一步规范，健康产业的需求和供给不太匹配，健康服务业中的断链及运行困难等现实状况限制了我国健康产业的快速发展，当然，这和政府配套政策支持不足或政策引导不到位也有一定的相关性；我国健康产业资源分布极不均匀，主要集中在华东、华中等发达地区，西北、西南等欠发达地区的健康产业薄弱，弱化了我国健康产业的总体发展，也加大了欠发达地区的需求和供给的不平衡。因此，建立和完善健康产业体系势在必行。

查阅近些年的文献可知，现有的研究成果中基本以健康产业的个别产业或总体泛论为主，目前很少有关于现代健康产业发展战略的研究课题，可以说社会对此方面的研究是一个薄弱点。因此，本课题针对我国区域健康产业发展的现状，有目的性地提出发展战略，以适应我国和世界经济的发展潮流，引导健康产业的可持续发展，使之成为国民经济的一大支柱。另外，随着社会的发展，健康产业的服务对象在类别和数量上呈现快增趋势，社会的需求必然会促使现行的健康产业优化其构建，以适应社会的发展，同时也带动与健康相关产业巨大发展，因此，提出健康产业发展战略的研究具有重大时代意义。

我国的健康产业是一个高速发展的产业，在产业经济方面，包括规模和总容量都在不断扩大。经过改革开放经济飞速发展和人们健康意识越来越强，我国14亿人口形成了健康产业巨大的市场需求。

日本通过"21世纪全民健康促进运动"，实施"专门健康体检制度"及"特定健康指导制度"；美国从实施"健康美国2010"项目活动开始，就积极推动健身运动；英国于2000年制定了健身活动策略；加拿大目前正在实施一项"全政府"活动——现在行动，它是通过探索政府操作的健康促进活动来控制健康关键风险因素；芬兰实施了25年的成人健康促进项目，其中特色健身活动就是温泉和芬兰浴；东南亚各国，如泰国、菲律宾的疗养产业成绩突出，泰国一直将泰式保健按摩服务作为旅游特色向外国游客推荐。国外较好的模式，如美国的健康管理；日本的国民健康运动；英国的国民卫生服务体系；欧洲和东南亚的旅游疗养产业。

美国的健康管理：美国实行了20多年的健康管理揭示出一个规律，即健康管理及健康服务可使患者和健康人更好地拥有健康，有效地降低医疗支出。健康产业给美国带来巨大的健康效益和经济效益。

日本的国民健康运动：日本提出了全民健康计划，其中包括健康测定、运动指导、心理健康指导、营养指导、保健指导等。在日本，不到2亿人就有60多万名营养师提供专业服务，并且其他的健康产业也在蓬勃发展，如疗养产业每年产值就高达3000亿美元，成为日本发展最快的行业之一。

英国的国民卫生服务体系：英国的国民卫生服务体系是社会福利中的重要组成部分，英国所有纳税人和在英国有居住权的人都有免费享受该服务体系的权利。随着人口的增加和人们对健康质量要求的提高，国民卫生服务的开支占GDP的比重也逐年升高。

欧洲和东南亚的旅游疗养产业：如芬兰等在温泉疗养等产业方面发展良好；东南亚各国，如泰国、菲律宾的疗养产业产值分别达到了160亿美元和20亿美元。尽管这些国家还没有系统地将各健康服务子产业整合起来发展，但在具体细分产业上的独立发展也为这些国家的经济社会发展做出了一定贡献[1]。

健康产业在国民经济中的地位体现了社会经济发展的先进程度，我们必须抓住机遇，推动我国健康产业发展。

第二节　健康产业发展趋势

一、健康产业的涵义

随着改革开放步伐的不断推进，我国经济快速发展，人民群众生活水平不断提高，人口老龄化趋势日渐加深。在时代发展、巨变的过程中，大众对自

---

[1] 柳鸣毅.健康中国背景下全民健身公共政策分析 [J].中国体育科技，2017（1）：38–44.

身健康状况的关注程度日益提高，社会对健康服务的需求也不断增加。人们维护自身健康的意识悄然发生了改变，逐渐从发现疾病、治疗疾病向积极检查身体、预防疾病方面转变，并产生了健康管理干预生活方式的需求。作为改善国民健康、提供健康产品和服务的阳光产业，健康产业已经在世界范围内展现了其对经济发展的巨大推动力量，并将成为我国国民经济的重要支柱产业之一。面对各种健康问题和日趋激烈的国际竞争，我国迫切需要推动健康产业发展，提高产业竞争力，为社会的和谐发展提供坚实保障。

健康产业是与人的整体健康相关产业的统称。依据世界卫生组织的定义，健康是一个人在身体、精神和社会等方面都处于良好的状态，即完好的生理心理，并具有社会幸福感的状态。现代健康观念不仅仅局限于身体无病痛，而是关注人的整体健康，包括躯体健康、心理健康、行为健康、智力健康、道德健康等的多元化概念。

伴随着现代健康观念的发展和完善，健康产业所涉及领域越加广泛，包括传统医药卫生产业和健康食品业、保健品业、健身业、健康保险业等多个生产服务领域，形成了一个维持健康、促进健康、修复健康的产业链和产业体系（图7-1）。因此，在现代健康概念下，所谓的"健康产业"事实上不是一个特定的产业，而是一个与健康直接或间接相关的产业链和产业体系。其中医疗服务、医疗设备、制药等是传统意义上的健康产业，主要目的是治疗疾病、修复健康。而保健品、健康体检、健康教育、健康管理等是医疗卫生向前延伸的产业，重点在于疾病预防和健康状态的维持，在健康产业链中属于前端产业。健

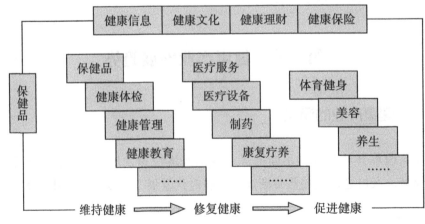

图7-1　健康产业的产业链和产业体系

康食品的生产和销售，则属于影响健康产业链最前端的产业，涉及农业种植、食品加工、餐饮服务等多个环节，横跨了传统的第一、第二、第三产业。而像体育健身、养生、美容等产业的目的在于实现更高层次的健康、健美，是健康产业链中的后端产业。健康产业的运行离不开健康信息、健康保险、健康理财等，属于健康产业链中的辅助性产业。总之，随着社会的发展、科技的进步及人们对健康生活品质的不断追求，还会有新的经济活动方式和产业组织形态应运而生，健康产业的外延也将不断扩大。

二、国外健康产业发展现状和趋势分析

（一）国外健康产业发展现状

1. 美国健康产业发展现状

现代健康产业最早可以追溯到20世纪六七十年代的美国，其前身便是当前风靡全球的健康管理业。当时美国的保险业提出了健康管理的概念。保险公司依据客户健康状况进行分类，那些可能患高血压、糖尿病等疾病的人群分别被交给不同专业的健康或疾病管理中心，他们采用健康评价的手段来指导病人自我保健，并对其进行日常后续管理，以增进健康，大大降低了医疗费用和各种疾病赔付，从而为保险公司控制了风险，为健康管理事业的发展奠定了基础。1969年，美国政府出台将健康管理纳入国家医疗保健计划的政策。尼克松政府更是将健康管理推向市场，从而迫使全美保险公司由原来单一的健康保险赔付担保向较全面的健康保障体系转变。1971年美国政府为健康维护组织（Health Maintenance Organization）立法，特许健康管理组织设立关卡，限制医疗服务，以控制不断上涨的医疗支出。目前，美国大多数中等规模以上的企业，都接受了健康管理服务公司提供的专业化服务。由于实施了健康管理计划，美国对慢性疾病的控制取得了良好成效。其中1965—1975年冠心病患病率下降了40%；脑血管疾病患病率下降了50%；1969—1978年心血管疾病死亡人数减少了80万人；1978—1983年高胆固醇人数下降了2%，高血压人数下降了4%，冠心病发病率下降了16%；1984—2018年，对心血管疾病人群的干预，效果显著。美国健康管理业经过四十多年的蓬勃发展，已成为美国医疗服务体系中重要的组成部分，从实践的效果看，开展健康管理能够有效地提高人们的健康状况并明显

降低医疗保险的开支。健康产业给美国带来巨大的健康效益和经济效益。美国有超过12%的成年人从事健康产业，美国未来几年健康产业增加值占GDP的比重可能超过15%。进入21世纪的第一个十年，由美国联邦卫生和社会服务部牵头，与地方政府、社区和民间及专业组织合作，推出了旨在不断提高居民的健康水平的"健康美国2010"项目。这个项目的远景是"健康社区、健康公民"，其目标有两个：其一是提高健康生活品质，延长健康寿命。生活品质反映了人民对生活和环境的愉悦度和满意度。其二是消除不同人群的健康差距，包括由性别、种族、民族、教育、收入、残障、地域等造成的健康差距，致力为社区中的每个人提供平等享受社区保健服务的权利[1]。

此外，美国的健康产业还表现在：体育产业的规模、结构、水平和效益都远远高于世界上任何一个国家。美国体育产业在20世纪80年代后有了飞速的发展，产业产值由600多亿美元快速增长到20世纪末的2000多亿美元，是增长最快的产业。从现有资料来看，美国体育产业主要由健身娱乐业、职业体育产业、体育用品业及体育经纪业几个部分构成。其中健身娱乐业是美国体育产业中最为重要的行业。20世纪60年代以前，美国的健身娱乐业整体规模还比较小，体育俱乐部的数量有限，运动项目单一，主要是拳击、体操和举重俱乐部。之后，随着网球、高尔夫球等球拍类运动项目在美国的兴起，俱乐部的数量迅猛增加。20世纪七八十年代以有氧健身操为代表的有氧运动风靡全美，又进一步带动了美国健身娱乐业的发展。进入20世纪90年代以后，增长的势头仍在持续。1993年，美国人每年参加体育健身活动人数达到4390万，且35～54岁的年龄段增加的幅度最大，达到55%。当前美国健身娱乐业不仅市场规模大、经营水平高，而且组织化程度高，竞争有序、激烈。这项产业在美国之所以能高度发达，根本原因在于，美国人富裕、休闲、有健身消费的意识和习惯，有全球最大的体育健身娱乐市场，有充足的高素质的体育经营人才。

2. 日本健康产业发展现状

日本的健康产业始于20世纪50年代末，当时的日本经过战后十多年的恢复重建，工业生产取得很大发展，经济步入高速增长期。出生率、死亡率及婴

---

[1] 岳建军. 美国《国民体力活动计划》中体育与卫生医疗业融合发展研究 [J]. 体育科学，2017（4）：29–38.

儿死亡率等指标都比战前大幅减少，主要传染病也得到控制。但随着经济的发展、工作的辛苦及人们生活方式的变化，运动不足、营养过剩及生活环境恶化等问题严重威胁着国民的身心健康，全民健康问题仍然突出。在这样一种背景下，日本开始了健康管理的进程。最早是在八千穗村，村政府通过一年一度的健康诊断，坚持记载与村民健康有关的各种情况。村政府还建立了全村村民健康手册及每户、每人的健康手册，以宣传和普及健康知识，现在这本健康手册已经普及到日本全国人手一册。健康管理使该村的卫生状况、居民的健康水平发生了显著的变化。

20世纪60年代和70年代，日本竞技体育水平一度进入世界竞技体育强国行列。但同期日本国民的体质和健康水平下降，国民患病率上升。1966—1970年国民医疗总费用由13522亿日元上升到25534亿日元，4年间增长了近90%。进入80年代后，日本在重大国际大赛上取得奖牌的数量明显下降，加上日本国民对"大日本"观念的淡化和经济生活的明显改善，直接促使了国民体育运动由追求"奖牌"转向了健身与健康。因此，1978年日本厚生省首次提出《增进国民健康对策》，计划为10年，即1978—1988年，也称第一次国民健康促进运动。该对策以构建一个健康向上、充满活力的积极社会为目标，准备迎接高龄社会的到来。这是日本从预防疾病向增进健康的政策上的一个转折点。提出了"健康一生"的理念，制定了三个基本纲要，即（1）通过调整生活方式，推进健康发展，实现增进健康的目的；（2）奠定增进健康体制的基础；（3）加强健康"启蒙、普及"等工作。

日本从1979年开始倡导中老年健康运动，提出"活力80健康计划"又称第二次国民健康促进运动，时间范围为1988—1999年，继续强调"健康一生"理念，推进营养、运动、休息三要素并进的健康促进事业，把培养国民的运动习惯，积极参加体育运动、促进身体健康作为重点。到了21世纪，疾病的负担和因病需要护理的费用激增，日本正在面临人类从未经历过的超高龄、少子化的社会。正是在这一背景下，历来就具有忧患意识的日本政府又提出了"健康日本21"计划，即第三次国民健康促进运动。这是日本面向新世纪的国民健康战略，在20世纪公共卫生事业发展基础上，针对日本目前健康状况和今后的主要健康问题，融入新的理念而形成的健康促进运动。该战略认为，要促进国民改变不良生活方式，积极参加身体活动与运动，延长国民的健康寿命，防止"早逝"，提高国民的生活质量。在日本，注重饮食营养和健康的观念已植根于广大民众的日常生活中。50多年来，日本持续推进的"国民健康计划"成效显著，日本国民的平均寿命增加了将近30岁，成为世界上最长寿的国家之一。

3. 英国健康产业发展现状

英国是世界高福利国家之一，1948年，英国正式颁布了《国家卫生服务法》，开始推行当今世界最著名的国家卫生服务保障模式。该模式由英国国民卫生服务体系（简称NHS）、社会医疗救助、商业健康保险三部分共同构建。其中国民卫生服务体系是主体保障，覆盖全体国民，商业健康保险和社会医疗救助是其重要补充。英国的国民卫生服务体系是社会福利的重要组成部分，英国所有纳税人和在英国有居住权的人都有免费享受该服务体系的权利。国民卫生服务体系是英国从旧有医疗体系的混乱状态中建立的一个崭新的卫生服务体系，其将整个服务模式分为全科医生、社区服务和医院服务三个层次，为其他国家的医疗改革层级及步骤提供了借鉴与参考。国民卫生服务体系在英国卫生部控制下，通过扩大医院经营权、引入市场机制、完善全科医生和社区医疗服务制度，使其整体运转更为合理、便捷，不仅使国民得到了更为有效的健康服务，层次分明的管理机构、严密的全科医生培训体制、以患者为重的医疗价值观念、高新医学技术的及时吸纳及相应齐备的法律支持，彻底改变了英国卫生服务系统的运作模式与服务水平，同时，也为世界上其他国家的医疗改革提供了参考。

然而随着经济发展，个性化服务需求增多，政府医疗服务成本压力增加，服务效能降低。商业健康险也因此成为中高收入群体获取高效能、优质化医疗服务的渠道。英国商业健康险客户主要集中在45—54岁的高学历、高收入阶层。目前，英国有40多家商业健康保险公司提供品种丰富的保障计划，包括私人医疗保险、重大疾病保险、失能收入保险、长期护理保险、卫生信托基金、现金计划、海外保险、旅游健康保险等。其中，重大疾病保险是最重要的险种。

（二）国外健康产业发展趋势分析

发达国家几十年的实践经验表明，健康产业在国民经济中的地位体现了社会经济发展的先进程度，它在发达国家已经成为带动整个国民经济增长的强大动力。据统计，目前全球股票市值中，健康产业相关股票的市值约占总市值的

13%。在美国，比重最大的产业是服务产业，而服务产业的核心是健康产业，美国的医疗服务、医药生产、健康管理等健康行业其增加值占GDP比重超过15%，加拿大、日本等国的健康产业增加值占到GDP比重也超过10%。到2020年，美国的医疗健康产业是否已实现占到美国经济比重的25%。2014年，美国总统奥巴马把投资健康产业看作增强美国创新能力和保留或创造新就业岗位的重点行业，将其重要性仅排在新能源产业之后。德国政府于2009年1月批准了500亿欧元的经济刺激计划，健康产业和教育领域成为重点投资方向。当前，世界上每个国家的健康产业的增长速度几乎都超过了GDP增速，而且其行业周期性较弱，具有较强的应对经济变化的能力。尤其在经济危机时期，健康产业的高速发展成为最具吸引力的产业风景线。在20世纪30年代美国经济大萧条中，唯有卫生健康产业是直线上升的产业。在2008年席卷全球的金融危机中，健康产业依然保持稳定的发展态势，创造着巨大的经济效益。世界上仅抗肿瘤药物的年销售额就高达414亿美元，排在其后的降胆固醇药物的年销售额也高达337亿美元。稳定的发展和良好的经济效应使健康产业成为世界经济的助推器。科技发展成为健康产业在世界范围内发展的关键力量，生物和细胞生化科技方面的突破性研究大大降低了健康产品和服务的成本，增强了产业竞争力和经济承担能力。发达国家的健康产业一直对高端科技创新极度重视并予以大量投入。跨国医药企业、世界500强的医药企业的研发投入往往占其销售收入的10%~15%，美国辉瑞公司一年的研发费用是80亿美元左右。技术的领先优势也使得发达国家的健康产业，尤其医药和保健品行业一直扮演全球市场的主导角色[1]。

而在健康服务业领域，发达国家发展也较为成熟，在美国超过30岁的公民几乎每年都要进行一次全面的体检，美国政府更是规定年龄超过50岁的男性和女性每年必须接受一次规定项目的检查。目前，美国已有八百余家专业健康管理公司，服务内容涵盖健康服务的方方面面。健康服务产值与服务规模也得到了快速提高，每年约有几百万人参加健康管理公司的疾病管理服务。在过去十年的发展中，健康管理产业的收入占全美医疗保健业总收入的份额已经由10%上升到20%。目前，美国的经济构成有七分之一来自健康服务业，健康服务业已成为排在信息产业前的第一产业。

---

[1] 李红娟.体力活力与健康促进 [M].北京：北京体育大学出版社，2012：5-120.

三、我国健康产业发展现状和趋势分析

我国健康产业起步相对较晚，最早始于20世纪80年代后期的保健品产业。随着我国经济和社会的快速发展，近年来健康产业的发展进程不断加快。目前，我国健康产业由医疗性健康服务和非医疗性健康服务两大部分构成，形成了四大基本产业群体，即以医疗服务机构为主体的医疗产业，以药品、医疗器械及其他医疗耗材产销为主体的医药产业，以保健食品、健康产品产销为主体的保健品产业，以个性化健康检测评估、咨询服务、调理康复、保障促进等为主体的健康管理服务产业。健康产业体系涵盖医疗、保健、健身、康复等各个环节，产业链已初步形成，产业规模逐步壮大。在医药方面，我国有医药生产企业4000多家，中外合资医药企业500多家，医药批发企业13000余家，医药零售店362000余家，2020年，我国医药产业总产值达到"10万亿级"，而10年前，这一数字只有1万亿元。在这10年10倍的"黄金十年"中，回顾每一个细分领域的每一次跨越式发展，政策都发挥出了巨大的导向、支持与鼓励作用。大健康是继IT业后的阳光产业，世界各国都在关注。在发达国家，健康产业增加值占GDP比重超过15%，而在我国，仅占国民生产总值的4%~5%，这一比重低于许多发展中国家。目前，中国健康产业的年收益约为900亿美元，而美国健康产业产值已经超过了1万亿美元。健康产业是关系到国计民生的特殊的朝阳产业，其覆盖范围广、产业链长，直接影响到国民经济多个行业的发展。发展健康产业，无疑是推进经济结构调整和供给侧结构性改革的重要方向。健康管理相关产业都将在国家战略调整与全新消费市场中形成新的经济增长点，在社会和市场的转型阶段脱颖而出。

近年来，我国政府的卫生投入持续增长，根据国务院发布的数据：2013—2017年全国财政医疗卫生累计支出59502亿元，年均增幅11.7%，比同期全国财政支出增幅高出2个百分点。尽管GDP每年快速增长，政府在医疗卫生上的投入也逐年增加，但依然没有缓解公众"看病难、看病贵"的问题。仔细探究后发现，人群中最不健康的1%和患有慢性病的19%花费了约80%的医疗卫生费用。慢性病和医疗费用的急剧增长威胁着企业和国家的竞争力。我国正处在全面建设小康社会的进程中，人民群众对健康需求日益突出，不断扩大的医疗和健康需求与有限的卫生资源之间的矛盾正在加剧。如何在保证人人享有健康的前提

下，有效地使用现有的卫生资源来满足14亿国民的医疗和健康需求，这是我们面临的一个难题。

在"新医改"方案出台前，我国健康产业的发展情况：政府政策倾向于加大对医疗性健康服务领域（以医药制造、医疗设备制造、保健品制造为代表）的投入，而对非医疗性健康服务领域（以健康管理、健康促进、健康教育、健康体育为代表）的投入有所欠缺。根据国家新医疗改革总体规划，坚持预防为主的方针，把疾病预防放在卫生工作的首位，坚持政府主导、多部门合作、社会参与的卫生工作机制，开展公众的健康教育与知识普及，将预防保健系统作为一个整体来规划，完善我国初级卫生服务，科学整合，信息共享，做好"第一守门人"，通过体检筛查可能存在的疾病，给予及时的干预和治疗，将疾病消灭在萌芽状态，并且探索一条新型可持续发展道路，降低个人经济支出，减轻国家财政负担。2007年卫生部长陈竺就指出："要求关口下移，重心前移，做好健康促进工作。要求在医疗卫生模式上由医疗医学向预防医学转变。"因此，为保证人人享有健康，当务之急不是改良主要为不健康人群服务的昂贵的"诊断和治疗"系统，而是建立能同时为健康和不健康人群服务的健康维护和管理系统。

四、健康产业市场环境分析研究

随着社会发展和人们生活水平的普遍提高，以及人类生活方式的改变，健康产品的总需求急剧增加。以生物技术和生命科学为先导，涵盖医疗卫生、营养保健、健身休闲等健康服务功能的健康产业成为21世纪引导全球经济发展和社会进步的重要产业，它的广阔发展前景受到世界各国的普遍关注。健康产业也称HT（Health Technology）业，是医药保健行业的简称。从狭义上讲，健康产品包括保健食品（营养品、功能性食品、饮品、纳米食品、强化食品、绿色健康食品、天然果蔬汁、微量元素制品、保健茶、功能性有机茶、各种美容保健食品、保健酒类等）、药品、化妆品等与人类健康密切相关的消费品，而广义上的健康产品还包括医疗器械、健康电器等相关产品，这种产业划分的方法已得到业内人士的共识，这里所要探讨的是狭义上的健康产业。健康产业本是一个持续走强的优势产业，或者说"黄金产业""希望产业""朝阳产业"，我国的健康产业是一个高速发展的产业，其产业经济方面，包括医疗规模和总容量都在不断扩大。据有关专家预测，我国仅保健产品一项，到2010年的年销售额由现在的500多亿元提升到2000亿元。健康产业早已被国际经济学界确定为"无限广阔的兆亿产业"。然而，其刚刚起步就面临着巨大的潜在危机，甚至成为"问题产业"。据相关统计资料，我国共有药品生产企业6000多家，每年1500多亿元的消费市场；保健品生产企业3000多家，每年超过500亿元的消费市场；全国有12万家连锁药店，拥有不到20%的药品市场份额，整个健康产品市场处于"春秋战国"时期。在发达国家，人均用于健康保健方面的花费，发达国家达到了48%，而在我国是8%。陈竺先生曾说，对21世纪生命科学一日千里的发展前景，中国应该转变观念，大力加强生命科学研发、发展健康产业。对健康的投入不应该视为社会的消费性支出，而要作为国家最重要的战略性投资。健康产业对国民经济的贡献蕴涵无限前景，中国政府应该积极引导健康产业的持续发展，使之占国民生产总值的比例达到8%左右，成为国民经济的一大支柱。因此，国家在提供基本医疗保障外，应该增加对健康产业尤其是生命科学研发的投入，给予免税等鼓励性政策措施，改变不利于产业发展的现状。健康产业具有的附加值高、污染小、能耗低的特点，符合我国向高端、高效、高辐射产业发展的需求，对促进我国产业结构优化升级、提升城市综合服务功能、构建社会主义和谐社会等都具有重要的意义。

五、我国健康产业政治环境分析

美国著名经济学家保罗·皮尔泽（Paul Zane Pilzer）在《财富第五波》一书指出：21世纪人类面临严重饮食失衡，却人人希望更健康、抗老化，预防胜于治疗，从而开启保健产业的兆亿商机，这是继第四波网络革命后的明星产业，相比疾病产业的被动性，保健事业是主动积极的产业。党的十六大提出提高国民健康素质是全面建设小康社会的重要保证；党的十七大进一步提出"健康是人全面发展的基础"，为中国开展健康管理指明了方向；中国政府制定的"健康中国2020"发展战略，是我国开展健康管理遵循的目标和原则。当前，医学发展的趋势已由"以治病为目的的对高科技的无限追求"，转向"预防疾病与损伤，维持和提高健康水平"。国务院在"十二五规划纲要"中明确提出

"推进公众营养改善行动"，指出"注重营养，提高质量。注重以营养科学为指导，注重保存原料固有的营养成分，优化食品中的营养素配比，维护和提升加工食品的营养品质，满足人民生活水平对营养健康的要求，逐步消除营养不良、营养失衡等状况，城乡居民膳食结构和营养水平不断改善，人民生活质量和健康状况明显提高。""健康中国2020"发展战略要求建立基本医疗卫生制度，根据国家新医疗改革总体规划，坚持预防为主的方针，把疾病预防放在卫生工作的首位，坚持政府主导、多部门合作、社会参与的卫生工作机制，开展公众的健康教育与知识普及，提高全民健康水平。十七大代表、卫生部副部长、党组书记高强说："这在历届党的代表大会上和中国发展历史上都是第一次，标志着中国将进入世界上实施全民保健的国家行列。"在2003年上半年的国家财政支出中，政府用于卫生事业的投入增长了30%，达100多亿。国家计委和科技部公布了《当前优先发展的高技术产业化重点领域指南（2001年度）》，将信息、生物及医药、新型材料、先进制造、先进能源、先进环保和资源综合利用、航空航天、现代农业、现代交通十大产业中的141个高技术产业确定为优先发展的重点领域。其中医药行业潜力最大。截至2007年底，出台了《健康产业管理办法》《食品安全法》等120部关于健康产业发展方面的法律法规，分别由5个部委局执法，确保健康产业的健康发展。根据《中共中央国务院关于深化医药卫生体制改革的意见》和《2009—2011年深化医药卫生体制改革实施方案》，到2011年，我国的基本医疗保障制度将全面覆盖城乡居民，基本医疗卫生可及性和服务水平明显提高。健康产业对人本的关注，使其在历史条件下被赋予了更多的内涵。在今天必须对我国健康产业的发展进行系统性和前瞻性的思考，全面把握健康产业的发展机遇。

六、我国健康产业人口环境分析

人口数量及其健康需求决定了市场潜力。我国拥有14亿人口，占世界人口总数的约19%，这决定了与人口生存质量密切相关的健康产业的巨大的市场潜力。我国目前60岁以上老年人有1.3亿，占世界老龄人口总数的1/5，占亚洲的1/2。而且我国的老龄人口增加很快，从2000年到2020年，老年人口比例以每年5.4%的速度增长，到2020年将达到2780万，据世界卫生组织一项全球性调查结果表明，全世界真正健康的人仅占人口总数的5%，经医生检查、诊断有病的人占20%，而有75%的人处于亚健康状态。据有关统计资料显示，我国现在，在某一个时间截面上处在健康状态的人群大约为总人群的15%～20%，处在疾病状态的人群大约为总人群的15%～20%；处在"健康第三状态"的人群大约为总人群的60%～70%，随着人们生活水平的不断提高，人们必将日益重视身体健康状态，这也为健康产业的发展提供了巨大的空间和良好的市场前景。

七、我国健康产业经济环境分析

中国社会科学院主办的2021年《经济蓝皮书》发布会暨中国经济形势报告会在北京举行。中国社科院工业经济研究所党委书记、副所长李雪松作主题报告时表示，展望2021年，受经济增长基数较低的影响，同时考虑到宏观调控的跨周期设计与调节，以及国内外的不确定性，"预计2021年中国经济增长7.8%左右"。自改革开放以来，我国保持了年均9.6%的经济增长速度，经济总量增长了11倍。从空间上看，目前中国人均药品消费仅为欧美发达国家的1/30～1/40，人均保健品消费支出仅为美国的1/20和日本的1/15，这也从另一方面显示出医药保健品市场巨大的成长空间和发展潜力。从时间上看，中国的经济发展和居民收入水平在过去5年里一直以9%以上速度高速增长，预计在未来10年内将以7%或6%以上速度持续增长。医药保健品消费水平与居民可支配收入具有很强相关性，按GDP和可支配收入的发展趋势可以估计保健品在未来10年内会有持续增长，达到目前的2～3倍。从生活水平来看，有关资料表明目前我国城乡居民的恩格尔系数各为52.9%和56.8%，正处于温饱向小康的过渡阶段，而这一阶段也正是保健食品销售的黄金阶段，城乡居民对医疗保健重视程度与日俱增，其结果表现为医疗保健费用支出逐步上升。随着社会大众追求健康生活的理念越来越突出，人们已由事后治疗向事前预防、事中保健转变。城乡居民对医疗保健的重视程度与日俱增，其结果表现为医疗保健费用支出逐步上升，全国城镇居民医疗保健总支出超过1500亿元，年增长30%，农村超过700亿元，占总数1/3，年增长14%。人口老龄化及脑力劳动者的增多对保健食品的发展提供了巨大的需求，随着我国人口老年化进程的加速，我国老年人口以每年约3.2%的速度增长，脑力劳动者是亚健康的高发人群，也成为保健品消费市场的重要对象。对"人均GDP"和"医疗保健消费支出"进行回归分析，结果显示"医疗保健消费支出"与"人均GDP"之间呈明显的指数相关性，随着人均GDP的增长，人们医疗保健消费支出也不断增长，而且呈几何级数的增长。根据AC尼东森对中国零售市场10多年来的监测结果，这些年来中国消费品市场一直以惊人的速度持续增长，充分反映了中国人保持着旺盛的购买欲和购买力。拉动市场的决定因素是消费者，人们的消费观念逐渐发生变化，用于健康消费的支出迅速增加。1997年我国保健食品销售额约300亿元，2000年已达到500亿元。近20年来，中国保健品消费支出的增长速度为15%～30%，远远高于发达国家13%的增长速度。随着经济发展水平的提高，人们对健康消费需求的增加，必将带动健康产业的快速发展。

八、我国健康产业文化环境分析

目前，人们对健康保障的理解是全生命周期，以及由疾病预防—诊疗—康复的立体全方位的保障。人们受教育水平的不断提高也使得人们更清楚地认识到健康的重要性。世界卫生日的年度主题是"国际健康保障"，目的是敦促政府、组织和工商企业"投资于健康，建设更安全的未来"。不同类型的出版物也一次一次地提出了健康的问题。通过《登上健康快车》唤醒人们的健康意识，美国著名经济学家保罗·皮尔泽的《财富第五波》则将健康产业的发展前景清晰地展现在人们的面前。昂贵的医疗费用，使政府决策者不得不从治病为主的医疗观转为"防病"为主的医疗观，药物治疗在诸多因素中对人体健康的维护作用只占了8%，而身体自我康复能力的维护对人体健康贡献达到50%之多。1948年世界卫生组织首次确定的健康概念是身体上、精神上和社会适应上的完好状态，而不仅仅是没有疾病和虚弱；1989年世界卫生组织又对健康进行了阐释，提出了健康的10条细则，涵盖了心理、生理和形态健康等。进入21世纪后，世界卫生组织推出健康公式，指出健康由15%遗传、10%社会因素、8%医疗、7%环境因素和60%生活方式决定，外部环境和生活方式已经成为影响健康的主要因素。我国居民素来就有进补的习惯。随着生活节奏加快，家庭自制传统补品的炖、熬、泡等制作过程烦琐，消费者转而购买服用方便的保健品。随着医药卫生体制改革的深入，消费者将更加注重自身保健。

九、我国与国外健康产业差异及产业梯度分析研究

（一）我国与国外健康产业差异分析

以美国为代表的西方发达国家健康产业成绩斐然。美国的医疗保健服务业所创造的GDP占全国的15%，达到1.4万亿美元，这是由于医疗保健业的发展带动和促进了很多其他产业的发展，如医药制造业、医疗器械制造业、诊断试剂业、制药设备、物流业、包装行业、辅料行业、医院、保健品业、体育产业、保险行业等[1]。近年来，我国健康产业取得巨大的进步，但与发达国家的发展路径和模式相比存在一定差异，尤其是和健康产业最发达的美国相比，这种差异尤为明显，主要体现在医疗保健服务和健康管理两个细分产业上。首先，在医疗保健服务业上，这种差异主要表现在以下两个方面。

（1）医疗保健内容的差异。美国的医疗保健机构和医务人员工作量的70%适用于对患者进行健康史调查，和患者进行交流，为患者提供健康建议，而检查和治疗只占工作量的30%。而我国目前的公立医疗机构，往往在用100%的力量做检查和治疗，而70%的健康咨询和保健等服务工作无人问津，已经形成一个巨大的市场空白。因此，将公立医疗机构的先进的医疗技术和设施与优质健康咨询和保健服务相结合，必然会使有限的医疗资源得到充分整合，使资源效益最大化，也必然会给医疗保健服务产业带来无限的商机。

（2）医疗保健机构服务层次差异。美国的医疗保健服务层次十分清晰，医疗保健服务的提供者分为：私人开业医生、数目极为有限的公立医院和占据主要地位的私立医院。其中，私人开业医生主要面对高端人群，公立医院服务于穷人和老人，而私立医院覆盖面最广、规模最大、设施最好、医疗水平最高，主要面向中产阶层。而我国早期的医疗服务产业并未形成明显的消费层次，随着收入差距的拉大，针对不同目标客户的医疗保健服务产业细分市场正在逐步形成，但目前由于医疗资源供给不足、分布不均、服务质量参差不齐，医疗服务层次定位尚不明确，著名医院、大医院往往受到患者的青睐，应接不暇，而一些地方中小医院则门庭冷落，呈现出鲜明的反差。

---

[1] Jeff Konin. Management Strategies in Athletic Training [M]. Illinois: Human Kinetics, Inc, 2018: 1-141.

（二）在健康管理服务产业

健康管理服务产业是建立在现代健康数据信息通讯技术管理与服务平台之上，以健康监测与评估服务、健康支持与维护服务为核心内涵的服务系统。健康管理服务产业的建设不但可以缓解医疗产业的供需矛盾冲突，提高国民的健康素质，提高健康产业的投资效益，同时还将带动医疗与医药产业、传统中医药产业、传统保健品产业、信息产业、文化与教育培训产业、健康运动产业、旅游与休闲度假产业、餐饮服务产业、房地产产业、保险产业，尤其是人寿类、健康类保险业及社区卫生服务等相关产业的协调发展。据世界卫生组织估计，未来10年，仅心脏病、中风和糖尿病的治疗，就将给中国带来至少5500亿美元的损失。所以，发展我国的健康管理服务业是降低慢性病发病率、节约卫生资源、提高人民生存质量的有效途径，这对于人均医药资源不足的我国来说，是非常有必要的。

美国的健康管理已有20多年的历史，实践证明，健康管理能够有效地改善人们的健康状况并明显降低医疗保险基金的开支。美国健康管理业发展的成功经验和作法主要体现在以下三个方面：（1）注重政府对健康管理的引导规划，从宏观上制定了全国性健康管理计划（"健康人民"计划），使整个社会、政府、非政府组织和每个社会团体都认识到健康管理的重要性。强调全国范围内的健康资源的优化配置。（2）将健康管理有效地应用到保险领域，关注医疗费用控制，提高服务质量和效率。（3）健康管理服务由专业的管理公司提供，区别于保险服务和医疗服务，而且健康管理的整个产业链清晰、完整，附加值高。

对照美国的健康服务产业，在医生和医院、药品行业、健康管理及各种仪器相关产品生产等环节中，健康管理这个环节是最薄弱的，而缺乏健康管理这一关键环节造成了我们未能对医院和药品实现有效的监控，医疗消费纠纷不断，市场运作效率低下。目前，健康管理对于我国来说还是一个新事物。我国第一家以健康管理注册的公司出现在2001年，目前这样的公司已有6000多家。虽然有一定的规模，但总体来说，健康管理在我国尚处于刚刚起步阶段，存在以下问题。

（1）政府支持有待加强。健康管理业不仅需要相关产业政策的扶持，而且需要与健康管理相配套的具体措施，涉及国家医疗、预防、保健投入，医疗保险体制改革等方面。

（2）公众认知度和接受度不高。健康管理在我国还是一个新概念，服务对象较狭窄，主要集中在高收入人群，我国多数公民对健康的认识还停留在疾病治疗和自我保健上，健康管理的一些理念，比如为预防疾病的发生而预先付费等，目前还不能被公众所接受。

（3）健康管理的运作机制不成熟。在美国，国家、健康管理公司、医院、消费者、保险公司等相关各方都为健康管理进行投资，但目前我国相关各方对此还未完全转变观念。比如，我国许多医院的信息化建设，存在医院间信息不能共享的瓶颈，而作为第三方的健康管理公司可以发挥自身优势，积极介入实现患者信息的高效对接。然而由于种种原因，目前健康管理公司还未能与医院实现网络对接。

（4）健康管理产业链未能高效整合。现阶段以健康体检为主要形式的健康管理服务行业，缺乏成熟的产业链条，没有可借鉴的、成熟的商业模式。另外，体检中心、保险公司、健康产品厂商等上下游之间尚未形成完整的产业链和运营体系。我国目前健康管理公司大大小小有6000多家，他们都只负责健康管理的其中一个环节，如健康体检中心就负责体检，养生馆就负责中医保健按摩、拔罐等系列养生，健康管理公司只负责推广自己的健康管理软件，停留在健康数据收集保管层面。迄今没有出现健康管理全产业链的公司。

（三）我国健康产业梯度分析

产业梯度理论认为，区域经济的发展取决于产业结构的状况，而产业结构的状况又取决于地区经济部门，特别是主导产业在工业生命周期中所处的阶段。如果主导产业部门由处于创新阶段的专业部门构成，则说明该区域具有发展潜力，将该区域列入高梯度区域。该理论的核心观点认为，创新活动是决定区域发展梯度层次的决定性因素，而创新活动大多发生在高梯度地区。梯度转移理论主张发达地区应首先加快发展，然后通过产业和要素向较发达地区和欠发达地区转移，以带动整个经济的发展。随着时间的推移及生命周期阶段的变化，生产活动逐渐从高梯度地区向低梯度地区转移，而这种梯度转移的过程主要是通过多层次的城市系统扩展开来的。

健康产业是全球性的朝阳产业，其产业活动范围较为广泛，概括起来可以归为两项：一项是制造经营活动，一项是服务活动。随着时代的发展，我国健康产业的内部结构也在发生着深刻的变化，从单一性向多行业互动发展。2007—2019年我国保健品行业市场规模从551亿元增长到1779亿元，年复合增长率为10.26%，其中维生素和膳食补充剂占据绝对主导地位，而体重管理及运动营养规模占比相对较小。2018，三者分别占比91.3%，7.4%，1.3%。随着我国老龄化趋势叠加，年轻人保健意识的兴起，保健食品行业的增量天花板已打开，预计到2025年我国保健品行业市场规模将达到2400多亿元。随着人们生活水平的进一步提高和健康观念的不断更新，人们追求健康的欲望及需求越来越大，健康体检也应运而生。健康体检是预防医学重要组成部分，是预防保健工作的重要手段之一，能实现对健康或亚健康人群的健康评估，对潜在疾病早发现、早预防，但仍然属于发现问题，而不是解决问题。为促进健康、降低疾病发生率、缓解"看病难、看病贵"等社会问题，我国健康管理业进入快速发展时期。当前，我国的健康产业所涉及内容与发达国家基本一致，但是就产业内部结构而言，尚处在"重制造、轻服务"的初级阶段，产业长期处于低梯度区域。从产业价值链的角度看，我国健康产业价值链不够完整，科技投入不足，品牌建设落后，从事健康产业的相关企业被定位在附加值较低的制造环节，产业内部结构处于较低层。因此，要实现我国健康产业的可持续发展、良性发展，首先，必须形成完整的健康产业框架，这个框架的核心是政府的政策，政府要制定出符合我国国情和产业规律的法规和制度，并且要完善各子行业的行业标准，加强监管力度，培育健康产业市场，为相关企业创造出一个公平、公正、健康的投资营商环境，并且要拓展和深度耕耘健康产业的价值链，增强相关企业的创新能力，要促进各种资本进入健康产业，尤其是中小企业，形成相互支持、优势互补的发展格局，逐渐孕育一批行业的领军企业，产生规模效应，提高产品、服务的质量，扩大品牌的知名度。其次，健康产业发展必须依靠科技创新，尤其是把握当今生命科学的发展趋势，"十二五"规划把生物医药产业列为重要的振兴产业，足以表明政府对生物技术领域的重视。为此国家应将健康科技的发展作为国家科技创新体系中的优先领域，引导高校、研究院所和企业合作，提高产业集群的研发能力。开展产业项目试点，在此基础上，形成统一管理、市场运作的健康产业模式。最后，健康产业梯度的完善还有赖于人们健康观念的提高，特别是投资健康的消费观念。经济学家凯恩斯也认为，消费乃是一切经济活动之唯一目的，唯一对象。消费是人类通过消费品满足自身欲望的一种经济行为，消费是需求的表现。当消费行为以交换形式表现的时候，需求就成为一切经济行为的动因。可见，需求的日益升级决定了现有产业必然不断地沿着需求升级的方向由低梯度领域向高梯度领域发展。中国传统上有注重健康、养生的文化，但在经济发展和社会转型的过程中，人们的生活方式和消费观念中，出现了许多不利于健康的因素，如吸烟、过度饮酒、缺乏运动等。这需要政府利用各种媒介手段，宣传正确的健康观念和生活方式，指导健康消费，在社会上形成投资健康、珍惜健康、完善健康的理念和文化。只有这样，健康产业才能真正成为我国经济转型和引领经济增长的重要支柱力量。

第三节　健康产业链形态演进、产业模块化与产业升级

一、健康产业链形态演进

产业链是产业经济学中的一个概念，是各个产业部门之间基于一定的技术经济关联，并依据特定的逻辑关系和时空布局关系客观形成的链条式关联关系形态。究其本质，产业链是用于描述一个具有某种内在联系的企业群结构，它是一个相对宏观的概念。具体到某一领域的产业链，其内部大量存在着上下游关系和相互价值的交换，上游环节向下游环节输送产品或服务，下游环节向上游环节反馈信息。产业链向上游延伸进入基础产业环节和技术研发环节，向下游拓展则进入市场拓展环节。产业链的实质就是不同产业的企业之间的关联，而这种产业关联的实质就是各产业中的企业之间的供给与需求的关系。产业链是提供满足消费者某种需求的一种效用系统产业分工，其形成和演进的动因在于产业价值的实现和创造。

健康产业是一个与众多行业相关联的产业，所涉及行业包括医药用品业、保健用品业、营养食品业、医疗器械业、休闲健身业、健康管理业、健康咨询业等多个与人类健康紧密相关的生产和服务领域。健康产业的内涵很小，但其外延极其丰富，而且随着时代的发展还在不断扩展和延伸。从最早出现专门的医药制造业开始，为了满足专业化和提高效率的要求，健康产业链不断细化和解构，以制造业为例，被不断分解为原料业、制造生产、商业和服务机构四个

独立而专业的领域，且每个领域都有信息产业的伴随。伴随着经济全球化进程的加快，世界制造业生产体系在全球出现了前所未有的垂直分离和重构。国际分工从产业间分工向产业内分工及产品内分工转化。产业间分工和产业内分工与市场机制和产业贸易紧密联系。从分工和市场机制之间表里对称关系看，市场形态背后实际上暗含了分工形态。其中，产业间分工是由要素结构和相对价格差异决定的区域分工，而产业内分工主要是由规模经济派生的国际分工。产品内分工则是由于技术变革所带来的基于业务的国际分工。分工的不断深化，推动了企业业务流程的变革，促使产业内部专业化程度不断提高。在外生技术进步和国际贸易日益发达的情况下，规模经济和范围经济已经不是企业追求的目标，专业化、精细化成为产业发展的主流，产业链不断得以重构，产业链形态不断得以演变和发展，从区域产业链、国际产业链演进为虚拟产业链。这一阶段的健康产业内部分工日趋明确，健康经营制造领域已出现了国际巨头，如美国辉瑞、德国拜耳医药等，同时健康管服务业也逐渐向专业化精细化发展，出现了健康管理、健康保险及健康咨询等产业。以健康管理业为例，其产业内部的专业化程度不断提高，构成了一个完整的健康管理产业链（图7-2）。随着健康市场的扩大和人们健康需求的变化，健康产业的专业化、精细化程度也必将随之加深，其产业链形态也在不断发展、重构、演进，产生和形成新的发展方向，开辟出不同以往的新行业和新领域。

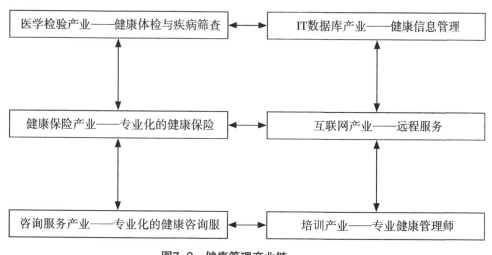

图7-2　健康管理产业链

二、健康产业模块化

随着经济环境的不断变化，制造行业中生产与市场的悖论开始出现。一方面，在生产领域，企业为了加强成本控制和流水线生产，不断改进业务流程，强化生产管理，要求生产过程的连续性、稳定性和均衡性；另一方面，市场环境瞬息万变，顾客对产品的需求表现出多元化、个性化和差异化的特征。这种悖论的产生源自生产领域对成本控制的深化和消费领域对价值增值的追求之间的矛盾。现有的产业价值链是基于分工的上下游一对一的链式结构，在这种结构中，越是细化的分工，各个部分的相互联系程度就会越高，任何一个部分的变化都可能对整个系统产生不可预知的影响。因此，要解决生产与市场的悖论，必须改变产品生产中环环相扣的流程模式，化解生产过程的复杂性，产业模块化在这种情况下应运而生。健康产业发展进入模块化格局下，市场组织模式开始形成两种范式，一种是核心企业协调下的网络组织模式，表现为单个企业为核心的产业生产、服务网络。比如，德国的健康保险业就采取此种方式，德国商业健康保险发展良好，德国最大的商业健康保险公司DKV更是这方面的楷模。DKV对健康保险业务进行模块化的分解，在旗下设立相互独立的六大商业健康保险子公司，从各个模块实现健康保险价值的创造。另一种是旗舰集群式的网络组织模式，表现为多个主导企业和多个追随企业的充分竞争和高效匹配。比如，我国上海在发展生物医药产业时，由于自身拥有处于领先地位的医院和研究机构，借助研发上的技术优势，通过对现有资源的整合，形成了一大批具有研发、创新能力的生物医药企业，如科华生物、复兴医药、上海医药等，而与之相关的配套企业也纷纷追随，伴生发展，培育出完整的生物医药产业集群，从而带动了整个上海的健康产业的发展。健康产业模块化的出现，彻底打破了原有产业规则，改变了市场边界，同时也使得生产与市场的悖论得以内生性化解。

三、我国健康产业升级

（一）我国健康产业升级的必然性分析

分工与专业化的不断发展与演进，使得制造业产业链在全球加速分散布局，各国不同类型的企业，纷纷对某一产业的全球产业链上游研发与设计环节、中游生产与加工环节及下游营销环节进行垂直型和水平型的专业化分工。因此，一个国家在产业链环节中所处的位置决定了其在国际分工中的位置，占据的产业链高端增值环节越多，越发现出该国在国际分工中的优势地位。以我国生物医药技术产业为例，在过去的五年间，实现了总产值年均25%左右的高速增长。然而，在高速发展的背后，我国与国外先进水平仍有显著的差距，落后国外先进水平起码5~10年，且差距有不断扩大的趋势。目前，我国缺少创新能力强、具有国际竞争力的生物医药技术企业，缺乏生物医药的前沿技术、核心技术。药品以低端为主，产品同质化严重，医药产品创新能力不足，国际竞争力弱。要想改变在价值链中的被动局面，发展中国家的企业和产业集群必须进行产业升级。产业升级是一个产业内部逐步形成的不断适应产业环境变化、技术创新的能力培育过程，其实质是逐步提升产业内部开发与创造需求的能力。一方面，产业升级是一个产业从一种状态到另一种状态，比如从小到大、由弱变强的变化过程；另一方面，产业升级也是一个产业自身发展能力的培养和积蓄的动态过程。产业升级过程的实质是逐步提升开发与创造需求的能力。构成市场需求的要素一是潜在的需求欲望，二是现实的购买力。创造人们购买力的途径很多，如降低成本、减少利润、给予消费补贴等，但根本的途径在于引导、利用和开发人们潜在的消费需求欲望。通过产业升级，逐步提升产业研发新产品的能力，不断用新创造出的需求去替代旧的需求，从而实现不断开发与创造需求的目的。

（二）我国健康产业升级的路径分析

健康产业所涉及的领域很广，其内部的各子行业具有很强的关联性。唯物辩证法认为，任何事物的内部都有着对立和统一的关系，也就是各种矛盾，每种矛盾所处的地位、对事物发展所起的作用是不同的，总有主次、重要、非重要之分，其中必有一种矛盾与其他矛盾相比较而言，处于支配地位，对事物发展起决定作用，这种矛盾就叫作主要矛盾。那么，在整个健康产业结构中，找到关键和核心的行业，就可以把握健康产业的发展脉络和方向，又好又快地做大产业。从国外健康产业发展的历程看，健康产业结构是一个由健康服务业（健康管理、健康保险、医疗服务、保健服务等）和健康经营制造业（医药制造、保健品制造、医疗器械制造等）构成的复合型产业。其中，健康服务业的发展水平决定了健康经营制造业的发展水平。美国经济学家赫尔曼利用外部经济学理论所提出的"产业关联效应理论"，认为现代经济各部门间都存在前向、后向联系，并由这种联系所形成的一连串不均衡的连锁过程，在任何一个时期，各行业部门存在相互作用的关系，经济发展是一个部门伴随另一个部门一系列不均衡发展所造成的结果。借鉴该理论思想并结合欧美许多健康产业发达国家的成功经验，可以看出，由于健康服务业在整个健康产业当中是最具活力、最具影响力、关联度最大的部分，这样的特点反映在它的产业化实体形式上，即健康管理、医疗服务在整个健康产业体系中也是最具影响和辐射力的部分。目前，和欧美健康产业发达国家相比，我国在健康服务领域的产业规模、企业实力比较落后，健康服务产业比重偏低导致整个健康产业结构不合理。因此，在我国健康产业升级的过程中，应确立以发展健康服务产业为突破口，带动、引领健康经营制造产业的发展，同时，必须高度重视企业的技术创新能力培养。技术创新是企业应用创新的知识和新技术、新工艺，采用新的生产方式和经营管理模式，提高产品质量，并开发、生产新的产品，提供新的服务，占据市场并实现市场价值。在新科技革命迅猛发展引发的创新浪潮中，科技成果转化和产品更新换代的周期越来越短，加强培育产业自身的技术创新能力显得尤为迫切。从某种程度上讲，技术创新可以决定产业升级的成败。

综上所述，在健康产业升级的过程中，应以企业为主体，开展广泛的产学研合作，采取技术引进与自主研发相结合的方式，鼓励企业加大对技术创新的投入，同时要完善知识产权的保护和技术资本市场化的法律制度建设，为企业营造良好的技术创新环境，加快科技成果向现实生产力的转化。通过产业升级的过程，一方面，逐步提升了产业自身的技术创新能力；另一方面，通过技术水平的提高不断地开发与创造出新产品以满足人们日益增长的健康需求。

四、技术溢出效应下的健康产业发展研究

知识经济和经济全球化时代，技术创新是一国获得核心竞争力的关键。技术作为要素禀赋中最活跃的因素，在国与国之间、公司与公司之间的竞争中发挥着重要作用。有研究发现，技术创新是经济增长的源泉，技术进步主要依赖于自主研发。但在开放经济系统条件下，随着国际资本的不断流动，某一国家

完全靠自己的力量进行研发已很难获取绝对优势，而且很多发展中国家也没有足够的力量进行新技术的研发。技术进步不仅仅依靠自主研发，通过国际技术外溢渠道促进技术进步，以及通过技术引进和技术扩散来提高本国科技水平和加速经济发展，越来越受到重视。尤其是发展中国家因自身技术创新能力的限制，更需要重视利用技术扩散来促进本国技术水平的提高和经济的快速发展。技术外溢指外国资本通过国外培训、资本流动、跨国贸易等渠道进行的非自愿性扩散，这种扩散能促进东道国的技术进步和经济增长，而母国却无法从本国支付中获得全部的补偿，是经济外部性的一种表现形式。

（一）示范和模仿

由于内外资企业之间存在技术差距，内资企业可以通过向外资企业进行模仿和学习，开阔国内企业产品开发和生产的思路，提高自身技术和生产力水平。即便时至今日，我国健康产业的研发水平无论在硬件还是软件上，仍与世界先进国家存在较大的差距。通常情况下，先进国家通过独资或合作研发的方式在我国设立研发机构，其先进的研发理念、管理原则及执行方式将直接影响我国健康产业的发展，为我国健康产业的决策和管理提供有益的借鉴；同时，国外先进健康产业的研发的科学性、管理工作的规范性等，也将对我国的健康产业产生示范作用。

（二）市场竞争

外资企业的进入加大了市场竞争，为争夺有限的市场份额，内资企业被迫加大研发力度，推动当地技术效率的提高。国外健康产品在中国市场以7%的品种占有40%以上的市场份额。世界先进的健康产业企业在我国设立分支，一方面会使我国的健康产业面临更大的竞争压力，但另一方面也会促使我国健康产业更新观念，树立"赶超意识"。我国的健康产业只有通过努力加大研发投入，合理改善资源配置，积极投入研发竞争，才能使竞争力得到提升；与此同时，随着国外健康产业的企业在我国设立研发机构的增多，必然会产生竞争，加大内部技术转移，从而提高我国整体的健康产业产品的研发水平。

（三）培训效应

人力资源在外资和内资企业之间的流动，即在外资企业受过培训的人员再回到内资企业工作，必使相应的技术发生外溢。人员流动被认为是一种意义更为广泛的技术溢出。目前，我国尚不具备国外先进健康产业企业所拥有的培养高级技术人才和管理人才的良好环境。但是在外资企业里工作的我国员工，可以在从事研发与管理的过程中学习并积累大量经验。因此，不妨创造良好的工作条件，营造良好的工作氛围，吸引这些在跨国企业研发机构工作的人员流向国内企业，使其积累的专业知识和经营管理经验随之外流，从而产生溢出效应。

第四节　基于健康产业竞争优势评价的重点产业筛选

一、健康产业竞争优势评价体系

（一）产业国际竞争力的理论

有关产业国际竞争力的理论研究可追溯至古典经济学中的贸易理论，其思想根源是比较优势理论。比较优势的思想源于古典学派，以18世纪亚当·斯密（Adam Smith）的绝对成本学说，19世纪大卫·李嘉图（David Ricardo）的比较成本学说和赫克歇尔（Heckschen）要素禀赋学说为代表。然而，比较优势理论指导贸易实践的作用却并不是完美的。因而在比较优势理论之后，国际贸易理论又有了许多新进展。20世纪70年代末，克鲁格曼（Krugman）用"规模不经济"和"规模经济"来解释具有相似资源储备国家之间的"双向贸易"和同类工业产品之间的"行业内贸易"。紧接着协议性区域分工理论由日本经济学家小岛清提出，并补充和完善了比较优势理论，证明即使在要素禀赋相同或者相对成本差距不存在的条件下，分工仍然是一种必然趋势。另外，美国经济学家雷蒙德·弗农（Raymond Vernon）提出的产品周期理论，扩展了要素禀赋和比较优势的范畴，认为生产要素不仅包括资本和劳动，而且包括自然资源与生产技术变化等。20世纪80年代，有关竞争力的研究更多的是从产业经济学、组织行为学与管理学角度进行研究的。其中，迈克尔·波特（Michael Porter）和裴长洪等中外学者经过对产业国际竞争力的系统研究，形成了各具特色的分析模式和竞争力理论框架。

　　竞争力是竞争主体（国家、地区、企业等）在市场竞争中争夺资源或市场的能力。这种能力是竞争主体在竞争过程中逐步形成并表现出来的，是竞争主体多方面因素和实力的综合体现。竞争力根据不同的标准可以划分为不同的层次，通常可分为国家竞争力、区域竞争力、产业竞争力、企业竞争力和产品竞争力。现代竞争力理论主要是从企业竞争力的探讨和国家竞争力的研究发展起来的。很多学者将企业竞争力和国家竞争力的理论方法应用到产业或区域等层面，逐步发展起来了产业竞争力理论和区域竞争力理论，并由此产生了许多新的竞争力理论假说和研究方法。

（二）波特的竞争优势理论

　　迈克尔·波特于1990年出版的《国家竞争优势》中提出了一套一个国家产业或企业竞争优势的全新理论——钻石模型，将国家竞争优势的来源归纳为四个影响产业竞争力的主要因素：要素条件、需求条件、相关与支持产业、企业/事业的策略结构与国内的竞争情况；以及两个辅助因素：机会和政府，作为每个国家优劣势与竞争力的基础。

1. 生产要素

　　它是指生产某种产品所需要的各种投入，其中包括人力资源、天然资源、知识资源、资本资源及基础设施。生产要素可进一步分为初级生产要素和高级生产要素两类。初级生产要素是指一国先天拥有或不用付出太大代价就能得到的要素，如天然资源、地理位置、气候、非熟练或半熟练劳动力、融资等；高级生产要素指通过长期投资或培育才能创造出来的要素，如现代化的通信基础设施、高质量人力资源、大学和研究机构等。随着世界产业结构的升级，初级生产要素的重要性日渐下降，高级生产要素的获得和培育对于国际竞争来说更具有意义。

2. 需求条件

它是指国内市场对某类产品或服务的需求，国内需求市场是产业发展的动力。国内需求条件从以下两个方面影响着产业的竞争优势：需求的构成（或买者需要的性质）、需求增长的规模和形式，国内市场需求的细分有助于企业形成有效的竞争策略，发挥规模经济和学习效应的作用。同时，如果消费者有着极高的要求，就会迫使企业/事业提高产品和服务的质量标准，从而创造出或维持其在市场上的竞争优势。如美国消费者在健康消费上的挑剔是全球出名的，此要求也使许多公司的产业性能全球一流。国内市场的提早需求能使本国企业获得先发优势，抢先建立大量生产设备并积累经验。国内市场会鼓励企业大规模投资，因而有助于提高那些具有规模经济和学习经济特点的产业竞争优势。国内市场的客户越多，就会产生各种要求，市场空间就越大，给企业造成一种创新的环境，对产业竞争力的帮助就越大。如果经济增长较快，也会促进企业进行更多的投资，并采用新技术。国内市场的提早饱和，迫使企业进行创新与产业升级，迫使企业参与国际市场竞争。

3. 相关和支持性产业

它是指与某个产业相关联的上游产业和互补性产业。支持性产业主要是指提供原材料、零部件、机械设备等上游产业，能为下游产业快速、有效地适应市场需求变动、降低成本、提高竞争优势创造条件。相关产业是指因共用某些技术、共享同样的营销渠道或服务而联系在一起的产业或具有互补性的产业，可以合作、分享信息，甚至在计算机、设备和应用软件等方面能够互补，形成相关产业在技术、流程、销售、市场或服务上的竞争优势。

（1）产业优势的扩散。当上游产业具备国际竞争优势时，它对下游产业的影响是多方面的。首先，下游产业因此在来源上具备及早反应、快速、有效率、甚至降低成本等优点，例如，日本在健康仪器业的优势地位与机械业的发达有关，该国是机械业加工设备的领先者，所以日本企业在取得新设备方面毫无困难。同时，设备供应商竞争激烈，本地客户可以享受更合理的价格与更高的服务效率。其次，本土相关产业带来的另一个优势是企业能够持续与多方合作。本地企业和供应形成的价值链对竞争优势很有意义，而这种价值链的建立需要企业管理人员的密切合作并通过实质活动形成。产业要形成竞争优势就不能缺少世界一流的供应商，彼此之间也要维持亲密的合作关系。

（2）相关产业内的提升效应。有竞争力的本国产业通常也会带动相关产业的竞争力，因为它们之间具有一定程度的相似性，可以合作分享信息，还可以在某些方面互相服务和补充，产业的提升效应会使企业认识更多新机会，也让有新点子、新观念的人获得机会进入这个行业，这种关系也形成相关产业在技术流程、销售市场或服务上的竞争力。最典型的就是当一个产业在国际竞争中成功时将提升其互补产品和服务的需求，例如，泰国旅游业在国际上的发展较好，连带带动了健康旅游业的国际竞争优势。当一国之内的产业竞争力相互串连后又会加速它们上游产业的发展。如果想成功地培养一项产业的国家竞争优势，最好能先在国内培养相关产业的竞争力，这种竞争优势主要建立在产业的创新能力或分享相关经验上面。不过，无论是本地供应商或相关产业都必须与钻石体系的其他关键要素搭配。

4. 企业的战略、结构和竞争对手

包括企业如何创立、组织和管理，以及竞争对手的条件如何等，而企业的目标战略和组织结构往往因产业和国情的差异而不同，国家竞争优势也就是指各种差异条件的最佳组合，竞争者的状态更在企业创新和国际竞争优势的塑造上扮演重要的角色。国家环境会影响企业的管理和竞争形式。在企业成功走向国际市场方面，推动企业走向国际化竞争的动力很重要，企业管理者的态度和素质也是重要条件。企业是创造国家财富的基本单位，企业体也是民族性的展现；民族性格不同，企业经营与竞争的形态自然也会有所不同。产业成功的前提是企业必须善用本身的条件、管理模式和组织形态，更要掌握国家环境的特色。政府政策也会影响企业的国际化，政策工具有时可以成为一些产业国际化的推动力，如果一个国家能将发展目标与本身竞争优势充分结合，产业成功的希望就很大。

（1）企业的战略和结构。影响企业发展目标的因素包括股东结构、持有人的进取心、态度、内部管理模式及高级资深主管的进步动机等。每个企业在上述方面的差异对企业的成功有很重要的影响。在国家环境与产业竞争优势的关系上面，投资人对企业和管理模式的影响很显著，单个企业本身的发展目标也不能忽视。员工的事业进取心也会影响产业发展的强弱。产业竞争力也离不开员工的努力动机和工作态度，荣耀与使命感也会影响产业精英、资金的走向，进而带动特定产业的发展。无论规模大小，精英永远是相对稀少的资源，需要通过教育引导精英选择最具竞争优势的工作。另外，持续的忠诚度也很重要，通过对各国成功产业的研究发现，若投资人或员工对企业或产业的忠诚度越高，它的竞争优势也就越大。

（2）同业竞争。创造与持续产业竞争优势的最大关联因素是国内市场强有力的竞争对手，强有力的竞争对手普遍存在于具有国际竞争力的产业中。从产业竞争优势的观点看，国内市场竞争对手之所以重要，并非是它激励了静态的效率而已，而是它能提供企业改进和创新的原动力。企业没有永久的优势，但是竞争者的压力会使它时时有落后的忧患意识和超前的欲望，国内企业的竞争越普及，越能使国家在相关产业上形成国际竞争优势。

5. 机会

当国家竞争优势的各项关键要素改变时，产业的竞争环境也会发生变化，机会扮演一个很重要的角色，与所处国家环境无关，也并非企业内部能力，甚至不是政府所能影响。机会影响产业竞争的情况大致有下列4种：基础科技的发明与创新；传统技术出现断层；生产成本突然提高；全球或区域市场需求剧增；引发机会的事件很重要，因为它会打破原本的均衡状态，提供新的竞争空间。

6. 政府

政府对其他关键因素的影响，既非正面也非负面，对国内市场的影响也很微妙。产业在创造竞争优势的过程中，究竟政府的角色定位为何，要看它对钻石体系的影响，它的意义也要根据在公共意义的表现上观察。中国早期在发展高科技产业的过程中，政府就在背后扮演了相当重要的推手，先后成立科学园区等公共建设，并提供厂商租税上的优惠。如果想要通过政策去影响一个产业发展，政府最应该做的是去调整影响创业意愿的潜在规则，而非试图去追求某个无法预测的目标。

产业若要建立国家竞争优势，必须善用四大关键要素，配合机会，加上政府的支持，彼此互动而成。当然，国家社会与政治的背景，整个社会的价值观，也都会影响产业的竞争优势。不过，钻石模型是一个互动的体系，它内部每个因素都会强化或改变其他因素的表现。产业要持续既有的竞争优势，同样有关键因素的互动与强化，方能形成其他国家难以仿效的竞争环境。在钻石体系各关键要素的互动中，国内市场竞争和地域上的产业集中，这两大现象对于发动钻石体系的影响，尤其深远。前者的重要性在于推动整个钻石体系的升级；后者的重要性在于它加强了钻石体系各要素之间的互动。

（三）10名专家评价的竞争要素权重

10名专家以1~5分制，评价的竞争要素权重的结果，专家的权重平均分在4~4.6分之间（表7-1）。

表7-1 竞争要素权重

需求量	4.5
健康产业生产要素	4.6
健康产业相关与支持产业	4.3
健康产业的策略、结构和竞争对手	4.2
政府	4.1
机会	4

二、我国健康产业发展的重点行业

（一）医药制造业

十三五"时期，随着《"健康中国2030"规划纲要》《国务院关于实施健康中国行动的意见》等政策陆续出台，"健康中国"已成为我国经济社会发展基本方略中的重要内容。2019年，我国医药产业规模达到19306亿元，较2015年产业规模12942亿元，同比增长49.17%，年均增速高于全球。我国对全球医药产业的增长贡献率从2010年的12%上升到2019年的19%。我国I类药申报从2010年的69个增加至2019年的382个，获批临床的注册数量也从2010年的31个增加至2019年的307个，增长近10倍，特别是受2020年新冠肺炎疫情影响，医药健康产业备受关注[1]。"十四五"期间我国医药健康产业发展将呈现七大趋势，我

---

[1] 医药健康产业研发从仿创结合迈向自主创新. http://paper.chinahightech.com/pc/content/202104/12/content 42145. html

国从"制药大国"加速迈向"制药强国";医学理念从"医学时代"加速迈向"健康时代";研发创新从"仿创结合"加速迈向"自主创新";生产制造从"工业生产"加速迈向"数字制造";医疗服务从"相对失衡"加速迈向"供需合理";药械采购从"简单分散"加速迈向"集中多样";医疗保障从"全民覆盖"加速迈向"公平多维"。

（二）营养保健业

随着我国经济的持续繁荣,以及健康消费的逐渐理性化,营养保健品在我国显现出广阔的市场增长空间。近20年来,我国保健品消费支出的增长速度在15%～30%之间,远远高于发达国家13%的增长率,2004年全国保健品市场容量达到400亿元左右。另外,随着健康、环保理念的加强,绿色有机食品的需求市场也越来越大。我国1990年正式开始发展绿色食品业,三十多年来,全国建立了多个无公害蔬菜基地,无污染水产品、肉制品加工基地等,并在北京、上海、天津、哈尔滨、南京、西安和深圳等国内大中城市相继组建了绿色食品专业营销网点和流通渠道,供应国内外市场,市场覆盖面日益扩大,市场占有率越来越高。根据中国绿色食品发展中心统计,该中心2010年新发展绿色食品企业2526家,产品6437个,但从我国营养保健品消费的人均支出来看,相比发达国家还很低,未来营养保健业的消费市场仍有很大的拓展空间。在目前我国4000多家保健品生产企业中,2/3以上属于中小企业,上市公司不超过6家,年销售额达到1亿元的不超过18家。与此同时,外资纷纷登陆我国保健品市场,一批保健品跨国公司或在中国设厂或在中国推出产品,全力挖掘中国保健品市场。据美国著名的NPD市场调查公司统计,在100个购买保健品的中国人中,大约有15人购买国外保健品,其中美国产居多,约占全部的半数右,这个数字在未来几年里还将继续上升。反映出我国保健品行业面临的激烈竞争。

（三）休闲健身业

随着我国经济发展及人们生活水平逐步提高,加之双休日、黄金周等休闲假期的调整,近年来我国人民的休闲需求已经非常现实,也具备了相应的经济能力,旅游、健身、体育、娱乐等丰富多样的休闲健身方式逐步发展。以体育产业为例，相对传统产业来说，它是我国的新兴产业之一，近几年取得了一定发展。

在国家体育总局、国家统计局联合召开的2018年度体育产业统计数据发布会上，国家体育总局副局长李颖川发布了以下数据：2018年度全国体育产业总产出和增加值数据。经核算，2018年度，全国体育产业总规模（总产出）为26579亿元，增加值为10078亿元，体育产业增加值占国内生产总值的比重为1.1%。

与2017年相比，2018年我国体育产业总规模和增加值名义增长20.88%和29.02%。根据发达国家体育服务业一般占体育产业总体的60%以上这一经验数据，未来我国体育服务业仍会持续快速发展，进而国内整个体育产业也会有很大的发展空间。另外，休闲旅游业也是我国休闲健身业快速发展的一大领域，已经成为一些地区的支柱性产业。2019年，中国国内旅游人数达60.06亿人次，比上年同期增长8.4%；入出境旅游总人数3.0亿人次，同比增长3.1%；全年实现旅游总收入6.63万亿元人民币，同比增长11%。旅游业对GDP的综合贡献为10.94万亿元人民币，占GDP总量的11.05%。

（四）医疗卫生服务业

医疗服务行业是医疗健康产业的重要分支，医疗健康产业发展推动医疗服务行业发展，而医疗服务领域是医疗健康产业未来的亮点以及支柱性分支产业。以医疗服务业为代表的现代健康服务业，不仅日益成为医疗健康行业的重要组成部分，也成为现代服务业的一个新的增长点。中国是世界人口第一大国，庞大的人口基数以及快速增长的老龄人口带来了持续增长的医疗服务需求。全民医疗健康因与国家战略密切相关，得到了历届政府的重点关注。国家层面的医疗服务投入及要素供给持续增加以满足医疗服务的需求。然而如同美国、英国等发达国家面临的问题一样，没有一种医疗体系是完美的，我们的医疗服务体系在医疗服务需求及供给双重增加的情况下，依然呈现"看病难、看病贵"的问题，医疗服务的供给端与需求端出现矛盾。

政府投入是医疗服务行业发展的关键推动力。近年来政府于医疗领域的投入持续增加，政府卫生支出2005年的1552.53亿元增至2015年的12475.28亿元，年复合增长率达23.17%；占卫生总费用比重从2005年的17.9%增至2015年的30.45%。截至2016年11月底，我国医疗卫生机构共99.2万个，其中公立医院12747个，民营医院16004个。虽然公立医院数量仅占全部医疗服务机构的

1.28%，却承担了超过三分之一的诊疗服务。2016年1—11月全国医院病床使用率为86.8%，其中三级医院的病床使用率高达99.1%，各类别医疗服务机构的病床使用率差异巨大。由此形成公立医院人满为患，基层医疗机构供过于求的局面。

第五节　健康产业的可持续发展战略

一、从国家层面制定健康产业发展战略

促进中国健康产业高效发展也是落实国家十二五规划关于"保障和改善民生"的重要举措，因此要从国家层面确立健康产业在国民经济中的战略地位。由国家有关部门制定健康产业发展战略，把健康产业列入产业结构调整指导目录，并纳入国家行业统计目录。这样可以及时向社会各界和投资主体传递保健产业的发展方向、总体策略、基本思路，规范各类投资，调控市场准入，避免低水平重复。通过统计，为国家管理部门、研究部门、企业提供决策所需数据等信息，保证健康产业科学有序地发展。对生物制药、传统养生保健技术创新、知识产权保护、专利快速申请和认证等方面给予支持，对新技术、新产品实行研究开发的税收优惠，制定相应政策鼓励引导保险投资投入健康产业领域，完善保健产业的法律法规和标准体系，明确业务主管部门、监督主体及市场准入、产业标准等事项，提高行业监管力度，树立健康理念，普及健康教育，创新健康技术，注重研发投入，加强知识产权保护，引导消费观念，促进健康产业发展。

二、树立健康理念，普及健康教育体系

我们应该从理念上提倡健康要有价值观，健康是人生最宝贵的财富，但不仅仅是个人的，也不是家庭，它是一个社会的。我们每个人对健康的理念要提升，这是一个社会的责任；个人的支出要引导社会的发展，每个人从收入里拿出一点作为健康的投资。健康的经济观：健康投资是回报最大的投资。健康的社会观：把全民健康作为社会发展的目标之一，构建健康型家庭、健康型社区、健康型城市、健康型社会。健康的人文观：健康体现一种人文精神，也体现文明进步的程

度。健康的法律观：建立全民健康法，依法保障健康人人共享。

三、从税收、金融等政策法规上支持健康产业快速发展

与国外和国内其他企业相比，健康产业发展得到的政策支持较少，竞争上处于不平等的境地。国家对不同类型的国有企业有一系列的扶持政策，这些政策涉及税收、土地、信贷、贴息、各部委的有关配套支持资金等。但是，国内健康产业领域，绝大部分是民营企业，基本上享受不到这些优惠的政策，处于不平等竞争地位。

把健康产业列入国家技术支持范围，在产品试制、传统养生保健技术创新、知识产权保护、专利快速申请和认证等方面给予支持；在研发费用上给予支持，鼓励企业提高研发能力，增强产品的核心技术，促进技术创新。落实《中共中央国务院关于加强技术创新，发展高科技，实现产业化的决定》的有关税收政策，对新技术、新产品实行研究开发的收入免征营业税。对大量容纳就业的个体、微型、中小型养生保健服务企业实行低档所得税率。应当有相应的政策鼓励风险投资投入健康产业领域。鼓励健康产业在A股市场，特别是创业板市场上市融资，建造具有国际竞争力的企业。

四、完善促进保健产业发展的法律法规

近20年来，尽管我国的健康产业发展十分迅速，市场容量不断扩大，在国民经济中的比重不断上升，但始终没有真正成为推动我国经济发展的支柱产业。特别是近5年来，加之随着信息技术、生物技术的发展，人们对医疗保健要求的提高，医学模式和医药目的正在发生转变。在以生物技术和生命科学为先导的又一轮新型健康产业大发展中，中国再一次被远远地甩在了后面。究其原因，虽然我国健康产业发展迅速，但由于涉及领域众多，没有相关的比较完善的法律和制度来规范，没有相关的标准作为发展的参照。法律法规缺失、监督缺位的现象比较严重，影响了企业的积极性和消费者购买的积极性，导致投机分子有空可钻，严重影响了整个行业的公信力。尽快出台《健康产业管理办法》，明确业务主管部门、监督主体及市场准入等事项；出台养生保健服务业管理办法，规范养生保健服务业，确保养生保健服务业健康发展。

五、制定健康产业技术标准，提高行业监管力度

健康产业关系到国民的生命健康安全，是涉及社会长治久安的重要产业，严格的产业技术标准更是必不可少。发达国家都有全面的质量安全、技术评定等产业规章制度。虽然我国健康产业发展迅速，但由于涉及领域众多，还没有完善的法律和制度体系来规范，在标准的制定和执行方面仍显薄弱，导致健康产业尤其是保健品行业发展较为混乱，在国际市场竞争中难以占据优势。在健康管理服务上也欠缺核心技术与健康服务的整合，对客户提供整套健康管理方案的能力较弱。规范行业行为、保护消费者权益是当前监管部门的重要任务。我国应当建立统一的、能够与国际接轨的标准体系，由独立而权威的认证机构进行认证监督，以保证健康产品和服务的质量安全。我国巨大的消费市场有着充足的培育能力，只要以科学规范的标准作为依据，以市场检验作为关口，健康产业完全可以实现腾飞，抢占国际市场，并进一步引领国际技术标准。

发挥行业协会在促进和规范健康产业发展的重要作用。一是加强行业自律；二是国家授权或委托行业协会参与质量技术指标、标准测定方法、行业和国家标准的制定；三是政府委托行业协会进行行业统计、分析、发布行业信息，为政府制定产业政策、发展战略提供参考；四是政府将某些监督权力委托行业协会来做，保证监督责任的落实。

六、创新健康产业体系，实现产学研结合和集群发展

加快建立以企业为主体，市场为导向，产、学、研、医相结合的技术创新体系，建立自己的企业发展模式及创新健康产业机制、产业标准、行业技术、健康管理、评估体系等。健康产业，特别是医疗保健行业应加强和研究机构、高等院校的合作，建立紧密的产学研合作关系，加大研发投入力度，提升自主创新能力，增强竞争力。在经济发达、医疗机构和知识密集的地区实行健康产业园区，实现集群发展。

七、深化医药卫生体制改革，推动健康产业发展

新医改的公布，让医疗健康这个与14亿民生息息相关的行业的未来发生了前所未有的变局，将有力推动健康产业产生巨大的经济发展力。相对于西药，中药作为我国的国粹，在未来更具有崛起的良机。而处于相对滞后阶段的我国医疗器械，在新医改之后具有一定的成长空间。生物制药成为医药行业的重要创新点，是中国制药产业的新机遇。

（一）积极发展中医药，发挥其在基本公共卫生服务和基本药物制度中的作用

中药产业作为我国医药产业的重要组成部分，是我国重要的民族产业之一，在经济社会发展的全局中有重要意义。数据显示，2015年，中国中药的市场规模为3918亿元，占中国医药市场的32.1%。2011—2015年，中国中药市场规模的复合增长率为16.8%，远高于GDP的增速。2016—2020年，中国中药行业仍然快速发展，到2020年市场规模将达5806亿元，复合增长率为8.2%。但是，我国中药产业企业规模小、产品多，创新品种少，知识产权保护意识低，科技含量很低，多为原药材或粗加工，缺乏精品。日本的中药原料75%来自中国，但日本的中药产品却在国际中药制剂市场占有80%的份额，其中返销中国的药品已经占到了中国医药市场的1/3以上。而作为中药大国的中国在国际医药市场却仅占5%左右的份额。

修正药业集团董事长修涞贵在第十二届学习型中国世纪成功论坛的演讲中表示，一方面我国中药历史悠久，利于研发，另一方面中药越来越受到国际的认可。我国医药企业大可利用中医文化的先天优势，加强中医药开发与研究工作，让中药的出口朝高端产品方向走。如天津天士力制药股份有限公司就运用现代科技手段，对中药进行研发，成功将中药打入了以往只能由西药主宰的心脑血管疾病领域，实现了中药进入世界医药主流市场的历史性突破。

中药产业包括制药工业、中药农业、中药商业、中药保健品、中药食品、中药化妆品、中药农药兽药、中药加工仪器设备。它优化工业农业产业结构、

推动农民就地就业，增收脱贫致富、促进生态环境保护、增加城镇就业岗位、保障医疗卫生体制改革、提高人民群众生活质量。随着中药越来越受到国际的认可，中药作为我国的国粹，在未来更具有崛起的良机。

（二）发挥医疗器械行业在全球市场的带动作用

目前，中国医疗器械市场迅速膨胀，已成为继美国和日本后世界第三大医疗器械市场，是带动全球市场增加的主要区域。今后几年，如果一直保持现在的发展速度，中国将超越日本成为世界第二大医疗器械市场。中国医疗器械市场活跃，得益于国家政策的导向和国内医疗卫生机构装备的更新换代需求。

我国医疗器械行业有着巨大的增长潜力，从医疗器械市场规模与药品市场规模的对比来看，全球医疗器械市场规模大致为全球药品市场规模40%，而我国这一比例不到15%；从人均医疗器械费用来看，我国目前医疗器械人均费用仅为6美元/人，而主要发达国家人均医疗器械费用大都在100美元/人以上；从具体配备看，基层医疗机构医疗器械配备水平较低，目前我国2000余所县医院装备配置在不同地区平均缺口率达到30%～50%；从现有设备水平来说，有15%左右是20世纪70年代前后的产品，60%左右是20世纪80年代中期以前的产品，亟需更新。

中国医疗器械行业存在的问题：数量多、规模小、行业集中度低、科研投入不足、创新能力弱、在高端市场的市场占有率很低。实际上，医疗器械行业是一个多学科交叉、知识密集、资金密集型的高技术产业，进入门槛较高，而中国医疗器械企业虽然数量比较多，但多数都只能在中低端市场寻求生存，或是为国外企业提供零配件，在高端市场的份额不足1/3，产品的使用寿命和质量与国外企业有一定差距。医疗器械产业要充分利用医改对中低端器械的需求和更新，以及国家扶持政策，与相关高校和研究机构建立紧密的产学研合作关系，加大技术研发投入力度，大力提升医疗器械的数字化、智能化、高精准化和网络化，自主研发，提升自主创新能力，增强竞争力，才能迎来持续健康发展。

（三）生物制药是中国制药产业的新机遇，可作为战略性新兴产业

"随着人类疾病谱的不断改变，治疗多元化和个性化的需求大量出现，

生物制药因其靶点准确、无副作用而带来巨大的消费需求。"全球医药健康产业正在从工业经济形态或者化学制药的方式转向生物制药的新型态方式。这样一种新的经济发展方式带来全球医药健康产业的变革，有的专家认为就相当于我们在工业革命前期一样，如果中国不能够跟上这一次的生物经济新的产业革命、技术革命，那么可能又要落在世界的后面。所以抓住这次生物经济新的发展时机，加快产业结构的调整是中国经济发展的当务之急。

过去人们对疾病的认识，仅仅是基因跟疾病的关系，选择一些化合物来治疗疾病，很多问题可以迎刃而解。随着生物学的深入，人们越来越感到从20世纪八九十年代显现出来的小分子药物开发越来越艰难，单基因、单靶点、单因素的筛选模式已经走到尽头，必须要在主生物学引领下去进行多基因、多靶点、多因素、全基因、全蛋白研究，寻找新的业务。除了基因组学，蛋白质组学、代谢组学这些新的通道使人们对生命认识越来越清晰，这个领域发展非常有前景。此外，以干细胞、组织工程为基础的再生医学的发展在这些年进展相当快速。

总之，这一系列新生物学领域发展带给中国制药产业一个新的机遇。第一，我们在这个过程中，找准机会，加入研发。第二，借助发达国家重新整合自己制药产业，完成化学药物整体结构性的调整，提高产业集中度，使化学药物大大提高一步，形成真正具有国际竞争力生产能力和体系。

把生物制药作为战略性新兴产业的一部分，需要政府、企业、研究机构共同努力，抓住机遇，为中国的制药产业发展做出努力。

（四）加大医药流通兼并重组，提高行业集中度

我国医药流通领域高度分散，并经常因低效率和低透明度而遭到质疑。发达国家药品流通市场已比较成熟，批发环节的集中度高，"规模化、集约化"特征比较明显。我国现在的主要情况是数量多、规模小、效率低、费用率高、行业集中度过低。国家药品监督管理局发布的《2019年度药品监管统计年报》显示，截至2019年底，全国共有《药品经营许可证》持证企业54.4万家，其中零售连锁企业6701家，零售连锁企业门店29.0万家；零售药店23.4万家。2020年初，受新冠疫情影响，道路封锁，我国医药流通企业物流成本增加，第三方医药物流需求顺势增长。选择第三方医药物流，对医药流通企业而言，可以大大

缩减运输储存成本。

一个医药流通企业通过第三方物流可节省下来的费用少则几十万，多则几百万。全国13000家医药流通企业，每年可节省200亿元低水平重复投入，整个医药物流行业的盈利能力至少翻一番。目前，我国第三方医药物流逐步进入成长阶段，一系列政策的扶持也预示着广阔的市场前景。随着国际巨头进入第三方医药物流领域，一方面令原有的医药配送公司面临不小的生存压力，另一方面也将促进我国第三方医药物流朝着专业化的方向发展。

八、发挥中国传统文化，构建中国特色的健康管理体系

健康管理在美国经过20多年的研究得出了这样一个规律，即90%和10%。具体地说，就是90%的个人和企业通过健康管理后，医疗费用降到原来的10%；10%的个人和企业未做健康管理，医疗费用比原来上升90%。健康管理目的在于使病人及健康人更好地拥有健康，有效降低医疗支出。在日本，不到2亿人口就有60多万营养师为人们提供专业的健康管理服务。由行政机关和民间健康管理组织一起，对全体国民进行健康管理。现在，日本的人均寿命已达84岁，位居世界第一。目前，各国均在抓紧制定和实施"国家健康促进"行动规划，健康管理及其相关产业成为重点关注领域与优先发展方向。

（一）发挥中国传统的中医作用

熟悉祖国传统医学的人都知道，祖国传统医药文化的核心思想包括了"天人合一""上医治未病""阴阳平衡与协调""辨证施治""扶正固本"等理论精华。这种"以人为本"的整体观，与现代的健康管理理念高度契合。我国传统医药文化完整，理论体系健全，与现代健康管理的理念加以融合就可以形成"具有中国特色的健康管理理论框架体系"。这样以传统与现代相结合，建立在继承与创新基础上的理论体系，无疑将占据健康文化的领袖地位，具有其他任何健康管理理论体系无法比拟的强大优势。更为重要的是，我国的传统医学在医疗、调理、康复、养生等方面有着完整的理论与实践体系、成熟的临床方法与技巧。通过临床诊断与医疗、方剂、针灸、推拿、气功养生等治疗与身心的锻炼，传统文化与哲学思想的熏陶及食疗，药浴等辅助手段的综合实施将

能解决绝大部分的健康问题，尤其是亚健康的调理问题。

随着健康管理产业的发展，中国传统医学将在健康维护、康复、调理、养生等方面实现创新，中国传统医学的加盟将使健康管理的最重要的一个环节——健康干预变得内涵丰富、实用、有效和强大，使得健康管理的效果、效率、效能、效益出现质的飞跃。可以说，具有中国特色的健康管理的核心元素就是中国传统医学文化。我们相信，具有中国特色的健康管理体系将成为世界上最有效、最具权威的健康管理体系，将有条件成为国际健康管理产业的领导者和产业巨鳄。

（二）大力发展家庭护理行业，应对人口老龄化

健康产业背后发展的动力是社会的人口统计学的变化。人口老龄化是当今世界面临的重大社会问题之一，目前中国已经开始经历世界上规模最大、速度最快的人口老龄化历程。按照国际划分标准，我国人口老龄化的严重程度是多少？根据中国发展基金会发布的《中国发展报告2020：中国人口老龄化的发展趋势和政策》，2020年中国65岁及以上老年人约1.8亿，约占总人口的13%；到2025年"十四五"计划完成时，65岁及以上老年人口将超过2.1亿，约占总人口的15%；到2035年和2050年，中国65岁及以上老年人口将分别达到3.1亿和近3.8亿，分别占总人口的22.3%和27.9%。如果以60岁或以上作为界定老年人口的标准，中国的老年人口将会更多，到2050年将会有近5亿老人。由此可见，未来我国健康产业发展的一个重要方向就是老年健康产业。

我国人口众多，劳动力丰富且廉价，根据这些特点，我们可以大力发展政府主导与发挥职场机制作用相结合的家庭护理行业。如果我们把家庭护理行业当成一个产业去做，政府在社区设立家庭护理服务中心，依托社区卫生服务中心（站）开展家庭护理业务、健康家政、临终关怀等服务。如果我们去看病，这样的机构可以派人陪同，从挂号、治疗都可以帮助办好，既解决了就业问题，也解决了家庭问题，把两个孩子管八个老人的现象得到了很好的缓解。因为在市场没有形成产业链，以及一定的规模，有这样想法的人找不到工作，而有这样需求的人找不到相应机构。政府对家庭护理服务业的网络化建设应该给予大量的投入，作为一个行业启动初期，应该在社区里提供一些条件；要把相关的内容纳入医保服务。在资金筹资上采取"三个一点"的方法来解决，政府

投入来解决基础建设和正常运转，医疗保险报销一部分，解决群众负担，家庭再缴纳一部分费用，采取这样的方法去筹资，这个产业就发展起来了。

（三）健康管理的企业化和个性化

企业健康管理的概念是从企业回避自身风险逐步向员工关爱角度发展而来。最初，为避免企业关键岗位人员由于健康原因而产生不可预测的变动风险，企业有必要对这些岗位人员的健康状况有所监控和管理。站在企业角度，当前这仍然是健康管理的主要目的。随着企业对于内部公平性的重视，对于其他原先认为次要岗位的重要性的重新审视，以及对于员工满意度的重要性的逐步深入了解，一些效益较好的西方企业率先将部分健康管理服务覆盖到普通员工。随之，人力资源的竞争使得其他公司跟进，最终形成普遍意义的企业健康管理的概念。

在以美国为代表的西方国家，员工健康管理主要以企业出资购买各类型健康险的方式外包给保险公司或第三方健康管理组织，如美国的蓝盾蓝十字协会，由第三方机构整合社会医疗和健康资源来向员工提供健康服务。在国内，由于医疗资源的国有化背景和稀缺性，以及保险公司在健康险领域创新能力的缺乏（中国尚无实际意义的健康险产品，只有医疗险产品），无法照搬国外由保险公司承接员工健康管理外包的模式。

目前，国内市场存在且企业可能购买的健康管理产品包括八大类：一是员工体检，这是现在最流行的企业健康管理服务。二是员工医疗险，包括门诊医疗险和重疾险等。三是EAP，包含心理援助系统（7×24小时的电话咨询和面询）及网上心理自助系统。四是医疗咨询，包含7×24小时的热线电话咨询和网上自助健康咨询系统。五是医疗挂号服务，这是具中国特色的服务项目，仅针对个人，知名供应商包括助医网、爱康网（导医网）和114号等。部分供应商曾尝试销售此项服务，终因该服务易导致医疗资源分配不公平而被政府禁止，面临政策风险。六是高端医疗服务，即向少数高端人士提供医疗咨询、导医和体检服务。此项服务符合企业健康管理的本质需求，但因该领域供应商规模较小，服务较原始，缺乏统一的服务标准，且多数有服务无管理，市场处于萌芽阶段，很难被广大企业所接受。七是健康评估和健康档案管理，即通过一套数据模型向个人提供健康评估和疾病预测服务。目前有按报告数量收费的供应商，同时提供员工健康档案管理和历史数据对比，但因收费较贵，报告内容较宽泛，且此类公司缺乏必要干预手段，尚未形成有效的企业购买需求。八是健身服务，不属于医疗范畴，仅属健康管理范畴。

（四）大力补充发展商业健康保险产业

商业保险是基本医疗保障之外的重要健康保障。美国参加各种商业健康保险的人口占85.96%，台湾地区商业健康保险的覆盖率高达96%。我国目前覆盖人群不足12%，且产品单一，同质严重，规模小、赔付率较高。因此我们要开发个性化的健康保险产品，满足广大群众多层次、多样化的医疗保障需求，补充医疗保险市场的健康保险产品。

我国的各保险公司密切关注健康保险。平安保险与南非最大健康保险公司Discovery合作共同开拓中国广阔健康险市场。同时进行医网、药网、信息网三网合一，发展健康保险的全新模式。中国人保针对中国传统文化，准备开发针对中国人口老龄化问题、独生子女政策、家庭养老等的健康保险产品。

第八章　大众运动康复发展战略

第一节　大众运动康复事业现状研究

　　运动康复是体育学和医学的交叉学科，作为一门新兴的综合性学科，运动康复现已成为现代医学和体育学的重要组成部分，它的兴起是社会与经济发展的必然结果。第一次世界大战期间，在美、英等国出现了伤兵的运动康复医疗；第二次世界大战及战后，运动康复医学在美国和欧洲兴起，他们把战时取得的运动康复经验运用到医学事业，推广到全社会，形成比较完整的概念，并发展了一系列现代的运动康复疗法，成立许多运动康复医疗机构和学术团体。欧美是现代运动康复医学的发源地，欧洲运动康复医学在医疗卫生体系中占据重要的地位，在提高全民健康水平中发挥了十分重要的作用。

一、国外大众运动康复事业现状

（一）运动康复医学趋于快速发展趋势，呈现一体化的发展

　　现代运动康复医学以欧洲、美国、日本等居世界领先地位。当今运动康复医学的发展在各国呈现多极化趋势。而在欧洲，运动康复医学发展则有"一体化"趋势。欧洲医学会联盟设有专门的"物理医学与运动康复医学部"，有20多个国家的专业学会参与其中。虽然各国的运动康复诊疗制度不尽相同，但相近的医疗体系、多年来的密切学术交流与合作，以及对运动康复专业人才在继续医学教育和继续专业发展方面的统筹规划与培训等，都使得欧洲的运动康复医学在诊疗方法、管理模式上趋同，很大程度上促进欧洲运动康复医学的整体发展与共同进步。

（二）运动康复的社会化、人性化

欧美运动康复理念，即以世界卫生组织签署的《国际功能，残疾和健康分类》（ICF）作为运动康复医学的基本理念，强调以人为本、全面性、连续性、大众化。运动康复服务以社区、家庭和居民为服务对象，以妇女、儿童、老年人、慢性病人、残疾人、贫困居民等为服务重点，以主动服务、上门服务为主，开展运动康复教育、预防等全方位社会化医疗服务。从医疗型向保健医疗型扩展。从点向面辐射，向社区延伸，以患者为中心，从提高患者机体质量出发，改善生存质量，提高生活质量，实施个性化全程运动康复追踪服务和管理，为民众提供更加全面基础的运动康复服务，使人人享有健康、提高生命质量。

（三）运动康复机构健全

最具代表性的有英国、日本等，英国以"福利国家"著称于世，提倡全面康复，强调社区康复资源中心的作用，实行"通科开业医生"制度，并且拥有许多现代化的社区运动康复中心。英国的全民健康主旨在于改善全民族的健康水平，英国政府按人口将全国划分成若干个地区，在此基础上细分成许多个"健康区"。每个地区可以从英国政府获得资金，然后根据情况将资金合理分配至所管辖的健康区。每个健康区内有"总医院"和许多"小型医院""健康中心"或"诊所"，社区中还成立了许多"服务点"。自上而下的医疗运动康复服务网络形成英国很有特色的"全民健康服务"体系，真正实现了"人人享有健康权利"的目标。英国保健系统大致是由"家庭—初级保健（通科医生）—院外治疗（一般专家）—院内治疗（各种专家）"组成。第二次世界大战后，随着日本经济的快速发展，日本的卫生事业及大众运动康复事业得到了长足发展，各级政府都有专门机构从事康复管理工作，日本的运动康复机构主要有3种：一是专门的运动康复机构，共有11个规模较大的运动康复中心，以国立运动康复中心为代表，以运动康复医师为骨干，物理治疗师、作业疗法师、言语治疗师、心理治疗师、假肢与矫形器技师、社会工作者等专业技术人员共同参与组成团队，一起讨论制订康复方案并付诸实施。二是在综合医院内设立的运动康复科，数量不是太多，如在宫城县仙台市，30所综合医院中只有3所设立了运动康复科。三是专为残疾人开设的疗养所，给长期入住和需日间照顾的残疾人提供周到、悉心的生活照顾，同时也开展有效的运动康复工作。日本有专门的运动康复训练人员，多是体育院、系毕业后到运动康复中心工作，然后再进修、自学运动康复医学知识和运动康复训练的方法，日本运动康复队伍采取的是团队工作的方式，其中，运动康复医师在团队中居于核心地位，有较高的经济和社会地位。日本的运动康复训练有一定的标准流程。此外日本的运动康复始终坚持以人为本，时时、处处关心、理解和帮助失健者，为他们提供个性化、亲情化的服务。美国是世界上运动康复医学最发达的国家，经过近50年的发展，其学科本身从基础理论到临床实践都走在世界前列。在美国，运动康复医学是非常发达的，不仅所有医院都设有形式不同的运动康复医疗机构而且具有全面、系统与先进的特性，以住院运动康复（包括专业运动康复医院和综合医院运动康复医学科）、门诊运动康复、社区运动康复和家庭运动康复为主体，针对患者和家庭情况以长期入院、短期入院等为补充形成了一张全面完善、覆盖城乡的临床运动康复医疗网。大多数运动康复医疗机构不仅拥有巨大的工作空间，而且拥有符合现代医学模式的各种理疗与作业治疗所需的先进设备，开展运动康复医疗的学科全面，几乎遍及每一个学科，全面系统，而且形成了运动康复医疗早期化，医疗环境优美化，服务态度优质化的一条龙治疗服务。挪威的运动康复发展经历了三个阶段，最初主要是受医学的影响开展康复体育活动，后来转由适应性体育专业毕业的体育教师开展康复体育，现在是医疗与教育结合在一起开展运动康复活动，即康复理疗师与适应性体育专业的教师一起指导。首先，挪威拥有运动康复医院和运动康复中心，运动康复医院设有专门针对康复对象的体育设施，许多患者出院后，还能继续去运动康复中心进行康复体育训练；其次，挪威的运动康复中心有明确的康复对象、业务范围、训练目的及明确的申请程序，而且中心还为残疾人及家长、老师免费提供吃、住、训练及交通费用，这些费用都由社会保险担负；最后，残疾人学校也普及运动康复知识，进行运动康复的训练和指导。

二、国内大众运动康复事业现状

（一）运动康复的社会需求巨大

运动康复医学服务的对象主要是残疾人、慢性病患者和老年病者。据有关报道，我国以上三种康复对象的人数已经超过2亿，再加上一些急性伤病及术后患者，需要运动康复服务的人数还将增加。这一庞大的需要运动康复服务的群体急需培养一大批运动康复医学人才。残疾人的运动康复需求状况：2020年，国务院对残疾人状况抽样调查表明，我国现有约8500万残疾人，各类残疾人康复需求者甚多。慢性病患者的运动康复需求：我国慢性病患者已经超过2个多亿，其中高血压患者就达到1.3亿，我国拥有14亿人口，约占世界人口总数的19%，60岁以上老年人有1.3亿，占世界老龄人口总数的1/5，占亚洲的1/2。而且我国的老龄人口增加很快，从2000年到2020年，老年人口比例以每年5.4%的速度增长。据世界卫生组织一项全球性调查结果表明，人群中真正的健康者和患病者所占比例不足1/3，有2/3以上的人群处在健康和患病之间的过渡状态，即"亚健康"状态。我国还处于社会主义初级阶段，经济的快速发展同时导致各种意外伤害事故剧增。每年因各种意外伤害导致残疾，需要运动康复的人数也是一个很大的群体。

（二）运动康复服务资源匮乏、分布不均衡

面对巨大的社会需求，我国目前拥有的运动康复服务资源却严重缺乏，服务水平还很低，缺乏专业性，明显影响运动康复服务的效果。1988年我国建立了第一家综合性康复研究机构——中国康复研究中心，目前已建立26家省级运动康复科，加上地、市及部分县级运动康复中心，已达1500多家。达到500家和400家以上的省或直辖市各为1个地区，分别是北京市和广东省；介于300～400家的有4个省市，依次是山东省、江苏省、浙江省和上海市；数量位于200～300家的地区变为6个省，分别是四川省、河南省、辽宁省、湖南省、福建省、湖北

省；其余的省或自治区均在100个以下。运动康复服务资源分布不均衡，运动康复服务的现状与运动康复需求之间存在相当大的差距，与国家经济、社会发展的总体水平不相称。虽然卫生部要求三级综合医院都要建立运动康复医学科，但大部分运动康复医学科都还停留在传统的康复的水平上，没有形成完整、有效、专业化的运动康复服务流程和模式，跟不上国际康复医学发展的步伐。由于运动康复科在综合医院还不是一个重点科室，其发展没有受到医院管理者的高度重视，其规模和服务能力非常有限。我国运动康复治疗中心区域密度布局从西部到东部呈增长趋势，数量较多的省市都是经济发展水平相对发达的地区。从目前的我国社会发展水平来看，运动康复尚属于高端服务产品系列，受居民收入和区域人口密度影响较大，与经济发展水平呈现出正相关关系。

农村运动康复发展滞后，在过去运动康复试点计划中，大多在城市进行，但我国74%的残疾人生活在农村，同时农村还生活着大量的老年人、慢性病人，他们的生活非常困难，由于经济、人才、组织、观念上种种因素的制约，这么庞大的失健群体是不可能到县以上的运动康复中心进行康复的。

（三）运动康复技术人才严重缺乏

我国运动康复医学教育是20世纪80年代后期开始起步的，近几年随着社会经济水平的迅速提高，人们对运动康复医学有了新的认识，对其越来越重视，但目前我国运动康复人才奇缺、专业化程度低，14亿人中约从事运动康复工作人员不足10万人。虽然近年来从事运动康复医学的队伍在不断扩大，但是通过正规学历教育毕业，掌握全面运动康复知识的专业人员在国内各医院都很缺乏。2000年教育部首批批准首都医科大学和南京医科大学开设运动康复医学（运动康复治疗专业）四年制本科教育。随后全国有近13所医学院校和体育院校开设了运动康复医学。目前，我国每年只能培养700多名运动康复治疗师，其教育的缺口之大可想而知。我国康复医师占基本人群的比例约0.4∶10万，而发达国家该数据则达到5∶10万，两者相差12.5倍。如果按照卫生部要求，我国二、三级医院共需要康复医师5.8万人，治疗师11.6万人，社区综合康复人员需要90.2万人，是现有康复人才的10倍以上，存在巨大的人才缺口。

（四）社会对运动康复学的认识滞后、宣传力度不够

目前，社会各界对运动康复的认识还存在很多误区，这对我国运动康复事业的发展极为不利。首先是运动康复服务的知识还没有得到普及，大部分人对运动康复缺乏基本的了解，需要运动康复服务的病、伤、残者及其家庭对运动康复的作用认识不足，以致很多人没有及时接受运动康复服务，错过了最佳康复时机。其次是医学界本身对运动康复的认识不足，医学院校还没有普遍建立运动康复医学教研室，没有形成专业化的研究与师资队伍，这对运动康复医学学科的发展极为不利。同时，由于综合医院管理者对运动康复医学认识不到位，没有把运动康复医学作为一个重点专业科室来发展，仅仅是按要求设置一个边缘科室而已。最关键的是政策制定者对运动康复的重要性认识不足，国家医疗保险制度还没有正式把康复服务纳入报销范围。

三、小结

总的看来，欧美运动康复服务系统，内容较丰富，主要的服务机构在社区，趋于专业化、科技化、工程化。运动康复与工程技术的深度结合，极大地提高了运动康复的技术含量和效果，使社会化运行费用低，覆盖人群广泛。其运动康复普及到社区，实施三级运动康复医疗。我国供给主体多样化，专业技术人才匮乏，资源分布不平衡，大型医院占据市场绝对优势，各种服务模式并存，主要的服务对象是"两高"（社会地位和经济收入）顾客，服务与营销手段弱，服务半径小。加大运动康复医学人才的培养，创建适合我国国情的运动康复医疗机构和网络，积极发展社区运动康复，加强运动康复学术交流和传播，是推动我国运动康复事业的发展的方向和途径。

第二节　健康理念的更新与运动康复价值的认识

运动康复学是一门新兴的医学学科，已被世界卫生组织列为与预防医学、

治疗医学、保健医学并列的四大医学体系之一。随着我国经济的发展和人民生活水平的提高，人口年龄谱与疾病谱发生了改变，运动康复学的主要对象如老年病、慢性病所致功能障碍者及伤残者随之增多，社会对运动康复的需求逐年增多。2002年8月国务院颁布了由六部委发出的到2015年，实现人人享有运动康复服务的总体目标。现代，通讯、计算机和多媒体等高新技术的不断发展，正在逐步改变着人们的生活习惯和工作方式，同时也使传统的医疗模式受到了前所未有的挑战和巨大的发展及创新空间。人们已不满足于"无病就是健康"，而且要求心理、社会适应上的完好状态。随着生活水平的提高和卫生知识的普及，人们对自身的健康水准和生命价值的要求越来越高，人们关切的医疗课题不再只是治疗已出现临床症状的病人而已，而应放在"未病之人"的健康促进和疾病预防与控制上，达到早期发现、早期治疗的目的，也就是"预防重于治疗"的观念，这已经成为新世纪运动健康学的重要课题。

一、健康理念的更新

健康是人类永恒的话题，是人类生存的根本。随着国民经济近20年来的飞速发展及人们生活水平的迅速提高，人们对医疗事业的要求、就医的观念也发生了深刻的变化。据有关调查显示，目前人们最愿意花钱消费的项目，排在第一位的就是医疗保健，其次才是教育、购房、旅游等其他项目。健康人群讲求生活质量，病患者同样有追求生存质量的权力和要求，人们不但希望生存，希望活得健康，活得长寿，还希望活得轻松，活得有质量，能在社会上发挥应有的作用。健康是人类生命存在的正常状态，是社会进步、经济发展、民族兴旺的保证。随着社会经济、科学技术及生活水平的进步，人类对健康内涵的认识不断深化。健康是无价之宝，是成就事业和生活幸福的前提和基础。没有健康，人的智慧就不能充分的发挥，才能就无法有效的施展，纵使才高八斗、腰缠万贯也无济于事。只有身体健康的人，才能精力充沛、生机勃勃地投身于火热的事业中，实现自己的理想与目标；只有一家人健康，才能给家庭带来富裕、安乐和幸福，才更有助于促进社会发展、国家兴旺。据统计记载，我国国民经济总产值的增加，有20%是由于保健工作降低了职工的发病率从而提高出勤率所获得的；健康是生产力，世界银行的专家测算，过去40年世界经济增长的8%～10%应归于人民健康水平的提高。美国哈佛大学的学者也认为，亚洲经济的迅速增长，30%～40%来源于民众健康水平的提高。我国提高民众健康水平对拉动经济增长的作用也很明显。

20世纪前，人们认为"身体没有病，不虚弱，就是健康"。随着社会的发展，人们生活水平的提高、医学模式的转变及疾病谱与死亡谱的变化，人们的健康观念发生了根本的转变，对健康的定义也不断丰富完善。

健康的概念随着医学模式的变化而变化。医学模式是人类防治疾病与保护健康经验的总结，从历史上看，医学模式的发展经历了六个阶段：第一，神灵主义医学模式。古人认为人类的生命与健康是神、上帝的赐予，疾病是神的惩罚或者是妖魔鬼怪的附身。虽然当时也使用一些植物和矿物来治疗疾病，但不能超越神的主宰，保护健康和治疗疾病只能祈求神或依赖巫术。第二，自然哲学医学模式。随着社会生产力的发展和科学技术水平的提高，人类对健康与疾病有了初步的观察和了解，产生了粗浅的理性概括。如我国战国时期的医学家已提出心理上的"七情"（喜、怒、忧、思、悲、恐、惊）和环境中的"六淫"（风、寒、暑、湿、燥、火），对健康和疾病有很重要的影响。公元前7世纪的管子还提到过"起居时，饮食节，寒暑适，则身利而寿命益；起居不时，饮食不节，寒暑不适，则形体累而寿命损"。认识到生活规律、外在环境对健康的影响。古代神农尝百草，是摆脱神主宰一切，由人们自己寻找治病、防病的办法的过程，以后发展起来的天人相应、阴阳五行，以《内经》为理论基础的古代中国医学，对健康和疾病的认识已包含了朴素唯物论与自然辩证法的成分。第三，机械论医学模式。15世纪欧洲文艺复兴运动推动了生产力的发展。18世纪，蒸汽机的发明使欧洲产业革命日益深入。在培根"用实验方法研究自然"的观点影响下，机械学和物理学有了很大的进步。当时法国医生拉美特利（Lameit）写了《人是机器》，认为"人是爬行的机器，是一架会自己发动自己的机器……体温推动它，食物支持它。疾病是机器某部分故障失灵，需要修补完善。"在这种机械论的影响下，威廉·哈维（William Harvey）发现了血液循环，鲁道夫·魏尔啸（Rudolf Virchow）提出了细胞病理学说。机械论解释生命活动是机械运动，保护健康就是维护机器。这就忽视了人类机体的生物复杂性及社会复杂性，产生了对人体观察的片面性和机械性。第四，生物医学模式。生物科学的发展，解剖学、组织胚胎学、生理学、细菌学、生物化学、病理学及遗传学等生物体系的形成，使人们从生物学的观点来认识生命现象，以及健康与疾病的关系。生物医学模式的科学性比前几种医学模式明显增强，它曾经为人类的健康、生存和繁衍做出了贡献。但是，疾病的变化和医学科学的进展，逐渐暴露了生物医学模式的片面性和局限性。第五，社会生态学模式。社会生态学模式是从人体与环境相互作用的观点出发，以生态相对平衡的概念来解释健康与疾病的问题，即健康是宿主、环境和病因三者之间的动态平衡，平衡的破坏便发生疾病。从社会生态学角度研究人体健康与疾病，也是一条重要思路，比较接近现代医学模式。第六，生物—心理—社会医学模式。这个医学模式是美国著名理论医学家恩格尔（Engle）教授于1977年首次提出的。现代医学模式是人类疾病谱的改变、人类对疾病与健康认识的深化产物。作为医学研究对象的人，既是自然的人，又是社会的人，影响健康与疾病的条件，既有生物因素，也有心理、社会因素。世界卫生组织提出的健康概念，能充分体现这一现代医学模式的含义。健康不仅是疾病与体弱的匿迹，而是身心健康、社会幸福的完好状态，1990年世界卫生组织提出的健康理念包括躯体健康、心理健康、社会适应良好、道德健康4个方面。健康不仅涉及人的体能方面，也涉及人的精神方面。这是一个整体的、积极向上的健康观。新的健康观念说明了人们对健康的理解越来越科学，越来越完善。健康往往是与学习、工作、贡献、生活幸福等涉及个人、家庭、国家、民族的命运联系在一起的，健康是社会、经济发展的重要本钱。因此，尽可能提高社会群体的健康水平是一项最重要的社会性目标。

二、运动康复的价值

在中国建设小康社会的进程中，国民健康需求问题日益突出，不断扩大的医疗和健康需求与有限的卫生资源之间的矛盾正在加剧。建立创新型国家和实现小康目标，"高素质的健康人"是第一要素，而运动康复是实现这一重要目标最经济、最环保、最有效的途径。运动康复学不再是简单的疾病之后的疗养，而是"激发身体潜能，恢复和谐功能"。功能康复是传统结构康复内容与目标的延伸和升华，是现代运动康复的核心。它以多种非临床性的"功能治疗"为主（如物理、作业、言语治疗等），侧重于功能的评估、训练、重建、代偿和适应，通过改善病人健康水平来提高其生存质量。运动康复将早期、主动、全面康复理念贯穿治疗始终，在病人生命体征平稳后开始运动康复，鼓励病人积极主动参与到运动康复过程中，运动康复的内容还包括教育的、社会的、职业的康复。现代运动康复学以患者为中心，以人与环境和谐适应为基础，以系统生物学为协作，"整体大于部分之和"是运动康复学的核心思想。未来运动康复由生命科学、信息科学、医学等学科共同参与，服务更科学。

（一）运动康复的医疗价值

从医疗卫生事业的发展取决于能否最大限度地满足人们的需要这一角度出发，单纯的临床医疗往往有一定的局限性，因为临床医疗针对的是疾病，强调的是用药物治疗或手术治疗控制疾病的急性发作，改善病理和生理的异常。因此对于身体功能不能完全恢复的情况，临床医疗是十分棘手的，但对运动康复学来说则是大显身手的时候，因为它强调的是通过功能训练及代偿或替代的途径，改善身体的功能障碍，逐步提高患者的生活能力和适应能力。如对于一个脑瘫患儿，单纯药物治疗是不能改善其身体功能的，但运动康复治疗能使患儿改善或恢复步行功能，提高或恢复生活自理能力，从而提高生存质量。运动康复能解决临床医疗难以解决的问题，这正是运动康复学在现代医学体系中的重要价值。

（二）运动康复的社会价值

运动康复的价值还体现在减少临床治疗的负荷或提高疗效。例如，骨关节矫形术后合理的运动康复训练是减少合并症、提高活动能力的必要手段；如对高危新生儿和功能障碍儿进行早期干预、早期运动康复治疗，能减少脑性瘫痪的患病率，最大限度地减轻伤残，提高人口素质。从社会的角度来看，运动康复医疗还积极维护了残疾人的权益，已成为社区服务的基本组成。通过运动康复服务，残疾人可能恢复正常的社会生活，享受社会给他们的报酬。从医疗为社会服务的角度来看，今天大多数医疗卫生体系明显存在着不足。这个体系只照顾到了社会上一小部分的门诊病人或住院病人，而运动康复科却能照顾到那些更为广泛的介于"病人"和"正常人"之间的广大人群，那些躺在自家床上的年迈老人、刚出院的危重病人、慢性病患者、高危产妇、高危新生儿、精神神经方面有障碍的少年儿童、残障人员、各种文明病、老年病患者等。

（三）运动康复的经济价值

就运动康复医疗经济效益而言，从净收入、投入产出比值、社会资源占用比例等来看，运动康复学科的设备投入明显低于临床科室，而且由于该治疗所导致的间接价值，包括患者提早恢复工作所创造的价值及功能改善后降低的其他医疗费用的价值，运动康复医学在功能恢复上的价值是其他方式无可比拟的。中国防治慢性病中长期规划（2017—2025年）中提出，以健康促进和健康管理为手段，提升全民健康素质，降低高危人群发病风险，提高患者生存质量，减少可预防的慢性病发病、死亡和残疾，实现以治病为中心向以健康为中心转变，促进全生命周期健康，提高居民健康期望寿命，为推进健康中国建设奠定坚实基础。

三、小结

随着世界医学模式的转变、健康观的更迭，人们对运动康复价值的认识不断加深，健康服务市场也随即扩大，健康的消费需求由简单、单一的医疗治疗型向疾病预防型、保健型和健康促进型发生转变。当前是我国进入全面小康社会、加快推进社会主义现代化建设新的发展阶段，也是我国康复事业发展新局面的重要机遇期。要加大宣传力度，转变观念，提高我国各阶层的运动康复意识，大力提倡运动康复这一绿色疗法，有步骤、系统化地建设我国运动康复服务体系，使其与社会经济发展保持同步。并且认真研究目前存在的问题，采取一切有效的措施，实现全民健康，使我国的运动康复事业的建设工作迈上一个新台阶。

第三节　大众运动康复人才队伍建设研究

随着康复医学的迅速蓬勃的发展，运康复医学作为康复医学的一个重要的分支，它主要治疗残疾人及有各种功能障碍进而影响正常生活、学习和工作的慢性病者与老年病者。运动康复治疗学主要是一种以主动的功能能力训练为主的专门技术，在康复医学领域中占有举足轻重的地位，它不但能有效地缩短患者的住院时间、降低致残率，同时为国家与患者节省了大量医疗和福利费用。但当前我国的运动康复事业还处于起步阶段，康复服务水平还跟不上需求。近年来，我国的康复医疗工作虽然发展得十分迅速，运动康复师的培养也得到应有的重视，但是运动康复治疗人才滞后短缺现象仍很突出。

一、我国对运动康复治疗人才需求现状

随着社会康复需求的增加，运动康复医学的地位也越显重要。其服务的主要对象是具有各种肢体残缺的人、有各种功能性障碍进而影响正常的生活、学习和工作的慢性病者、老年病者以及手术后的康复患者，而这样的康复对象人数已超过了2亿。在2008年4月召开的"深化医药卫生体制改革"座谈会上，提出了关于"防、治、康"三者相结合等建议；并且汶川地震后，从中央到地方的各级政府都加大了对康复医疗事业的关注力度，卫生部还特别规定二级以上综合性医院必须设立康复医学科，进一步提高康复服务的质量，推进我国现代运动康复事业发展，进而努力实现残疾人"人人享有康复服务"的目标。目前我国各类人对康复需求表现为三个特征：一是基数大；二是新增残疾人、失健者数量大；三是人口老龄化加速。

（一）残疾人数快速增加

目前，我国各类残疾人总数超过8500万，其中有康复需求者甚多。从1987年到2020年，我国残疾人数占全国总人数的比例呈现出阶梯状的快速增加趋势，由4.58%增加到7.14%，其中除了智力残疾的人数有所减少外，其他类型的残疾人数均有所增加，并且肢体残疾人数的增长速度最快，由14.61%增加到31.37%。

（二）人口老龄化加快

我国是一个人口大国，同时也是老龄人口最多的国家，我国拥有14亿人口，约占世界人口总数的19%，这决定了与人口生存量密切相关的健康产业

的区大的市场潜力。我国目前60岁以上老年人有1.3亿，占世界老龄人口总数的1/5，占亚洲的1/2。而且我国的老龄人口增加很快，从2000年到2020年，老年人口例以每年5.4%的速度增长，到2020年将达到2.78亿。老龄化水平超过全国平均值的有上海（18.48%）、天津（13.75%）、江苏（13.75%）、北京（13.66）、浙江（13.18%）、重庆（12.84%）、辽宁（12.59%）、山东（12.31%）、四川（11.59%）、湖南（11.51%）、和安徽（11.18%）等11个省市。2014年将达到2亿，2026年将达到3亿，2037年超过4亿，2050年达到最大值。其中，老年病者中约有50%需要康复医学服务，老年人由于缺乏预防意识和自身体质的下降，心脑血管疾病及各种慢性病造成的老年人伤残问题也日益突出，我国老年人慢性病率自20世纪90年代以来居高不下，1993年卫生部调查表明，老年人群中60%~70%有慢性病史，人均患有2~3种疾病。60岁以上老年人慢性病患率是全国人口的3.2倍，我国60岁以上人口的伤残率高达27.4%，伤残率是全人口的3.6倍。目前，我国患有各种慢性病等需要康复服务的老年人约有7000多万人。

（三）意外伤害

随着经济的发展，由交通、工伤等伤害事故致残的伤残者，每年大约增加100多万人，其中大部分人都需要康复服务。此外还有在各类自然灾害中的受伤害者，比如2008年5月12日的汶川大地震，直接导致近万伤员需住院治疗，主要包括骨折、脑外伤、挤压综合征等，大部分伤员都有不同程度的康复需求。

二、我国运动康复治疗人才的现状

（一）数量短缺

目前，我国急需大批运动康复医疗专业技术人员。虽然我国的运动康复事业近年来有了较大的发展，但是与需求相比，还有相当大的缺口，呈现出职业运动康复人才严重短缺的现象。世界各国运动康复师的人数与人口的比值平均大约70人/10万人口，挪威是145.63人/10万人口，荷兰是67.97人/10万人口，澳大利亚是48.37人/10万人口，加拿大是25.12人/10万人口，美国是17.34人/10万人口，日本是11.92人/10万人口，马来西亚是1.46人/10万人口，中国是0.4人/10万人口，与发达国家相比我国的运动康复技术人员与人口的比例之低可见一斑。依据国家六部委提出的康复目标，结合卫生部标准的统计数据显示，2010年需要35000名运动康复治疗师。中国康复研究中心主任李建军教授的调研结果显示，目前我国残联系统建有省级残联运动康复中心30家，地市级残联运动康复中心92家，县级残联康复机构4000多家，800多家三级医院开设康复医学科，社区卫生服务中心18000多家。但由于各个康复机构、医院和社区卫生服务中心严重缺乏康复技术人才，康复服务缺乏专业性，康复效果难尽人意，为残疾人群提供康复服务非常有限，还达不到20%。目前我国开设运动康复医学专业的高等院校仅有13所，加上一些中等专科学校才46所，如果按照每个学校每届能培养50名毕业生来算，那么我国每年仅仅可培养出2300名康复技术类专业人才，这是远远不能满足我国目前的康复需求的，而人才培养不是一朝一夕的。从整体上看，我国运动康复专业工作人员"科班出身"的很少。主要通过去国外或在国内的运动康复机构进修成为运动康复医师或治疗师，或者是由其他专业转行而来，很大部分都没有经过正规的运动康复培养，缺乏资格认证，只有少部分人是通过大学运动康复医学系统的学习后取得中专、大专、本科的学历，极少数取得硕士、博士学位。严重匮乏的运动康复技术人才不但制约了运动康复医学发展，而且也严重影响了人们的生产生活。

（二）学历偏低

我国运动康复专业技术人员的学历层次普遍偏低，主要以专科和中专为主，中专生占总数近乎一半，大专生约占1/3，而本科及研究生仅占很少一部分，约占12%，研究生以上学历更是凤毛麟角，仅占约5%，和西方发达国家相比差距很大。（以河南省207所二级以上医院运动康复医学专业人员学历构成为例，见表8-1）。例如美国的运动康复医师大多都来自各临床专业的高资质医师，一般情况下要8年以上的临床医师才有资格申请担任运动康复医师。此外，国外的运动康复治疗师普遍具备扎实的理论基础和熟练的技术，在学历方面，基本上是本科学历以上，专业素质高，研究能力强的硕士和博士学位比例也很高。

表8-1　河南省207所二级以上医院运动康复医学专业人员学历构成

学历	数量	比例（%）
中专或中职毕业	209	49
大专或高职毕业	145	34
本科或研究生	72	17

（三）职称结构失调

世界卫生组织的调研资料显示，在中等发达国家的卫生技术人员中高、中、初的比例为1：3：1，但是我国运动康复医学专业技术人员的职称结构严重失调，高级人员严重不足，而初级人员相对过多。东部沿海发达地区三级医院的运动康复医师中，高级职称约占30%，中级职称约占45%，初级职称约占25%；二级医院高级职称约占20%，中级职称约占40%，初级职称约占40%；一级医院无正高职称，副高职称约占10%，中级职称约占20%，初级职称约占70%；而西部地区运动康复医学专业人员的职称层次普遍偏低，具有中级职称以上的医疗人员仅占25.4%左右。（以河南省207所二级以上医院运动康复医学专业人员职称构成为例，见表8-2）。

表8-2　河南省207所二级以上医院运动康复医学专业人员职称构成

学历	数量	比例（%）
初级	318	74.6
中级	63	14.8
副高及以上	45	10.6

三、我国运动康复教育的现状

（一）开设学校的数量少

我国从20世纪80年代初开始开展运动康复医学教育工作，并于1982年在中山医科大学首先设立了运动康复医学教研室，紧接着南京、上海、武汉、北京等地高等医学院校也相继成立了运动康复医学教研室。卫生部与世界卫生组织联合于1983年在石家庄市首次举办了运动康复医学培训班，从此以后，每年都有不同规模运动康复医学培训班举办。1992年8月，我国卫生部医政司颁发了《康复医学教育方案》，详细制定了运动康复治疗师、运动康复医师和物理治疗师的培养方案和教学计划。运动康复医师培训方案：从医科大学毕业3年后，经过运动康复医学专业培训并且考试合格才能取得运动康复医师的资格；而各种运动康复治疗师的培养方案：初中毕业生经过3年专业培训并考试合格才能取得运动康复治疗师资格。近两年，我国运动康复医学教育又取得了新的发展，2001年，经国家教育部批准，南京医科大学、首都医科大学在全国率先开办四年制大学本科运动康复治疗专业。根据教育部网站公布的数据，截至2010年12月18日全国共有46所院校开设运动康复本、专科教育，具体分部省份是：广东7、北京4、福建3、江苏3、四川3、湖北3、上海4、黑龙江2、云南2、安徽3、河北2、河南3、浙江3、陕西2、天津2，其中13所是体育类院校开设的，学制多为四年，毕业生学位授予理学学士，如北京体育大学、成都体育学院、武汉体育学院等。而日本在2001年时已有131所大学开设运动康复专业，其中4年制本科18所、专门学校26所、3年制专门学校53所，其运动康复医学教育发展的水平已经远远高于我国现在的水平。

（二）培养层次低

目前，我国已开展了多层次的运动康复教育计划来加快培养运动康复专业人才。第一个层次：运动康复医学博士、硕士研究生；目前开设的院校有首都医科大学、第二军医大学、南京医科大学、中山大学、中国康复研究中心、第四军医大学、华中科技大学、湖南医科大学、中国医科大学、第三军医大学等，其中第三军医大学、首都医科大学等少数大学设有博士点；第二个层次：在职运动康复医师的进修教育。在我国北京、广州、南京等地医学院校和运动康复中心常年开设为期3至12个月的综合性或专题性的运动康复医学进修班；第三个层次：在医学院校等本科或专科的教学中开设运动康复专业；第四个层次：运动康复治疗、护理中级人员培训班，如1985年卫生部就委托中山医科大学在广州举办了全国第一届运动康复医学师资进修班；第五个层次：专题讲座和短期讲班。我国对康复人才的培养始于20世纪80年代，人才培养起步较晚，层次较低，这样的培养现状很不利于我国运动康复医学事业快速发展。

（三）学制短

我国运动康复人才本科培养一般为4年左右（表8-3），毕业时授予理学或医学学士学位，大都在第1、2、3学年安排理论教学，第4学年为毕业实习，学生基本上能掌握专业知识与操作技能，实际能力基本达到世界物理治疗师联盟（WCPT）和世界作业治疗师联盟（WFOT）要求的水平。而在运动康复医学先进的美国、加拿大等国家对运动康复医师的要求较高，医科大学毕业生要在指定的运动康复医疗机构中进修4年，经国家相应专业认证机构考试合格后方能取得运动康复医师资格。并且近年来，美国、加拿大等国培养运动康复治疗师已趋向大力推行本硕连读（6年制），主要培养硕士学位的专业人才。

表8-3 我国部分开设运动康复医学本科专业院校培养年限

序号	学校	专业名称	学制	学历
1	首都医科大学	运动康复治疗学	4年	医学学士
2	中山大学	运动康复治疗学	5年	医学学士
3	南京医科大学	运动康复治疗学	4年	理学学士
4	安徽医科大学	运动康复治疗学	5年	理学学士
5	南通大学	运动康复治疗学	4年	医学学士
6	福建医科大学	运动康复治疗学	4年	理学学士
7	成都中医药大学	运动康复治疗学	4年	医学学士

（四）课程设置不全面

从表8-4可以看出，不同的院校对运动康复治疗专业人才的培养侧重点有所不同，但基本上大同小异，大都紧紧围绕各种运动康复治疗技术及运动康复训练方法，基本达到世界物理治疗师联盟和世界作业治疗师联盟的标准，但5所院校中只有1所院校的课程涉及运动康复工程课程——假肢与矫形器学，有2所完全没有运动康复工程的课程，而西方国家的运动康复医学专业基本都设置了运动康复工程方面的课程，比如日本理学疗法士教学标准与世界物理治疗师联盟的标准相符，开设的主要专业课程有基础理疗法学、运动疗法、物理疗法学、假肢矫形器学、康复器械、病态运动学、生活环境学、疾病鉴别治疗学、检查测定法等。

表8-4　我国部分院校运动康复医学与运动康复治疗专业课程设置比较

序号	学校	主要专业与专业基础课程
1	首都医科大学	人体解剖学、生理学、病理学、生物化学、生物力学、人体运动学、诊断学、内科学、外科学、儿科学、神经病学、康复心理学、康复医学概论、运动疗法技术学、物理疗法评价学、作业疗法评价学、基础作业学、物理疗法学、作业疗法学、语言治疗学、日常生活技能与环境改造、中国传统康复治疗学、假肢与矫形器学
2	中山大学	人体解剖学、临床生理学、病理学、诊断学、内科学、外科学、康复医学、运动机能学与运动疗法学、运动医学、理疗学、手法治疗学以及相关技术科目
3	南京医科大学	医用物理学、生物力学、人体解剖学、生物化学、病理生理学、人体运动学、医学社会学、医学心理学、医学影像学、内科学、外科学、骨科学、神经科学、精神科学、康复医学概论、康复心理学、康复评定学、康复治疗学、康复工程学、临床康复学
4	福建医科大学	生理学、病理解剖学、医用物理学、人体解剖学、诊断学、人体临床运动学、康复医学基础、物理治疗评价学、物理治疗技术学、作业治疗评价学、作业治疗技术学、语言治疗学、康复工程学、针灸学、推拿学
5	成都中医药大学	中医学概论、西医内科学、中医康复基础、现代康复医学基础、针灸学、推拿学、理疗学、运动医学、神经病学、物理治疗学、中医骨伤学等

（五）教材匮乏

目前我国运动康复教材来源多样，有国外引进、自编等不同形式。而运动康复治疗以实际操作为主要要求，强调学生的动手能力。目前教材多以理论讲述为主，实际操作较少。由中国康复研究中心与南京医科大学共同编写的运动康复治疗师本科教材陆续出版，截至目前已统编出版的教材共有19种，其中物理疗法和作业疗法15种、言语治疗学1种、假肢与矫形器学1种、康复心理学1种、中国传统康复治疗学1种。

（六）师资力量薄弱

师资队伍整体水平的高低直接关系到运动康复人才的培养前景。目前，我国从事运动康复医学教育的师资很大一部分是在学习其他专业的基础上到国外进修运动康复知识后转行到运动康复医疗；还有一部分经过初级的运动康复治疗专业教育后经过运动康复临床实践锻炼后走上教学岗位，但其拿到的是临床医学专业学历，不是运动康复治疗学历，可以说正规科班出身的高学历、高职称、高层次的教师凤毛麟角，而我国教育部规定，教师的学历不能低于学生的同等学历。但看目前现有的师资水平并不完全符合规定的要求，不利于运动康复专业人才的培养。

四、国外运动康复人才培养模式

在大部分发达国家，第一代运动康复医师是由其他专科医师转行而来的，第二代运动康复医师大多是采用师带徒的方式培养出来的，而到了第三代就已经走上正规的专科医师培养轨道。

运动康复医师的培养大多采用专科医师培养的模式：学生从大学毕业后取得学士学位，然后报考医学院校，取得医学硕士、博士学位，再参加4至5年的运动康复医学住院医师培训项目，最后通过运动康复医学专科医师资格考试，取得运动康复医学专科医师资格。在一些医科大学里，还设有运动康复医学的硕士、博士学位。

运动康复治疗师的培养主要有两种模式：一是在大学或医学院设置物理治疗（PT）专业、作业或职业（OT）治疗专业，培养本科、硕士、博士层次的运动康复治疗师，如我国的香港、台湾等地及美国、加拿大等国。二是建立专门的运动康复学院或运动康复治疗师学校，培养本科、硕士、博士层次的运动康复治疗师，如日本、澳大利亚等国，运动康复治疗师的资格认定一般由相应的学会或协会负责。

　　以日本运动康复学教育为例，非常值得一提的是关于运动康复治疗师的培养。日本具有比较完善的运动康复专业技术人员的教育和培训制度，在20世纪60年代即实行国家资格考试。运动康复治疗师学制3年，目前4年制的学校也逐渐增多。毕业者需通过国家考试后方可授予相应职称。其国家考试科目包括解剖学、生理学、运动学、病理学概论、临床心理学、康复医学（概论）、临床医学概要和理学疗法实际问题等，每年约有数千人参加考试。由于完备的教育培训体制，日本培养的运动康复治疗师是直接被国际认可的，并且资格认证严格，运动康复治疗师在数量众多的康复医院中发挥着非常重要的作用。

　　美国是世界上运动康复医学最发达的国家，经过近60年的发展，其学科本身从基础理论到临床实践已走到世界前列。美国运动康复医学教育有着严密的系统性和连续性，已成为美国教育的热门专业。学历教育的层次性专业主要有物理治疗：技师、理疗师；学历层次：专科、本科、硕士、博士；教学内容的系统性：专业基础课程包括物理治疗、作业治疗、肢具矫形器制作等相关康复医学课程及语言治疗学、心理学等；临床见习中理论与实践并重：一般要求大学专业资格课程的一个组成部分就是直接参与临床实践，讲课与实习比一般为1：2至1：3；临床与科学研究并重：要求鼓励理疗师在毕业后接受有关科学研究方法的教育，以便在以研究为基础的专业发展上做出贡献；教育的终身性：大学毕业所取得的专业资格只是表明完成了有独立资格开业的专业人员应修读的课程，具有称职的治疗师的标志就是终身学习，所以进修与在职培训是美国运动康复医师继续教育的主要方法；教育的专科性：除了在校专科教育外，各运动康复医师、治疗师的专科教育主要由相关机构和专家组织进行，其资格认定包括水平应达到会员组织或认可机构正式审定的相应要求。

五、运动康复教育要树立康复新思维的核心理念

（一）康复新思维的内涵

　　我国的运动康复医学教育和专业人才培养正在逐步走向国际标准的轨道，但同时也要看到这是一个任重而道远的过程，还要克服很多的困难。在这个关键的历史时期，我们一方面要充分吸取国际标准的精华，另一方面要结合具体

国情对国际标准内容进行取舍，与此同时还要在康复新思维的指引下创建中国特色的运动康复医学教育体系，培养具备21世纪全面发展素质的运动康复专业人才。21世纪康复新思维的核心理念：要重视康复设施和康复社区建设；要重视残疾人个体的医疗康复建设；要重视残疾人群体运动康复问题；要重视康复对象身体功能的训练；要重视康复对象心理行为和社会生活等方面的功能训练、调整适应；要重视必需辅助器材、特殊用品等产品；要重视常规的康复服务；要重视"按需康复服务"，提供有针对性的康复服务；要重视阶段性的康复计划；要重视长期的康复安排，保证后续性、连贯性的康复服务。

（二）康复新思维对运动康复教育改革的启示

要加强学生技术、人文关怀、伦理道德观念等思想态度素质的培养力度；不仅教给学生高新、现代化、大医院采用的先进技术，也要使他们掌握社区适用的技术；保证学生有充分时间在医院运动康复中心、社区运动康复中心实习；运动康复教师要不断通过多种途径和方式学习现代化和国际上的运动康复教育知识理念完善自己；课程设置要相应加强心理学、社会科学、康复工程、社区康复等方面内容，把学生培养成技术高明的运动康复治疗师和运动康复管理的社会工作者。

六、运动康复教育要遵循运动康复医学的发展规律

（一）疾病谱的改变

失健是指由于各种疾病或长期卧床所导致的全身虚弱、无力和功能减退。比如，目前美国约有1/7的人有失健，每年的治疗费高达1700亿美元，因此失健可能成为运动康复医疗的新对象。

（二）运动康复医学的经济效益日益受到重视

经济效益分析有助于确定治疗价值、选择方法、工作负荷，比如美国早在1983年就建立了运动康复医学统一数据库为该分析提供了基础。

（三）物理医学将成为运动康复医学的主流

美国大学医院或综合性医院运动康复医师48%的工作量为物理医学，28%为康复医学，其他为临床相关工作，可见物理医学在临床运动康复医疗工作中占有十分重要的地位，并且国际物理医学与运动康复学学会成为世界性康复医学资源共享中心，为理论与技术的交流提供了保证。

（四）运动康复医疗的社区化与家庭化

社区运动康复与家庭运动康复是运动康复医疗的根本方向，未来85%以上的运动康复医疗工作将在社区和家庭完成。

七、结论与建议

（一）贯彻全面康复理念

21世纪竞争的核心是高素质人才，运动康复专业不但从医学康复、教育康复、职业康复、社会康复等层面培养有知识、有能力的个人，还要加强对其思想道德素质和身心素质的培养，明确人文社会科学基础教育在人才培养中的重要地位和作用，加强对学生做人的教育，实现知识、能力、素质的协调发展和综合提高。

（二）培养形式的多样化

既要在大学或医学院设置运动康复医学系，也要考虑更多地建立专门的运动康复学院或运动康复医学院，培养专门的运动康复人才。

（三）运动康复人才培养的专科化

师资队伍建设的完善与否直接关系到运动康复教育的发展前景，运动康复医师的培养一定要逐步走上正规化的道路，即医学院校本科毕业后的运动康复医学住院医师培训制。在运动康复中心或综合医院建立运动康复医学专科医师培养体系，以及运动康复医师资格认证体系。另外，还要考虑运动康复医师的分化问题，即在运动康复医师的培养过程中，考虑到运动康复医师的专业化方向，保证运动康复医师的水平既要有一定的广度又要有一定的深度，达到一专多能，学有专长，业有专攻。在专业化方向问题上，也可以采用硕士、博士、博士后的研究方向来体现。

（四）培养模式多层次性

运动康复医师的学历层次应该鼓励达到硕士或硕士以上，运动康复治疗师的学历层次以本科为主，硕士、博士层次的治疗师应达到一定的比例。

（五）建立完善的人才资格认证体系

应尽快建立中国运动康复治疗师协会，创造条件加入世界物理治疗师联盟和世界作业治疗师联盟，在运动康复治疗师的资格认证上尽快与国际接轨。

（六）充分利用资源

利用大学或医学院校的护理系、工程系、教育系、心理学系、管理系等培养各类康复人才，也可以在康复学院或康复医学院中开设相应的专业。

第四节　运动康复大众化问题研究

一、我国康复医疗机构的设置

康复医学有着悠久的历史，在我国汉代就出现了史上最早的医疗体操和运动疗法——《导引图》和《五禽戏》。现代康复医学始于20世纪初，第二次世界大战后，英国、美国等发达国家建立起许多的康复中心，康复医学开始成为一门独立的学科得到迅速发展，并和保健医学、预防医学、临床医学并称为现代医学的四大分支。在我国，康复医学仅有20余年的历史，起步较晚。20世纪80年代初，卫生部派遣专家学者访问欧美等国，了解康复医学的发展、组织管理、立法及运行模式等，通过考察和深入研究，为在我国开展康复医学奠定了思想和物质基础。随后，卫生部就提出了选择若干医院、疗养院作为试点，试办康复医疗机构，然后逐步推广的举措。1983年卫生部就发文成立了我国首批4个康复中心（河北省立医院康复中心、北京小汤山康复中心、辽宁汤岗子康复中心和广东丛化康复中心）。1984年，我国医学院校开设了康复医学课程，第一部现代理念的康复医学专著《康复医学》出版。随着改革开放的深入和人民群众日益增长的卫生服务需求，我国的康复医学事业取得了快速的发展，许多综合性医院纷纷设立了康复医学科，但尚处在创立伊始阶段，由于管理的不规范和诸多认识上的误区，引起了主管部门的注意。为了解决和完善上述问题，两部一委颁布了《康复医学事业八五规划"要点"》，提出"要防止把综合性医院的理疗科简单地换个牌子，改成康复医学科的做法"。到了1996年，我国卫生部又发布了《综合医院康复医学科管理规范》的通知，以引导和规范综合性医院康复医学科的发展和建设。近年来，我国各地均出现了多种形式的医疗、康复机构，开展了形式多样的康复医疗服务。中国的康复服务根据患者的需求和客观环境条件，可以在不同水平和不同类型的机构中开展。

康复机构的康复是世界卫生组织提出康复服务的三种方式之一，它有较完善的康复设备，有经过正规训练的各类专业人员，有较高的专业技术水平，工种齐全，能解决病、伤、残各种康复问题。目前，我国的康复医疗机构主要有两种类型。一种设有病床、护理部及配套的医院设施，其主体为康复诊断和康复治疗部门。这种类型的机构多被称为康复中心或康复医院。康复中心按其规模和性质又可分为：综合性康复中心，如中国康复研究中心（博爱医院），和专科性康复中心，如广州工伤康复中心；另一种则是综合性或专科性临床医院的一个科室或分部，称作康复医学科或康复科。综合医院的康复医学科在性质上是一个临床科室，设有康复门诊及病房，或只有康复门诊无病房，直接接受门诊及临床相关各科转诊患者，这种类型在我国的分布是比较广泛的，数量也较多，在康复医疗机构中占有绝对多数。在我国众多的康复医疗机构中，运动康复基本不设独立的科室，其名称也尚不统一，有诸如体疗康复、中西医结合康复、文体康复等叫法，多是把其作为一种康复治疗方法，与其他康复内容结合在一起来开展。

二、大众运动康复开展现状调查

通过问卷和访谈的方式，对北京、上海、深圳、成都、武汉、郑州、洛阳、菏泽等10个城市的二级以上综合性医院和康复机构进行了调查，发放问卷57份，回收48份，回收率84.2%，有效问卷45份，有效率为93.8%。为深入了解医疗、康复机构中运动康复开展的具体情况，课题组对45家康复医疗机构进行了实地走访调查。在所有被调查的综合性医院和康复机构中，有25家是三级医院，占55.6%，其中甲等综合性医院13家，甲等中医院5家，甲等康复专科医院1家，乙等综合性医院6家；有20家是二级医院，占44.4%，其中甲等综合性医院7家，甲等中医院5家，甲等康复专科医院3家，乙等康复专科医院5家（表8-5）。

表8-5　被调查医疗、康复机构情况

类型	数量	等级
甲等综合医院	13	
甲等中医院	5	
甲等康复专科	1	三级医院
乙等综合医院	6	
总计	25	
甲等综合医院	7	
甲等中医院	5	
甲等康复专科	3	二级医院
乙等康复专科	5	
总计	20	

（一）诊疗情况

通常，在运动康复的工作流程中，运动康复评定和运动康复治疗是两个中心环节。运动康复评定主要侧重于运动相关的功能方面，它不仅是康复评定学的重要组成部分，也是运动康复治疗的基础，没有运动功能的评定就不能计划和实施运动康复方案，就不能评价治疗效果。在所调查的医疗、康复机构中，开展运动康复治疗的占97.8%，开展运动康复评定的占71.1%。从统计数据可以看出，有相当一部分康复医疗机构在没有开展运动康复评定的情况下，就开展运动康复治疗，这不仅违反了康复医学科管理规范，也不符合运动康复的基本工作流程（图8-1）。

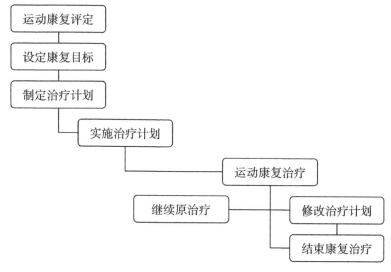

图8-1　运动康复工作流程图

（二）服务对象

沈志祥编著的《运动与康复》一书中，对运动康复治疗的疾病和康复对象进行了分类，即由运动引发的创伤和疾病、以运动障碍为主要表现的疾病、以运动有利于纠正运动不足所产生的不良影响的疾病，以及老年病和残疾人群的病后四个类别。这一分类概括了运动康复治疗的主要疾病和对象，但尚不全面，因为其忽略了那些处在疾病和健康之间的"亚健康"人群。课题组在查阅2004年至2010年关于"运动康复"对象和"运动康复"方法的研究成果后，把大众运动康复的主要的治疗对象划分为6种，分别是病后和术后人群（如神经系统疾病、心肺疾病）、慢性病人群（如消化不良、糖尿病、骨质疏松等）、运动系统损伤人群、"亚健康"人群（如肥胖、失眠等生活方式病）、老年病人群、残疾人群。相关权威机构的研究预测，随着社会的发展，大众运动康复学

的服务对象在类别和数量上将呈快速增长趋势。运动康复的治疗对象调查结果
如图8-2所示：

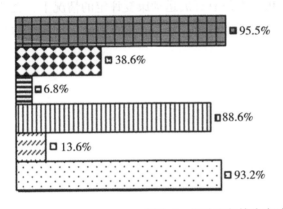

- ■ 95.5% 残疾人群
- ▨ 38.6% 老年病人群
- ▤ 6.8% "亚健康"人群（如肥胖、失眠等文明病）
- ▥ 88.6% 运动系统损伤人群
- ▨ 13.6% 慢性病人群（如消化不良、糖尿病、骨质疏松等）
- ▦ 93.2% 病后和术后人群（如神经系统疾病、心肺疾病）

图8-2　运动康复的治疗对象

　　如图8-2所示，在45家康复、医疗机构的康复科（康复中心）中，95.5%的
康复科（康复中心）的治疗对象为残疾人群，排在首位，93.2%的康复科（康
复中心）的治疗对象为病后和术后人群，位居其次，排名第三的是运动系统损
伤人群，比例为88.6%，而老年病人群、"亚健康"人群和慢性病人群三者的
比例较低，分别是38.6%、6.8%和13.6%。从统计数据可以看出，病后和术后人
群、运动系统损伤人群及残疾人群为运动康复的主要服务对象，这与我们实地
走访了解到的情况基本一致。病后和术后人群、运动系统损伤人群多处在患病
的急性期，而综合医院的康复科主要是对急性期功能障碍的临床恢复，尤其三
甲医院急性康复科室主要是解决急性期或疑难杂症的临床康复问题，因此他们
成为运动康复治疗的主要对象是符合实际的。中国现已有残疾人8000多万，庞
大的人群必然对运动康复有巨大的需求，残疾人群成为运动康复治疗的最主要
对象。残疾人群人数众多，而康复医疗机构资源有限，服务面狭窄，患者只能
得到短期，缺乏长期的康复照顾。国外康复医学发展的一大趋势告诉我们：残
疾人群运动康复主要依托社区进行。而我国本应由社区来承担的责任却交由康
复医疗机构，究其原因，一方面可能是社区运动康复功能尚不完善、运动康复
分工错位导致的，另一方面可能是由于运动康复事业的大众化程度低引起的。
而老年病人群、"亚健康"人群和慢性病人群三者的比例较低，表明现阶段这
三者并不是我国康复医疗机构中运动康复学的主要服务对象。有关研究表明，

运动康复学对于上述群体的干预效果是明显和积极的。如张继东的研究就认为，运动康复可以提高慢性病人群和老年人的生活质量。张杏波的研究提出，体育运动锻炼和生活方式的转变是"亚健康"状态干预的最主要途径，是构建"亚健康"状态防御的重要机制。而据有关资料显示，我国目前"亚健康"人群约有7亿，知识分子、企业管理者、机关干部70%以上处于"亚健康"状态；60岁以上的老年人中患有各种慢性病、并有生活能力障碍的约有7000多万人。此外，我国还有超过1000万的慢性病患者。而在欧美等国，上述人群是大众运动康复服务重要的覆盖对象，由于人数众多，对其进行运动康复干预可以有效降低社会的医疗支出、减轻家庭负担、改善生活质量。综上所述，现阶段我国康复医疗机构中大众运动康复服务覆盖对象不够广泛和全面，以病后和术后人群、运动系统损伤人群及残疾人群为主要服务对象的状况不符合运动康复事业的发展趋势，亟需改变。

（三）场所、设备与器材

运动康复诊疗场所、设备与器材是运动康复服务正常开展的重要前提和基础，也是确保运动康复服务质量的必要条件。课题组通过实地走访，对45家康复医疗机构的中的运动康复诊疗场所、设备与器材状况进行了调查。调查结果如表8-6所示：

表8-6　诊疗场所、设备与器材基本情况

场所、设备和器材	数量	百分比（%）
专门运动康复治疗室	20	74.07
专门运动康复评定室	10	37.04
运动康复治疗设备和器材	27	100.00
运动康复评定设备和器材	26	93.30

从表8-6中可以看到，在康复医疗机构中，有专门运动康复治疗室20家，占总数的74.07%，有专门运动康复评定室的10家，占总数的37.04%。在调查中发现，未设专门运动康复治疗室的康复科在开展运动康复时，通常和其他康复服务混合在一起开展，比如针灸、理疗。通过调研，经费缺乏和对运动康复评定

的重要性认识不足，是造成目前状况的主要原因。所调查的康复医疗机构均配有运动康复治疗设备和器材，而只有一家尚未配有运动康复评定设备和器材。课题组随机访问了10家美国普通医院的网站，对其运动康复的设备种类进行了统计，有40～50种之多，而且各家医院之间相差不多，比较平均。与之相比，我们运动康复的设备和器材在数量和种类上是落后的，而且不同等级的医院配置相差较大。譬如许多二级医院只是配置简单的训练用垫和床、肋木、肌力弹力带、平行杠、砂袋、哑铃及关节活动评定设备，而像电动起立床、PT凳、移位机、功率车、骨关节训练器、运动控制能力训练设备、平衡训练设备、运动心肺功能及代谢功能评定设备、肌电图与临床神经电生理学检查设备、平衡功能评定设备在三级医院也比较缺乏。

（四）人才状况

在我国，康复医学科（康复中心）的工作人员主要包括康复医师、康复护士、康复治疗师、康复工程技术人员、中医康复人员和社会工作人员等。其中康复医师和康复治疗师是提供康复服务的骨干、核心。康复医师是负责制订康复治疗计划，全面指导、监督、协调各部门康复治疗的工作。康复治疗师是为患者具体进行康复评定、治疗的专业技术人员。调查从事运动康复的医师和治疗师的情况，可以使我们了解康复医疗机构中有关运动康复的基本人才状况。课题组对回收的45家康复医疗机构问卷进行统计，结果显示：共有151名从事运动康复的医师和治疗师，具体情况如表8-7所示：

表8-7　从事运动康复医师和治疗师的基本情况（人）

	年龄				学历				职称		
	30岁及以下	31～40岁	41～50岁	50岁及以上	大专及以下	本科	硕士	博士	初级	中级	高级
总数	45	7	5	40	41	37	13	6	57	29	11
%	46.4	7.2	5.2	41.20	42.3	38.1	13.4	6.2	58.8	29.9	11.3

从表8-7可以看到，在年龄结构上，30岁及以下和50岁及以上占比很大，分别占46.4%和41.2%，而31～40岁和41～50岁这两个年龄段的人数较少，合计只占总数的12.4%，中青年人才不足和人才断层的趋势令人担心。在学历结构上，大专及以下、本科分别占42.3%和38.1%，而硕士、博士分别只占13.4%、6.2%，可见学历总体层次偏低，呈现"一头大一头小"的偏态分布状态。此外，在走访中也了解到，从事运动康复的医师和治疗师有康复医学专业和体育保健康复专业背景的很少，更多的是从骨科、神经科、外科、中医科等临床科室经过一些培训转岗而来的。在职称结构上，初级职称的比例占58.8%，而中级职称和高级职称分别只占29.9%和11.3%，职称结构呈现"金字塔"形。而其他医技科室初级职称和高级职称比例相对较少，中级职称比例很大，呈现出两头小中间大的"橄榄形"结构。两种结构相比，后一种结构更有利于运动康复事业的"传帮带"，而且服务质量也更有保障。由此可见，现阶段我国医疗康复机构中运动康复人才的年龄、学历和职称结构不够合理，专业背景缺乏，业务能力不足等因素严重影响运动康复人才的整体质量。如果这种现象长期存在，并且得不到改善，将对我国运动康复事业的发展造成不利影响。

（五）患者对运动康复服务的满意状况

患者的满意度是评价运动康复服务质量的重要指标，也是了解大众运动康复事业在医疗、康复机构中的生存和发展的重要方面。就此问题，通过问卷和访谈的方式，对27家医疗、康复医疗机构的患者及患者家属进行了调查，共发放问卷157份，回收96份，回收率61.15%，访谈患者37名，患者家属21名。调查问卷参考的内容包括治疗效果、治疗费用、康复项目、技术水平、就诊方便、服务态度、就诊环境及总体评价8个项目，赋值计分方法参考Likert态度5级计分方式，项目由"很不满意"到"非常满意"，分别对应赋值20～100分（见表8-8）。

表8-8　运动康复服务满意情况

项目	非常满意（%）	比较满意（%）	一般（%）	不太满意（%）	很不满意（%）	平均得分
治疗费用	5.2	11.5	24.0	38.5	20.8	48.3
治疗效果	15.6	25.0	24.0	21.9	13.5	61.5

项目	非常满意（%）	比较满意（%）	一般（%）	不太满意（%）	很不满意（%）	平均得分
康复项目	17.7	27.1	21.9	17.7	15.6	62.7
技术水平	19.8	20.8	40.6	12.5	6.3	67.1
就诊方便	3.1	6.3	21.9	40.6	28.1	43.1
服务态度	20.8	43.8	15.6	15.6	4.2	72.3
就诊环境	26.0	34.4	21.9	12.5	5.2	72.7
总体评价	15.5	24.1	24.3	22.8	13.4	61.1

由表8-8可知，总体评价来看，对运动康复服务感到非常满意的占15.5%，比较满意的占24.1%，合计占39.6%，平均得分61.1，患者对运动康复服务的整体满意度不高；分开来看，平均得分最高的两个项目为服务态度和就诊环境；平均得分最低的两个项目为就诊方便和治疗费用。从对患者及其家属访谈的过程中了解到，目前康复医疗机构所提供的运动康复服务费用不菲，而且医保报销的项目和比例很低，一般的二级医院每月的收费在3000~4000元，三级甲等医院的收费在6000~10000元，普通的低收入群体是很难承担的。此外，我国社区运动康复事业发展相对滞后，很多患者不得不到距离较远的康复医疗机构就诊，由于就诊不便，加之很多患者家属对运动康复缺乏认识，认为可有可无，往往只接受很短时间的运动康复治疗，甚至放弃治疗，回家休养，正是由于这种不便和认识上的偏差，导致很多患者错过了最佳的运动康复时机，许多本可以康复的症状，结果落下了终身的病态。

三、小结

在我国康复医疗机构中，运动康复服务覆盖对象不够广泛和全面，以病后和术后人群、运动系统损伤人群以及残疾人群为主要服务对象的状况不符合运动康复事业的发展趋势，亟需改变。由于重视不足和资金等原因，造成运动康复诊疗场所、设备和器材等硬件条件不够完备，运动康复医师和治疗师的年龄、学历和职称结构不够合理，专业背景缺乏，业务能力不足，患者对运动康复的整体满意度偏低，严重制约着我国运动康复事业的长期、健康发展。

第五节　社区运动康复事业发展的策略研究

社区康复是1976年由世界卫生组织提出的一种经济有效、覆盖面广、在家庭和社区层次上为病、伤、残者提供康复服务的新途径。1994年世界卫生组织、联合国教科文组织、国际劳工组织联合发表的《关于残疾人社区康复的联合意见书》对社区康复的概念进行了明确的界定："社区康复是社区发展计划中的一项康复策略，其目的是使所有残疾人享有康复服务，实现机会均等、充分参与的目标。社区康复的实施要依靠残疾人、残疾人亲友、残疾人所在社区以及卫生、教育、劳动就业、社会保障等相关部门的共同努力。"康复专家委员会给社区康复下的定义是："在社区的层次上采取的康复措施，这些措施可利用和依靠社区的人力资源，包括依靠有残损、残疾、残障的人员本身，以及他们的家庭和社会。"我国在1991年颁布实施的《中华人民共和国残疾人保障法》中确定的康复工作，是"以康复机构为骨干、社区康复为基础、残疾人家庭为依托"的指导原则，要求"各级人民政府和有关部门应当组织和指导城乡社区服务网、医疗预防保健网、残疾人组织、残疾人家庭和其他社会力量，开展社区康复"。社区大众运动康复就是在政府领导、相关部门配合、社会力量广泛支持下，采取社会化方式，以康复机构为骨干、社区康复为基础、失健人家庭为依托，通过运动项目及娱乐项目的训练，为伤、病及"亚健康"人群提供有效、经济、方便、综合、连续的运动康复服务，使他们身体机能得到提高，同时可以改善心理状态，促进人际交流、回归社会。社区运动康复最大的优点是弥补机构康复的不足，就近、就便满足各类需要康复的人的需求，有效利用康复资源。

一、国外社区运动康复事业发展概况

20世纪70年代初，发达国家发现定位在家庭与社区的康复服务可以弥补机构式康复的许多不足，纷纷建立起符合本国国情的社区康复服务体系，其中，运动康复作为社区康复的主要服务内容得到广泛开展。英国是现代社区卫生服务的发源地，通过全民健康服务网络，由全科医生负责所辖区域居民的运动康复服务，这种方式取得了较好的效果。

美国的社区运动康复走的是市场化道路，每一个社区运动康复服务中心都是自负盈亏，它们的经济来源一部分依靠社会的捐助，另一部分依靠服务对象支付的医疗保险。在美国，社区卫生服务体系是由社区卫生服务和医院服务两部分构成。在社区运动康复过程中，社区医院建立转诊系统，可以为患者制订运动康复计划，提供高水平的运动康复服务，而社区康复服务中心配备比较全面，既可以提供运动康复门诊，解决各类康复问题，又可以提供各种家庭上门的运动康复服务。

古巴是发展中国家社区运动康复服务发展最好的，古巴政府深刻地认识到大众运动康复具有"高效率、低成本"的优点，能大幅降低全民的医疗支出。在古巴，以家庭医生和社区联合诊所为核心的基础医疗得到了优先发展，1984年古巴开始推广家庭医生（类似于全科医生），每位家庭医生负责120个家庭的医疗服务，还负责600~800个居民的疾病预防、药物治疗、运动康复训练及健康宣传教育等工作。

在澳大利亚，有效的法律体系对社区运动康复服务的各个方面进行法制化的管理。澳大利亚成功地把运动康复工作纳入区域性卫生服务网络中，根据人群分布、年龄结构、区域特点，开展多病种的运动康复、老年常见病、慢性病、"亚健康"的运动康复、伤残运动康复训练等，既提供住院运动康复门诊、住院，又有运动康复预防、老年运动康复护理、社区运动康复、长期家庭运动康复服务等多种服务形式。

总而言之，在社区运动康复较为发达的国家，政府扮演社会福利提供者的角色，以完善的法律体系作为保障，以促进健康为核心，以满足居民的运动康复需求为出发点，通过社会化的服务方式使所有的居民都能享受廉价、便捷、有效的运动康复服务。

二、国外社区运动康复的效益

（一）社会效益

社区运动康复把医学康复与运动康复、康复教育等有机结合起来，帮助失健者摆脱困扰、重返社会，为失健者平等参与社会活动创造必要条件，社区运动康复是一个社会系统工程，需要政府领导，卫生、民政、教育等多部门参加，广泛动员社会各种有效力量积极参与，是社区建设与发展的一部分，遵循"低成本、广覆盖"，以较少的人力、物力、财力投入，使大多数康复对象享有可及的运动康复服务，保障康复对象的基本运动康复需求。

（二）经济效益

开展社区大众运动康复服务有助于降低医疗费用，运动康复具有投资少、效益高、疗效好、易开展的特点，治疗手段绝大多数是非药物性和低医疗成本的适宜技术，有利于控制康复医疗服务成本，能获取明显的经济效益，非常符合当前的医改理念，此外社区运动康复的收入是社区卫生服务重要补偿渠道，能及时地弥补政府拨款和社会募集不完善的情况。

三、国外社区运动康复的建构原则

（一）坚持工作方式社会化

坚持各部门协同分工合作，把社区运动康复工作纳入当地政府的政绩考核和社会经济发展规划中，充分利用康复资源中心力量和各种社区资源，营造全社会都来关心、帮助社区有运动康复需求居民的社会氛围。

（二）坚持以社区为本

以社区失健居民的康复需求为导向，以社区康复建设为依托，立足社区内部的资源，从社区的实际出发，力争做到社区组织、社区参与、社区支持、社区受益。

（三）确保低成本、广覆盖

充分了解社区中病、伤、残、"亚健康"者对康复服务的需求，建立病人康复服务档案，根据社区资源状况和居民的生活水平，开拓低投入、高回报、高效益的运动康复服务途径，服务于社区中有康复需求的失健者。

（四）因地制宜

根据当地的社会背景、经济水平、文化习俗、运动康复技术资源状况、康复对象的需求等因素采取适宜的社区运动康复服务模式，运用易懂、易学、易会、方便、实用、有效、价廉的运动康复技术在社区和家庭中宣传普及并大力推广应用。

四、我国社区运动康复事业开展现状

目前，我国的大部分城市基本都开展了社区卫生服务。社区卫生服务融预防、医疗、保健、康复、健康教育、计划生育技术服务为一体（即"六位一体"），提供有效、经济、方便、综合、连续的基层卫生服务，具有投入少、费用低廉、服务面广、受益面多、简便易行的特点。随着我国国民经济的迅速发展和人民生活水平的逐步提高，人们对康复服务的需求发生了很大变化，其中对运动康复的需求更为迫切。通常，运动康复的主要服务对象包括残疾人和有各种功能障碍以致影响正常生活、学习和工作的慢性病人和老年人及"亚健康"人群，再加上一些急性伤病的患者和手术前后的患者，在我国需要运动康复服务的人数超过2亿。尽管这些年来我国社区卫生服务体系的建设不断完善，我国社区运动康复事业也取得了一定的发展，但由于人口结构变化大，慢性病人群和"亚健康"人群不断增加，残疾人数量多、分布广，以及政府投入有限、重视不足等现实问题，与欧美等社区运动康复事业发展领先的国家相比，还有相当的差距。对北京、上海、深圳、成都、武汉、郑州、洛阳、菏泽等10个城市的社区进行了调查。向社区卫生服务机构负责人发放问卷79份，回收56份，回收率70.9%，有效问卷50份，有效率为89.3%；向所调查社区的居民发放问卷234份，回收207份，回收率88.5%，有效问卷186份，有效率为89.9%；实地走访调查社区31个，占总数的39.2%。

（一）服务形式

目前，我国社区运动康复服务主要有三种服务形式，它们分别是：（1）社区卫生服务中心康复科（简称康复科服务），因为社区卫生服务中心一般由"三部一室"组成，所以康复科是社区卫生服务中心组成结构的非常重要的部分。（2）社区服务站康复室（简称康复室服务）主要由民政、卫生部门举办，社区提供场地，民政、卫生部门配备器械，每个站配1~2个运动康复训练员，由指导中心统一调配，工资由社区、民政、卫生部门共同支付，已形成一定的产业化运作。（3）家庭上门服务主要是依托康复机构的资源，到社区或家庭为失健者进行运动康复指导。

就社区运动康复的三种形式进行了调查，如图8-3所示，在所调查的社区中，运动康复服务形式存在4种情况，即拥有三种服务形式、康复科和康复室、仅有康复科、仅有康复室，它们的比例分别是26%、46%、22%、6%。由以上数据可知，整体来看，拥有三种服务形式的社区比例较低，说明目前社区运动康复服务形式还比较单一；分开来看，康复科服务这种形式是最为普遍的，但也仍未全面普及，而家庭上门服务这种形式普及程度最低。通常，上述三种运动康复形式在我国社区大众运动康复事业中应该是相互联系、互为补充的有机整体，其中社区卫生服务中心康复科是开展社区运动康复的关键所在，也是主要形式，其对下直接指导社区康复服务站和家庭，对上连接区、市医院康复科，是整个社区运动康复服务网络的中心和枢纽。

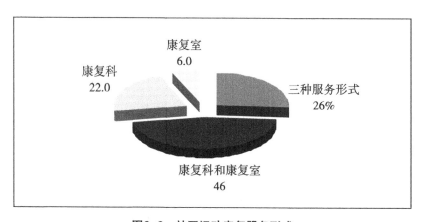

图8-3　社区运动康复服务形式

（二）服务内容

通常，在运动康复的工作流程中，运动康复评定和运动康复治疗是两个中心环节。在所调查的社区中，能够开展运动康复评定的仅占36%，能进行5种以上方法的运动康复训练的仅占28%，其中开展较为普遍的是推拿、按摩、针灸等中医康复服务，以及肌力训练，相当一部分社区不能进行如平衡协调功能训练、步行功能训练、医疗体操、气功、导引等一些最基本的运动康复训练，而且不同社区对常见伤病的运动康复评定和治疗缺乏统一的规范。目前，运动功能评定缺失、运动康复训练方法单一、运动康复工作流程没有统一规范，是社区运动康复服务中存在的主要问题。

（三）人员构成

在调查中了解到，我国社区运动康复服务中基本没有专职的运动康复人员，多是护士或其他专业医务人员兼职从事，他们普遍没有接受过专业的运动康复培训和指导，对运动康复训练的概念模糊不清，仅能进行一些简单的训练指导和服务，业务能力非常有限。由于不能为社区居民提供个性化、综合性、连续性、高质量的运动康复服务，社区运动康复很难赢得社区居民的信任。而在社区运动康复服务开展较好的国家和地区，比如我国香港，医院康复机构会定期给社区运动康复提供重要的指导和支持，而且全科医生制度非常健全，全科医生能掌握需要康复者的资料及家庭情况，有利于制订合适又个性化的家庭运动康复训练计划，良好的医患关系和医患之间的信任感有助于运动康复措施得到有效执行，能做好随访、监督、指导等工作。

（四）硬件设施

通过调查发现，在我国社区卫生服务中心的康复科中，有专门的运动功能评定室、运动康复训练室的比例很低，仅占12.8%。在菏泽、洛阳、南阳等中西部地区，许多社区卫生服务中心康复科已多年没有购入新的仪器和设备，在其康复科宣传栏中介绍的运动康复训练内容如关节功能牵引训练、平衡训练、医疗体操、导引等，由于场地和器材等因素，其实根本无法正常开展，运动康复服务有名无实。我国的公共卫生事业支出主要靠当地财政，这样就造成了欠发达地区的公共卫生事业支出根本无法保证基本的公共卫生需要，社区运动康复就处在经费长期投入不足的窘境中，致使运动康复服务的硬件设施严重缺乏，运动康复服务无法得到正常、有效开展。

由上可知，目前我国社区大众运动康复模式是在传统专业医学康复模式基础上进一步拓展，是一种能有效满足残疾人等运动康复需求的人性化、社会化的模式。尽管近十年来我国的社区大众运动康复事业有了很大发展，但在服务水平、硬件条件、人员素质等方面与发达国家如北美、美国、澳大利亚相比还有较大的差距，加上我国经济发展水平有限、人口数量多、分布广、结构变化大，老龄化进程加快、"亚健康"日趋严峻等客观现实的影响，社区大众运动康复还存在着许多亟待解决的问题。

五、促进我国社区大众运动康复事业发展的举措

（一）建立健全法律制度

借鉴一些国外的成功经验，加强全国人大及地方人大关于社区运动康复事业的立法，建立完善的相关法律体系，建议国家政府部门进一步制定有利于失健者康复事业的法律、法规，进而从法律的角度促进社区大众运动康复的开展。

（二）建立多部门合作的管理协调机制

社区大众运动康复工作具有涉及面广、技术性强、难度大的特点，所以社区大众运动康复工作的开展必须要以政府为主导，其他部门联合参与，以社区为依托，社会各界包括失健者本人及家属参与的社会化工作模式。社区大众运动康复工作是各部门共同合作推进的，是社区康复的必要基础，比如民政部门、体育部门要承担相关的社会福利工作，社区卫生部门要组织、管理、提供社区大众运动康复服务。因此，只有多部门共同合作、相互协调、齐抓共管，才能真正使社区大众运动康复工作立足于社区、服务于社区。

（三）建立可持续性的筹资机制

我国医改的内涵是控制医疗费用非理性增长，重点是遏制不合理的药费增长速度，而运动康复服务投资少，治疗手段绝大多数是非药物性和低成本的适宜技术，非常符合我国当前的医改理念。社区运动康复服务具有很强的公共性，属最基本的公共卫生保障。政府应成为提供社区运动康复服务的主体，加大对社区卫生服务的投入力度，要充分认识到运动康复支出的成本效益优势，要转变"重医疗而轻康复"错误观念，建立社会化的"可持续性"筹资机制，拓宽资金来源，促进社区运动康复的可持续发展。首先，各级政府加大对社区大众运动康复的专项经费投入，政府的康复经费要有重点、有倾斜地投向基层社区和贫困地区；其次，社区内资源可以依托社区服务的现有机构，以及社区内物业管理公司、企事业单位、社会团体等现有的基础设施实现共享共建；再次，要广泛动员社会各界、各种非政府组织参与到社区大众运动康复事业当中，面向全社会进行慈善募捐；最后，在经济发达的城市或地区，可适当在社区大众运动康复服务中进行必要的收费进行补偿。

（四）建立富有活力的运行机制

要积极发挥社区服务网络的优势，社区运动康复是社区卫生服务六位一体中不可缺少的重要组成部分，与社区卫生相结合是社区运动康复的主要依托。社区运动康复应和社区的有关部门相结合，因地制宜发挥优势，形成完善的社区运动康复服务网络。充分发挥社区居委会、社区服务中心、社区卫生服务网点、社区体育娱乐活动场所、志愿者团体等现有机构设施及人员的作用，实现社区资源共享融入社区服务中，形成纵横一体的大众运动康复网络。在社区服务与训练网络中，要构建以患者家庭为基础，以康复站为依托，以运动康复服务中心为骨干的社区大众运动康复服务与训练网络；在城市基层中，应在街道社区服务、社区卫生服务等机构中，设立社区运动康复服务指导中心，根据辖区的康复需求和资源分布情况，建立社区运动康复站；在农村基层中，可依托乡（镇）卫生院建立康复服务指导中心，依托各行政村卫生室及乡（镇）辖区内的失健者服务机构建立康复站，这样的社区运动康复服务指导中心和康复站深入基层，能够因地制宜配置必要的运动康复器材、场地，提供以运动训练、康复咨询和转介服务为重点的康复服务工作，普及和宣传运动康复知识，培训专职运动康复员和志愿工作者。

运动康复学科作为一门新兴学科，很多社区卫生服务人员对这门学科还缺乏认识，这就需要聘请一些有经验的康复专家到社区指导运动康复工作，对相关人员进行培训以及"传帮带"。此外，还要鼓励和支持社区卫生服务人员走出去，参加相关的培训和学习，如到大专院校、康复医疗机构去了解最新的运动康复训练理念和应对不同伤、病的运动康复方法。

第六节   适合中国国情的健康管理体系研究

一、健康管理的时代背景和社会效益

21世纪科学技术的迅猛发展、医学和公共卫生的联手，让人类比任何时候都更健康、更长寿。然而，随着现代医学技术的不断发展，健康领域的高技术回报开始呈下降趋势。新药、新手术及新技术的成本越来越高，对人类健康长寿的贡献越来越小。人们逐渐认识到，对维护健康和预防疾病的投资回报要远远高于对恢复健康所付出的代价。健康管理的理念由此诞生。所谓健康管理是指针健康需求对健康资源进行计划、组织、指挥、协调和控制的过程，也就是对个体和群体健康进行全面监测、分析、评估、提供健康咨询和指导，以及对健康危险因素进行干预的过程。健康管理的价值和贡献就在于能调动管理对象的自觉性和主动性，有效地利用有限的资源来达到最大的健康改善效果，保护和促进人类的健康，达到预防和控制疾病发生、提高生命质量、降低疾病负担的目的。

在西方国家，健康管理经历了20多年的发展，已经成为医疗服务体系中不可或缺的一部分，并被公认为能有效地降低个人的健康风险，同时降低医疗开支。美国的健康管理经验表明，通过有效的主动预防与干预，健康管理服务的参加者按照医嘱定期服药的概率提高了50%，而医生开出更为有效的药物与治疗方法的概率提高了60%，从而使健康管理服务的参加者的综合风险降低了50%。西方国家有一个普遍承认的成本核算标准，即在健康管理上投资1元钱，将来在医疗费用上可减少8~9元钱。在美国，中等规模以上企业都已普遍接受了健康管理公司提供的专业化服务，有超过9000万的美国人在购买健康管理服务。

二、我国健康管理的发展概况

我国第一家健康管理公司是在2001年问世的，经过20年的发展，虽然健康管理有了一定规模，但仍处在起步阶段，存在一些问题，这些问题主要有：（1）健康管理的服务对象比较狭窄，主要集中在经济收入较高的高端人群。（2）公众的认知度还不高。目前，我国多数公民对健康的认识还停留在疾病治疗和自我保健上，一直以来习惯于生病就医的医疗模式，在尚无明显症状的情况下对自己的健康状况不重视，对健康管理的一些理念，如为预防疾病的发生而预先付费等，尚不能接受。（3）健康管理医学模式尚未形成。目前，虽然很多医院打出健康管理的旗帜，但绝大多数对健康管理的理解还停留在体检范畴。单一的、初级的体检，仅仅是健康管理活动中了解客户健康状况的一个环节，没有体检以外的健康评估报告、跟踪与干预服务等更进一步的服务。而健康管理的目的是发现健康危险因素以进行干预，达到预防和控制疾病发生、提高生命质量。（4）学科发展滞后、人才匮乏。目前，我国研究健康管理理论的队伍没有形成，健康管理基本概念和知识的普及工作尚未到位，进行健康管理实践的人才相当匮乏，研究健康管理的专著还未出现。（5）市场不成熟。截至目前我国虽然有200家左右的健康管理公司，但尚未形成国家、医院、保险公司、消费者和健康管理公司的有效对接，行业运作机制不成熟、商业盈利模式比较单一、产业集中度较小、服务不规范、行业标准不统一，整个行业呈现出无序的、鱼龙混杂的竞争局面。

2000多年前，《黄帝内经》就提出"上医治未病，中医治欲病，下医治已病"，即医术最高明的医生并不是擅长治病的人，而是能够预防疾病的人。美国权威医学专家曾预言，21世纪将是健康管理的世纪。健康专家黄建始认为，只关注占人群20%的病人，意味着忽视了80%正在受各种健康危险因素危害的人群应有的健康权利，这样做不符合和谐社会的原则。医疗系统的健康管理能力是21世纪迫切需要发展的服务能力，健康管理作为一门新兴学科对我国的健康资源管理和可持续发展将起到不可替代的作用。

三、适合我国国情的健康管理体系的构想

（一）国情分析

我国正处在全面建设小康社会的进程中，人民群众对健康需求日益突出，不断扩大的医疗和健康需求与有限的卫生资源之间的矛盾正在加剧。如何在保证人人享有健康的前提下，有效地使用现有的卫生资源来满足14亿国民的医疗和健康需求，是我们面临的一个难题。美国于2007年花费了2.2万亿美元，没有解决美国人民的"看病难，看病贵"问题。中国人口是美国的4倍多，而且农村人口占绝大多数，如果按美国的模式和标准，我们每年所消耗的医疗支出将会是一个天文数字。今天，我们面临传染病和慢性病的双重威胁，面临着未富先老的挑战和人口基数大、健康质量不高的现实，现有的健康资源支持不了中国今后的可持续发展。如果不从源头上去花大力气改变不健康的环境和不健康的行为习惯，减少人群中的慢性病危险因素，提高整体人群的健康水平，等发生了慢性病再去处理，后果是不堪设想的。美国1/4的人口至少患一种慢性病，消耗了美国3/4的医疗卫生资源。中国现在只关注医疗服务其实是对我国有限医疗资源的极大浪费和犯罪。中国要建设小康社会，保持可持续发展，健康管理是值得我们认真考虑的选择。

（二）以"治未病"为理念，走有我国特色的健康管理道路

"治未病"是指采取预防或治疗手段，防止疾病发生、发展的方法，是中医治则学说的基本法则，是中医药学的核心理念之一，也是中医预防保健的重要理论基础和准则。我国历代医家都对"治未病"思想极为重视。《黄帝内经》中的"圣人不治已病治未病"是对这一理念最早的阐述。医圣张仲景在医学实践中贯彻"治未病"思想，提出了"见肝之病，知肝传脾，当先实脾"，这是运用五行运转的规律得出的治病防变的措施，是"治未病"思想既病防变的具体体现。药王孙思邈提出了"上医医未病之病，中医医欲病之病，下医医已病之病"，将疾病分为"未病""欲病""已病"三个层次，他认为，在疾病逐步形成的过程中

要及时介入和干预，消除致病因，以保持健康体魄。近年来，国家提出了从"治疗疾病"向"预防疾病"重点转变的前移战略，中医"治未病"事业日益受到重视。当前"治未病"思想已逐渐为人们所认识，"治未病"巨大的临床意义和社会效益也被许多广大医务工作者所关注和推崇。

（三）完善健康服务链，促进健康管理发展

我国现阶段以健康体检为主要形式的健康管理服务行业，缺乏成熟的产业链条，以及可借鉴的、成熟的商业模式，健康管理公司、医院、保险公司、健康产品厂商等上下游之间尚未形成完整的产业链和运营体系。眼下最为迫切的是这一产业链条的整合问题，参考国外的成熟经验，保险公司通常成为这一行业的引领者和投资人。社保体系是我国最主要的医疗保险体系，商业医疗保险只是补充。在这种体系下，无论是新型农村合作医疗制度，还是城镇职工基本医疗保险制度或者城镇居民基本医疗保险制度，都由政府统筹和买单。像世界上任何一种政府提供的保险一样，社会医保讲究的是"低水平、广覆盖"，随着生活水平的提高，会有越来越多的人希望能获得一种更高质量的医疗服务，而且当人们处于"亚健康"状态以及"高危"状况下，社会保障不能提供任何解决方案。因此，在社保之外，商业医疗保险业的发展将大有可为。在这一运营模式中，消费者、保险公司、健康管理公司、医院这四者形成了一个良性的倒逼关系：消费者付费给保险公司，保险公司为降低赔付费用购买健康管理公司的服务，健康管理公司以降低消费者健康风险为目标和医院进行合作，利用双方的资源向消费者提供优质、高效的体检、评估、干预等服务。这样对于消费者，提高了健康水平，减少了患病的风险，而对于保险行业，这种机制有效地减少了医疗费用的支出，增加了收益。因此，这是一种多赢的运营机制。受国内政策的限制，上述机制还未形成，而目前国内的健康管理企业几乎所有的客户定位都走高端路线，这严重阻碍了健康管理行业的发展。因此，要呼吁政府放开政策，鼓励和引导健康管理各子行业的资本进行融合，保险公司作为重要的推动者和整合者，与健康管理公司、医院建立一种合作模式，不断扩大客户数量、提高服务质量，实现各种资源对接。

（四）形成我国特色的社区健康管理服务体系

社区健康管理是以社区全体居民为服务对象，对全社区居民的生命全过程进行系统的监控、指导和维护服务，将预防保健、健康教育作为工作重点，进一步落实"小病在社区、大病进医院、康复回社区"的服务模式，真正实现"治未病"的目标，有效地分流患者，减轻医院的压力，逐步缓解看病难、看病贵的问题。

我国社区健康管理要充分发挥社区卫生服务体系的资源优势，以预防为导向，把科学的健康生活方式传授给社区居民，改变影响居民健康的环境因素、心理因素，变被动的护理健康为主动的管理健康。社区健康管理应包括社区居民的健康调查、建立社区居民健康档案、定期组织体检、更新居民的健康信息。在此基础上，要了解和掌握各种危害健康的因素，如高血压、吸烟、盐摄入过多、过量饮酒、超重肥胖、缺乏运动、环境卫生等，通过对这些因素进行危害性评估，确定先后顺序，进行健康干预。社区健康管理涉及的人员和组织关系很复杂，要加强部门和组织间的合作，要在经费、政策给予支持和投入，增加和完善健身器材和健身场地，调动公众的广泛参与，定期开展各种主题的健康教育活动，这些健康教育活动必须要有行政部门的支持、医护人员的共同参与。而且社区护士应该了解整个健康教育计划的制定过程和方法，直接或间接参与全部或部分过程。此外，可以举办讲座、广播宣传、张贴宣传画、发放宣传单等多种多样的形式进行健康知识的普及，提高居民的健康认识水平。

第七节 大众运动康复的信息化研究

当前人类步入了信息社会，信息资源成为事业发展的基础。互联网的出现，使信息资源以前所未有的速度在全球范围内迅速传播，开发利用网络信息资源已成为许多发达国家的一项基本国策和战略选择。信息是知识经济的强大支柱，信息的快速、稳定和持续发展，正日益成为社会与经济发展的强大动力。大力开发和利用网络信息资源，对于提高我国综合国力和国际竞争力必将起到极大的推动作用。对于运动康复领域而言，在信息网络时代利用互联网传播运动康复知识和信息也已成为一种发展的趋势。

目前，我国究竟有多少运动康复相关学科的网站，很难统计。网络上的运动康复学科信息量到底有多少，也很难用一个精确的数字说明。通过Google网络信息搜索，发现目前我国提供运动康复信息资源的网站大致可以分为三类，分别是康复医疗机构的门户网站（如中国康复研究中心网、北京小汤山医院网等）、康复信息网站（如中国残疾人康复信息网、中国康复信息网、中国残疾人联合会网站、中华偏瘫截瘫脑瘫康复网）、康复学术网站（如中国康复医学会、中华医学会物理医学与康复学分会、中华风湿康复网等）。此外，还有许多医学综合性网站设置的康复医学类目包含运动康复的相关信息。截至目前，我国还没有专门、独立的运动康复信息网站；网络运动康复信息资源导航尚未建立，处于空白状态；网络运动康复特色资源库建设严重滞后，在所有查询到的含有运动康复信息的网站中，鲜有开设以运动康复为主题的信息资源库，更多的是介绍一些简单的运动康复疗法作为辅助治疗的手段；网络运动康复专题数据库建设亟待改进，比如，中国残疾康复信息网有着各种完备的残疾人康复数据库，但没有建立特色鲜明的运动康复数据库。在互联网高速发展的今天，运动康复信息的需求不断增长，运动康复由于其学科的特殊性，建立一批独立的专业网站、扩大运动康复信息的传播影响、提高信息利用效益已势在必行。

一、大众运动康复信息化的特点和优势分析

网络技术的出现使信息传输和交换速率、效率显著提高，在促进信息化环境的同时，也给人们提供了更多更丰富的获取信息的渠道，它打破了以传统报刊、图书等印刷品为主的较封闭的馆藏资源服务模式，采用电子化、网络化和高密度存储为主导的开放模式，从而使信息服务面临新的挑战。随着互联网的飞速发展和网络信息资源的不断丰富，网络已成为人们获取信息资源的重要渠道。运动康复学作为一门新兴、实用的交叉学科，迫切需要利用网络这一高效、迅捷的媒介，使更多的用户共享运动康复信息资源，扩大运动康复学的社会影响力，促进运动康复学科的良性发展。网络运动康复学也必将有着更加广泛的应用范围和巨大的使用价值。

（一）信息数量大、资源丰富、形式多样

互联网拥有丰富的信息资源，涵盖了不同学科、不同领域、不同语言。其形式包括电子报刊、电子出版物、书目数据、会议论文、学位论文等。它同时还提供了快速访问资源的多种工具，使用户能以最快的速度在最短的时间获取最新的信息。

（二）利用方便快捷

通过关键字词的查询，可迅速找到所要查询的内容。通过超级链接连续访问获取所需的信息。网络信息还通过运用超文本技术，将目次、文摘、主题词分别与论文全文、参考引文与引文全文之间建立链接，通过点击鼠标直接浏览需要的信息。

（三）信息更新快、传播快

网站的内容经常更新，特别是有关运动康复的新闻栏目，随时提供全国乃至全世界运动康复领域的最新信息及学术研究动态。此外，网络上发表的信息速度快，远远超出一般的传统出版社和杂志社。

二、我国大众运动康复信息化发展对策分析

（一）提高认识、更新观念

应该改变被动、落后的服务观念和思想，更新观念、解放思想，变被动服务为主动服务，加强动态服务。以网络为中心，大力开发网络运动康复信息资源，开展定题服务、推送式服务，向用户及时传递最新的运动康复信息；同时还要不断提高广大运动康复工作者的信息意识，通过开展用户培训来不断提高运动康复信息工作者的信息获取能力。

（二）建立专门的运动康复信息资源开发利用机构

网上信息浩瀚繁杂、检索方法多种多样，不利于需求者查找和利用，必须对网络运动康复信息进行筛选、整理、加工和重组，形成符合运动康复专业人员需求的有序化、专业化和可转化利用的信息。因此应建立专门的机构加强网络运动康复信息的开发和利用研究。

（三）发展运动康复专业学科信息门户

学科信息门户是目前网络学科信息资源不断增加但质量却参差不齐的产物。它是继网络指南、资源导航、指示数据库之后发展起来的又一新型网络信息的深层组织模式。学科信息门户的出现，有效弥补了网络资源指南和搜索引擎的不足，在开放式数字信息服务环境下，将特定学科领域的信息资源、工具和服务整合到同一平台上，为用户提供方便的信息检索和服务入口。网络信息迅速增长的时代，建立运动康复学科的知识组织体系，融合链接门户中运动康复学科信息，不仅可以提高用户对运动康复信息的利用效率，还有效解决了网络运动康复信息资源在数量、质量、检索效率及可信度方面的问题。运动康复学科信息门户应该按照一定资源选择和评价标准、规范的资源描述和组织体系，将运动康复学科领域的信息资源、工具与服务集成到一个整体中，对具有学术价值的信息进行搜集、选择、描述、组织和整合，并提供浏览、检索、导航等增值服务。

（四）建立运动康复专题数据库

目前网络医学专题数据库很多，但是唯独没有运动康复学科数据库。网络上大量的运动康复学及相关专业期刊和图书在学术交流中发挥了重要作用，受到专业人员的关注。我们可以综合网络上有关运动康复学信息，建立运动康复专题数据库。

（五）建立运动康复信息的资源导航

网络运动康复学资源导航是通过网页来指导用户利用运动康复信息资源的重要途径，是提高网络运动康复信息资源利用效率的重要方法。建立便于用户检索利用的网络资源导航系统，帮助用户在最短时间获取更多有价值的信息。目前，比较常见的学科资源导航主要有两种：分类导航和主题导航。

1. 分类导航

采用通用分类法，如中图法、科图法、DDC等关于康复学科领域的描述，结合相关领域工具书和研究热点及近年来学科发展的趋势，创建康复学科分类体系。类目设置控制在二、三级，最多不超过四级。类目名称自然、规范、准确反映类目的内涵和外延。尽可能采用相应专题领域内通用规范名称、术语和易识别的自然语言。网络信息分类最重要的是能体现直观树形结构以便于层层浏览。各级类目根据知识内容层层展开，体现清晰的类目体系。

2. 主题导航

学科信息门户中，主题组织体系是根据信息主体概念特征来组织学科信息的方法。它以详细描述单元信息具体概念的主题词作为信息标识，按字顺排列，直观性强是用户对门户资源进行检索的主要辅助手段。尤其是现在常用的关键词，采用自然语言来组织信息，易于理解，适用于为信息门户编目。在著录时采用受控词表里的关键词和增加非控词相结合的方式来组织学科门户信息。使用专门的叙词表来组织标引门户的信息资源，帮助用户用符合本学科专业的关键词进行限定检索，提高检索效率。虽然网络资源信息数量大、增长速度快、资源丰富、形式多样，但是并非都是有价值的信息，如何使丰富的网络运动康复信息资源为运动康复工作者提供价值，只有通过运动康复信息工作者对网络运动康复信息资源进行研究、开发与利用，有针对性地搜集、整理、重组乃至形成个性化康复信息服务，才能有效、系统地帮助运动康复工作者把世界先进运动康复技术水平作为自己进一步开展工作的起点，从而大大提高运动康复学的科研、教学、治疗工作效率，推动运动康复事业的发展。

（六）加强运动康复信息资源的整合

网络信息资源整合是指根据用户需要，将各种分布、异构和多样化的网络信息资源进行收集、评价、排序、过滤、分类、标引、建库等的加工过程，从而通过计算机网络以统一的方式呈现给用户，实现信息资源的有序融合、类聚和重组，重新结合为一个新的有机整体，形成一个效能更好、效率更高的新的数字资源体系。网络运动康复信息资源整合是指利用网络信息资源整合的理论和方法，将网络运动康复信息资源整合，并实现统一检索运动康复数字资源体系。运动康复信息整合是在信息组织的基础上，对信息进一步优化组合，并提供一个统一的检索平台，进行检索利用。其主要工作内容包括网络运动康复信息资源的导航整合、网络运动康复信息资源整合及运动康复信息资源平台整合。在运动康复信息资源的整合过程中，要注意吸取成功经验，因信息整合的工作量大、系统耗资多，如果不事先考察好，必然会出现盲目选择的结果。同时加强对整合技术的研究工作，做到积极主动开发、利用，避免被动地跟在技术后面跑。整合的内容应涵盖广，整合的层次要高。信息整合工作规范性要提高，要有一个良好的开端，严格遵守各项规则和标准，避免出现混乱和重复劳动。

第八节 特色的大众运动康复事业研究

一、我国大众运动康复事业面临的主要问题

（一）运动康复资源配置不均衡

城市和农村在运动康复资源配置上存在巨大差异。农村基本无运动康复机构，而城市的运动康复资源充足，设有各种类型的运动康复机构、医疗机构，有公立的大型综合性医院、康复医院、民营医院、社区医院、社区卫生服务中心等。

经调研得出，康复资源分布与地区经济发展水平密切相关，经济发达地区康复资源相对丰富。但是，即使经济发达地区，康复资源依旧不足。一般来

说，省、市级医院多为三级医院，康复治疗场地较大、设备齐全，能够开展物理治疗、作业治疗、言语治疗、心理治疗和康复工程等，主要康复人群有脑血管疾病、脑外伤、脊髓损伤患者、儿童脑瘫患者及骨关节功能障碍术后患者。区级及县级医院多为二级医院，设置的康复医学科仅能开展一般的物理治疗，治疗对象主要为颈、肩、腰腿痛患者。我国广大农村地区医院，多为一级的乡、镇卫生院，主要满足常见疾病的急性期治疗，基本缺乏康复资源，特别是一些专科医院和特殊服务机构，如盲人学校、儿童康复、视力障碍康复、听力康复、智力障碍康复、精神康复及辅助器具服务等，而这些资源主要分布在城市。

（二）我国城乡居民患病率持续增加

我国年患病人次数为50.8亿，比1993年增加了7.1亿人次。我国慢性病人数为1.6亿，也就是说每10人中有1.3人患有医生明确诊断的慢性病。慢性非传染性疾病已经成为我国城乡居民的主导疾病，年龄每增加10岁，慢性病患病率增加50%以上，重大传染病（如SARS等）传播的潜在危险性加大。

（三）城乡居民对医疗卫生服务的利用下降，有效需求发生转移

患者未就诊比例为48.9%（城市为57.0%，农村为45.8%），全国36%的患者采取了自我医疗，医疗费用增加过快，低收入人群、贫困农村居民卫生服务可及性较差。未采取任何治疗措施的门诊患者中，38.2%的患者经济困难；应该住院而未住院患者中，70.0%的患者经济困难。城乡低收入人群应住院而未住院率的比例达到了41%，远高于一般收入人群。

（四）重医疗、轻康复的意识

患者和医疗机构普遍有重医疗、轻康复意识，在康复利润未达到最大化时，公办医疗机构力量和社会力量很难有资金流向康复项目。根据调研可知，机构重赢利是导致康复机构断层（乡镇、农村、城市社区基本无康复机构）的原因。

二、我国大众运动康复事业的构建策略

（一）构建完善的运动康复体系

医院、康复医院、民营医院、社区医院、乡村社区卫生服务中心等，要设立运动康复科，各级运动康复机构的功能定位既要互通又要各司其职。要提高城镇社区、农村运动康复平台（物理和医药疗法平台）的数量，在城镇社区、农村设置常用的运动康复器材，并由专人负责。在条件好的城镇社区、农村设立运动康复服务站，接待随访的患者，提供运动康复的技术指导、转诊、诊断服务，城镇医疗机构的运动康复科负责临床医疗和全面康复（图8-4）。

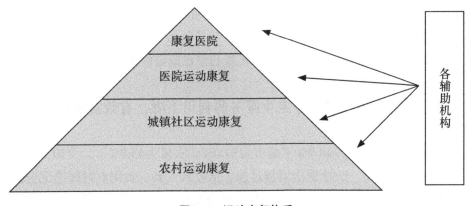

图8-4　运动康复体系

（二）优化配置运动康复资源

大中型医院和康复医院要设立运动康复科，加强与其他科室的横向合作。城、镇社区运动康复点布局：依托社区，组建运动康复服务中心，设专职人员，配备相关器材。重新调整乡村卫生资源配置，依托"一乡一院""一村一室"的发展局面，设立运动康复点或科，设专职人员，配备相关器材。城、镇社区运动康复点或科、乡村卫生运动康复点或科要和大中型医院和康复医院设

立的运动康复科，做到双向转诊制度（"双向转诊"制度的关键：规范化的管理，同时要做到区域卫生资源的合理规划。）按照双向转诊社区人口密度，根据当地发病率，以及当地的医疗资源条件来定，要保证社区医院有相当数量的病人转给对口医院，如无必要就用不着重复检查，自然而然地形成有效的运转。病人结束在专科医院的治疗后，要求专科医院提供转诊期间治疗服务，并把病人转回社区医疗站，做到"双向转诊"。可以通过"双向转诊"获得及时有效的保障，避免延误诊疗时机；医院的住院病人在急性治疗稳定后，可以转诊到社区医院进行后继康复治疗，既节省了医疗费用，又为其他急需住院的疑难、危重病人创造了救治机会。规划见图8-5。

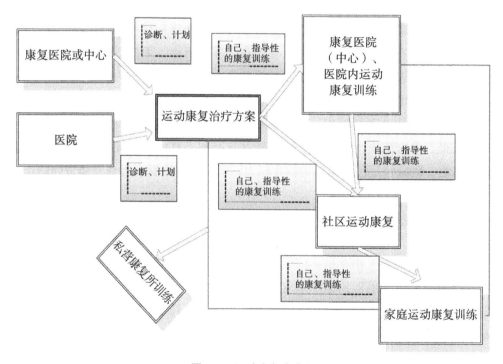

图8-5 运动康复点布局

（三）加强社区运动康复平台建设

接受运动康复治疗的患者以慢性病和老年病者居多，且病程长，患者常因无力支付更多的治疗费用而不再接受正规系统的运动康复治疗，影响了生存质量，最终出现残障或病情的延续等。社区运动康复把医疗康复、职业康复、教育康复和社会康复紧密结合起来，使其形成一个有机整体。但是无论哪一个模式的社区运动康复，都应该体现：就近就地提供运动康复服务；运动康复治疗简便廉价或无费，患者负担得起；运动康复服务分步进行，到家到户；发挥和尊重患者参与运动康复的积极性。

政府部门要高度重视加强社区运动康复工程建设，为社区运动机构与家庭康复之间的衔接创造良好的条件，协调社区机构人员不足与广大患者的运动康复需求之间的矛盾，做好运动康复师和康复员及家庭护理员的培训，为康复者提供更好的服务。

目前，运动康复医疗资源主要分布在三级医院康复科和康复医院等医疗机构，不仅数量有限，而且运动康复费用高、覆盖面小，无法适应残疾、慢性病及老年病等患者数量多、分布广和经济条件有限的状况，成为医疗服务的"短板"。研究表明，有功能障碍的患者在病情稳定后，若在社区和家庭中能够得到及时恰当的运动康复治疗，与在康复机构相比功能恢复没有显著差异，而且花费较低，有家庭支持，易于长期坚持并且有利于言语、认知、情感和心理功能的恢复，既减轻了三级医院的诊疗压力，同时可解决看病难和看病贵问题。

（四）加强基层运动康复人才培养

社区运动康复工作者是社区中一支重要的运动康复技术力量，是患者能否在社区中自始至终地得到运动康复服务的基本条件，患者通过自身的训练或在家属、亲友的帮助下坚持治疗的过程中，仍需要得到督促与指导。综合医院运动康复工作者可以发挥资源中心作用，从理论和实践中培训基层运动康复工作者，让他们掌握最基本的评估和治疗技术，促使治疗向有效、简捷的方向顺利发展。

（五）加强家庭保健员培养

针对患者在住院期间的功能障碍对其家属、亲友进行有计划、有目的的运动康复技能培训，使他们能够了解和掌握一些基本实用的运动康复手段及方法，并能在家庭中为患者进行有效的运动康复训练，从而达到治疗患者，或者让患者在功能方面得到进一步的改善。

（六）加大政府经费投入

由于我国的卫生体制属于国有化，而且运动康复产业在我国又是一种新兴产业，在机构设施建设、运动康复设备购置、人才培养等许多方面都需要政府投入大量的资金，以便促进我国运动康复学科快速发展，弥补运动康复供给不足的局面，尽快缩小运动康复需求与供给之间的突出矛盾，最大限度地满足失健者的康复需求，促进运动康复事业的发展，保证与国民经济的其他行业同步进行。随着运动康复产业的不断发展和卫生体制改革的不断推进，国家也应借鉴国外发达国家的先进经验，重视对需方的资金投入，加大社会保障的覆盖面，使更多的残疾人掌握购买运动康复服务的主动权，同时也有助于运动康复提供者努力改善服务质量。

（七）完善社会保障制度

社会保障制度是指国家和社会为了维护社会成员的基本生存权利，保证和促进社会稳定与经济发展，对由于各种原因而失去生活保障的社会成员给予一定物质帮助的社会安全制度。它是国家关于社会保障的法律、规定及实施办法的总称，是国家社会经济制度的重要组成部分。它的内容主要包括社会优抚、社会福利、社会保险和社会救助。其中，医疗保险是残疾人康复社会保障的重要内容，可以说，一定条件的社会保障制度，是康复失健者得以全面发展的必备条件和保证。进入21世纪，我国开始积极推进多层次医疗保障体系。城镇职工基本医疗保险和农村新型合作医疗制度，是我国多层次医疗保障体系的基本组成部分，它和企业补充医疗保险及社会医疗救助等共同构成一个多层次的社会医疗保障体系。将失健者运动康复纳入城镇职工基本医疗保险和加入农村新型合作、开展特困失健者医疗救助将是我国进一步完善医疗保障体系的重要举措。

第九节 我国大众运动康复产业化具体发展模式

一、钻石模型原理

钻石模型是一个动态的体系，每个因素都会相互作用，并且影响其他因素的表现。产业发展机会通常要在基础发明、技术、竞争、政治环境发展、国外市场需求等方面出现重大变革与突破之后，政府政策也对产业竞争力及发展具有不可漠视的影响。

（一）生产要素

生产要素指一个国家在特定产业竞争中有关生产投入方面的表现。每个国家都拥有不同要素禀赋，而一个国家要利用其优势生产条件来发展相关产业，一般包括人力资源、天然资源、知识资源、资本资源与基础建设五大类，其中天然生产要素基本不被列为创造、升级产业重要条件，所以必须发展高级型和专业型生产要素，即在大部分产业中，国家先天拥有或只需要私人及社会投资就能得到的，如天然资源、气候、地理位置、非熟练劳动力、融资等，这些并不是最重要竞争优势来源，重要的是那些被创造出来的高级要素，需要长期投资或培育才能创造出来的要素，特别是在那些具有生产力的产业中。因此，即使缺乏某些要素优势，只要通过营销策略及创新，仍然对获得竞争优势有所帮助。

（二）需求状况

需求状况是产业竞争优势的第二个关键要素，是指市场对该项产业所提供的产品或服务的需求数量。要提升产业的竞争力，需求状况必不可少，同时在市场需求的基础上细分市场需求结构非常重要。在市场中，内行挑剔的客户有助于提升产业的竞争力，有利于提高企业的创新和服务意识。

（三）相关支持性产业

对于一个产业而言，它的竞争力是受到相关产业影响的，包括产业的上下游。如果上游产业能够以快速有效的方式向下游产业提供最具成本效益的原材料，就有助于下游产业形成竞争优势。如果下游产业具有较强竞争力，对原材料要求比较苛刻，那么也迫使上游产业创造优势。这些相关支持性产业相互作用，以形成有效率的"产业集群"为标志。迈克尔·波特是最先提出产业集群概念的人，他认为：一群地理上互相靠近的、在技术上和人才上互相支持并具有国际竞争力的相关产业和支持产业所形成的产业链，是国家竞争优势的重要来源。他还强调，一个有国际竞争力的优势产业群体中的企业，最好全部由国内企业组成（而不是某一环节从国外采购），特别是由本地企业组成上下游配套齐全的产业发展链条，这样所形成的国际竞争优势才是稳定的、可靠的。由此我们可以看出产业集群的重要性，它是产业具有竞争力的必要条件。

（四）企业战略、结构和竞争对手

在竞争优势和产业的关系中，第四个关键要素就是企业的战略、结构和竞争对手，这包括该如何创立、组织、管理企业，以及竞争对手的条件如何等。企业的目标、战略和组织结构往往具有差异性，产业的竞争优势是指各种差异条件的最佳组合。另外，当地如有很强的竞争对手，也会刺激企业不断地提升与改进。在如今经济全球化的时代，企业的好坏、经营的得失常常可追溯到企业的经营战略。而在企业战略、结构和竞争对手中，竞争对手最为重要，竞争为产业改良和创新提供了推动力，竞争对手在地域上的集中又为企业的改良和创新提供了适宜的组织环境。

（五）机遇和政府

1. 机遇角色——可遇不可求

机会的来源可能是自然演化的，也可能是由一个偶然事件促成的，问题的关键在于如何去捕捉稍纵即逝的机遇。在各国具有优势地位的产业成功史中，机遇是一个很重要的角色，可能形成机遇影响产业竞争的情况大致有下面几种情形：基础科技的发明创新、传统技术出现断层（例如生物技术、微电子科技）、生产成本突然提高（例如能源危机）、全球金融市场或汇率的重大变化、全球或区域市场需求剧增、外国政府的重大决策、战争等。引发机遇的事件打破原本的状态，提供新的竞争空间，使原本的竞争者失去优势，给能够抓住机遇满足新需求的企业创造新的环境。引发机遇的事件也会影响到钻石模型各个关键要素本身的变化，对不同国家而言，机遇所造成的影响有好有坏，但一国的钻石模型如果健全，往往能够化危机为转机，原因是环境本身具有寻找资源、产生新优势的能力，压力也会促使企业更努力地争取新的资源。

2. 政府角色——干预与放任的平衡

影响国家竞争优势的最后一个因素是政府。政府一直是产业在提升国际竞争力时的热门话题，它会影响到前面提到的企业竞争优势其他四个关键要素。政府与其他关键要素之间的关系既非正面也非负面。政府的补贴、教育和资金市场等政策会影响到生产要素，对国内市场的影响也很微妙。一方面政府制定本地产品规格标准之后，必然会影响客户的需求状态；另一方面政府本身也常常是该国市场的主要客户之一。政府也有很多影响上游和相关产业环境的方式，它可以规范媒体的广告形式或产品的销售活动方式，它拥有的政策工具如金融市场、规范税制等又会影响到企业的结构战略和竞争者的形态。同时，政府的政策也受到环境中其他关键要素的影响。如果政府能在适当时间推出适当政策，可能对产业发展产生推进作用。反过来说，如果政府一味干预或放任就有可能阻碍产业发展，可见政府的首要任务是尽力去创造一个支撑生产率提升的良好环境，政府在有些方面比如企业管理、产品定价方面，要尽量不干预，而在另外一些方面如确保强有力的公平竞争环境，提供高质量的教育和培训方面，则要扮演积极的角色。虽然政府在创造和保持国家竞争优势上扮演重要角色，但其政策的影响力是可正可负，而且效果也是片面的。一个产业如果缺少基本的、具有竞争优势的环境，政策再好也是枉然，政府并不能控制国家竞争优势，它所能做的就是通过微妙的、观念性的政策影响竞争优势（图8-6）。

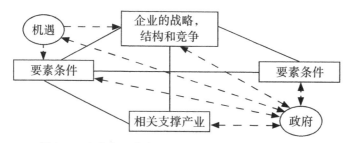

图8-6 企业集群竞争力GEM模型与钻石模型的对比

二、我国大众运动康复产业化发展模式探究

运动康复产业发展模式，主要以钻石模型为各因素主轴，在前述实证和理论研究的基础上，再依据其他产业相关模式予以修正、建构出主因素和子因素，并加以阐释。

依据钻石模型原理，将原有六大因素中的生产要素、需求条件、机会和政府名称维持不变。此外，相关支持性产业则重新命名为辅助支持者，并增列消费者（图8-7）。

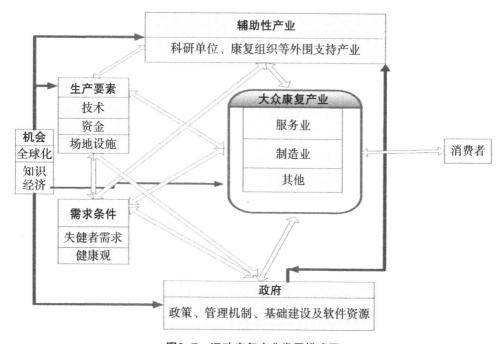

图8-7 运动康复产业发展模式图

（一）生产要素

资金短缺、投融资能力不足是制约我国运动康复产业发展的又一生产要素。在市场经济条件下，要想让运动康复产业发展，必须调用社会资源，而调用资本是关键，当有足够的资本注入运动康复产业中时，才会有人才、技术的良性进入。因此，运动康复产业发展的关键是如何保证资本在本行业中正常循环，并且获得的利润至少能够接近所有行业的平均水平，否则资本将逐步从该行业中撤出。从目前运动康复产业资金投入来看，资金短缺是常态，主要还是政策性投资，这种投资对于提高整个运动康复产业竞争力来说起不到太大的作用。另外，部分运动康复产业化运作等方面普遍存在明显不足，这也是造成投融资困难的重要原因，因此要大力发展运动康复事业，必须注入足量的资金。

我国运动康复制造业处于缺高端、少中端、多低端的状态，因此要加大该行业的科技含量，加大科研投入和教育投入，提高竞争力。与发达国家相比，我国运动康复产业竞争能力的最大差距就是缺乏创新能力的核心技术。在我国企业中，相当部分的产品处于更新慢或不更新的状态，当今世界的国际竞争中，竞争要素已经发生了重要变化，决定产业竞争优势的主要因素已经从过去的自然资源条件和廉价劳动力，转向创新能力、技术和管理优势。因此，我们必须抓住时机，大力增强自主创新能力，走新型工业化道路，使运动康复经济增长方式实现创新驱动型的转变。

我国的运动康复设施和场所多数处于康复和医疗机构，部分私营场所设施分散在城镇，农村基本空白，此状况限制了运动康复的普适性发展，欧美发达国家的社区康复模式的可行性、有效性、经济性已被证实，社区康复这一实践途径是当今世界大力推广的新型途径，是康复发展的趋势。因此大力发展社区（农村）运动康复产业，是我国潜在的大商机。

（二）需求条件和消费者

发展运动康复产业有助于应对现在和即将到来的严峻挑战。我国进入老龄化社会，老年病发生率和治疗费用居高不下，这是运动康复治疗的最大对象，另外久治不愈慢性病、生活方式病、心理障碍、精神障碍、残疾人、急性病恢复期的患者、运动损伤等失健者的康复和干预也是主流对象。随着社会的发展，他们的服务需求倍增，这就给运动康复产业的发展带来了大量的消费者，这是拉动运动康复产业发展的源头。多数学者认为发展大众运动康复学是件利国利民的好事，不仅可以减少国家公费医疗支出和家庭负担，还能提高残疾患者、慢性病人群及老年人的生活质量，对我们国家两个文明建设具有重要意义。伴随着健康观念的转变，民众对运动康复学产生青睐，据调研可知，100%的失健者选择简捷、费用少（相对于医疗）或无费用的运动康复治疗，但现行的医疗体制和意向，阻碍着运动康复治疗的运营。随着社会的发展，运动康复必将大行其道，这对运动康复服务业提出更高的要求，因此也会促进运动康复服务业的产业链发展（图8-8）。

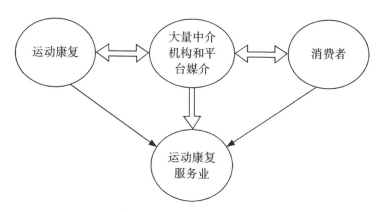

图8-8　运动康复服务业产业链

（三）机会

全球化和知识经济，即无国界及技术与知识性，可视为运动康复产业的优势特点，钻石模型的子因素更是运动康复产业发展过程中不可忽视的经济发展趋势。有学者认为知识经济具有知识传播与运用作用，是经济增长的动力，具有可持续发展特性、高技术推动产业结构转向高级化特征，人力素质和技能成为知识经济实现的先决条件。钻石模型也提到技术创新需资产、人力资源和研究发展持续投资，这与著名经济发展大师约瑟夫·熊彼特（Joseph

Schumpeter）所著"创新论"有相近意义，强调经济成长过程，即生产技术革新和生产方法变革，是一个创新与再组合的变动和发展过程。为提高运动康复产业价值，可通过创新与技术的开发，让商品的附加价值提高，开创运动康复体育业的知识经济价值，或以专利技术、国际品牌或营销能力赚取优厚利润。因此，知识经济带来的技术创新在运动康复产业整体发展中显得十分关键，带来了生产要素革新、组合或升级，扩大了运动康复产业经济活动与产业影响力。

另外，我国从2011年7月1日起，将以治疗性康复为目的的运动疗法等9项医疗康复项目纳入医保，国人健康观念的转变、健康管理的实施等都是发展运动康复产业的机会。近年来，随着我国人口老龄化和退行性疾病发病率增高，社会对运动康复医疗的需求急剧增加，但目前全国运动康复医疗资源有限，不同层次的医疗资源得不到合理利用，需要运动康复治疗的患者仍主要集中在医院和康复中心，很多回家的患者得不到及时恰当的康复治疗和维持功能的连续训练，给社会和家庭造成沉重的经济和心理负担。因此，建立和完善运动康复医疗服务体系势在必行，这也凸显出我国康复服务需求"井喷"现象，因此大力发展运动康复服务业是时代的需求，必将带动社会经济发展。

（四）辅助性产业

运动康复产业与产业外组织关系密切，其中的辅助性产业指非政府单位，大学和科研所对运动康复产业技术创新、人才培养及产学合作等，外围支持产业与运动康复产业关联强，涉及层面广，属于间接关联产业。教育机构因社会发展培养运动康复专业人才，据中国产业经济信息网（2011年）报道，目前，全国康复医疗资源分布极不均匀，主要集中华东、华中等发达地区，西北、西南等欠发达地区相对缺乏。康复专业人才十分匮乏，参照国际平均水平，我国对康复治疗师需求达到30万，人才缺口十分巨大，揭示人力资源的培养会带动相关产业的发展。随着国家教育行政管理部门对运动康复教育的不断重视，社会各界对运动康复重要性认识的不断加深，运动康复教育必将为我国运动康复事业的发展提供丰富的人力资源。人力资源的培养是促进运动康复产业的一环。

大学及科研单位与企业产学研合作，是当今世界各国加快科技成果商品化与社会化等转换的重要形式，有力地促进了科技与经济的结合。于我国而言，开展产学研合作，用最新的科技成果改造既有产业，提高企业的市场竞争力，成为科技进步与产业升级的重要途径，对我国的经济发展起着重要的作用。于企业而言，大多数缺乏技术研发力量，难以贯彻国家提出的自主创新的企业发展道路。两方面的需要，给产学研的合作开展，奠定了基础，通过开展合作，可以实现优势互补。如北京益而康生物工程开发中心引进清华大学技术成果，共同开发"瑞福"人工骨项目（人工骨作为一种植入人体用于骨缺损修复的新型生物医用材料），2001年被列为国家"863"计划项目；2004年被列为北京市高新技术成果转化项目，2005年被列为科技部中小企业创新基金项目，"瑞福"人工骨以胶原分子为模板，具有良好的降解性和生物相容性。"瑞福"人工骨的成功上市将缓解我国骨替代材料质量偏低的现状，实现真正的骨再生，避免切取自体骨，而且用量不受限制，"瑞福"人工骨在结构和成分的双重仿生特性上达到了国际先进水平，也达到了校企双赢的目的。

产学研模式是我国运动康复产业校企合作模式的创新，充分发挥了校企双方的资源优势，共同创建了一个崭新的运动康复学科平台，将会不断创新运动康复科学的研究、培养运动康复产业的高素质人才、推动运动康复产业可持续发展，此是促进运动康复产业的一环。我国存在大量开展运动康复经营的非营利性机构，但随着社会现代化、商业化步伐加快，越来越多非营利机构转变为营利性机构，成为了运动康复市场主体，并且政府为削减财政支出，一般也鼓励和支持这种转化。但转化后仍以大量创造体育消费为主，据资料可知中国企业投资运动康复产业风气逐渐形成，不少中小型企业投资休闲康复场所、运动康复场所等具消费市场的项目，更希望通过公共投资可以获得利润。

（五）政府扶植运动康复产业发展的着力点

制定运动康复产业发展战略、规划、方针和政策，履行指导和规划的职能。运动康复产业作为一个新兴产业，在发展的初期，特别需要政府政策性的支持，比如，拨款资助、税收优惠、土地倾斜及信贷杠杆等经济手段为产业发展创造一个相对宽松的环境。

1. 政府对运动康复产业的生产要素的影响

政府对生产要素的影响主要表现在直接投入、创造和提升生产要素，包括财政经费支持、专业人才培养、支持基础理论研究和共性技术研发、完善中介服务体系及基础设施建设等。

2. 政府对运动康复产业的需求条件的影响

国内需求市场是运动康复产业发展的驱动力，如果国内市场产业需求大于国外市场，则拥有规模经济；如果国内市场消费者需求层次较高，会激发本国运动康复产业改进质量和性能，提高服务水平；如果国内需求具有超前性，会促使运动康复产业创新。政府主要通过运用行政手段，制定规划和激励政策，以及实施政府投入，规划国内市场需求。

3. 政府对运动康复产业的辅助性产业的影响

辅助性产业与运动康复产业是一种休戚与共的关系，相关产业和支持产业是促进运动康复产业取得优势的保证。它有利于运动康复产业良性发展、提高质量和效率。政府通过运动康复产业选择和规划、制定完善的产业政策体系、加强市场环境监管、营造区域创新环境及构建公共服务体系等方面促进了运动康复产业的形成及发展。

4. 政府对运动康复产业的影响

运动康复产业目标不同，其战略和结构也不尽相同，政府治理模式会影响运动康复产业的战略和结构，并使其在一定程度上呈现出民族文化特色，创造并持续产业竞争优势的原始动力是国内市场强有力的竞争对手和政府为运动康复产业提供改革和创新，有助于运动康复产业提高效率、提升质量。

5. 政府对运动康复产业的机会的影响

机会是产业的发展机遇，政府要因社会的发展从政策上促进运动康复产业，任何一个新机会的出现都可能引发一次席卷全行业的"井喷"。由于健康产业是朝阳产业，在新的医疗改革方案落实之际，运动康复产业成为资本市场新的关注点，目前有近600亿美元的资本在关注中国的医疗市场，亟待开拓。尽管我国医疗健康市场的发育比起美国等发达国家，尚处在一个稚嫩的阶段，但已经显示出极大的增长潜力，其中不乏几大热点尤为引人注目。

三、结论与建议

我国大众运动康复制造业发展的比较优势在于：一是劳动力供给比较充裕，源源不断；二是劳动力价格低廉；三是国内市场广阔，使得制造业的发展有了持续巨大的市场支持。发展策略在以下3个方面。

（一）进一步明确运动康复产业发展路径

要发展劳动密集型、技术密集型产业的某些环节，特别要发展中小型企业和非公有制企业，提高劳动密集型产业的价格、技术水平，以及产品的档次；要积极运用高新技术产业改造传统运动康复制造业，真正实现资源消耗低、环境污染少、劳动力能够充分利用的发展目的；要发展区位优势，通过国内资源的整合，巩固发展珠三角、长三角、环渤海湾等竞争力比较强的制造基地之外，再形成几个这样的产业区；要形成一批专业化程度比较高的企业；扩大引进运动康复制造业规模的层次，重在引进技术的管理、消化、吸收创新提高及扩散，在与跨国公司的合作中提高本土的技术水平、创新能力，巩固扩大加工业的优势，努力提升运动康复制造业的优势。

（二）进一步拓宽和规范大众运动康复机构建设

目前，我国的运动康复医疗机构主要有两类：一是康复中心或康复医院，二是综合性医院设置的康复医学科。综合医院的管理人员和医护工作者应重视运动康复工作，增强运动康复意识。医院的一切康复活动要以患者的"全人康复"为目的，将康复技术渗透到病、伤、残者治疗的全过程，运动康复介入得越早，患者恢复就越快，医疗保健费用也就越低。医院管理和医护人员应提高运动康复意识，重视运动康复医学科的建设，积极开展运动康复训练和治疗。同时，也要加大运动康复机构管理力度，提高服务质量。运动康复机构承担着运动康复疑难问题解决、科学研究、技术指导、新技术开发和培养人才的工作，任务艰巨，需要加强质量管理，努力提高服务质量，为运动康复提供信息资源和技术资源。

（三）进一步增强运动康复服务社会化

为残疾人、慢性病人和老年病人等失健者提供基本运动康复服务既是发展运动康复产业的内容，也是发展运动康复产业的目标。增强运动康复服务的社会化，其着力点在于不断打破低水平、缺乏科学性和统一性的运动康复服务状况，不断调整和升级运动康复服务结构，实现运动康复资源分配的公正、公平，缩小地区之间、城乡之间康复技术服务差距，力争实现失健者享有康复服务均等化目标，同时符合成本效益原则。这个目标可以用国际上公认的三大准则——"公平、效率、效果"来概括。公平，就是失健者人人都享有康复服务的权利，不分经济贫富，不分距离远近，不分地位高低；效率，就是要用最少的消耗，满足更多的需求；效果，即失健者的健康状况、健康水平，包括心理的、社会的、生理的良好状态。实现运动康复与医疗保险和社会保障的对接、将运动康复纳入发展总体规划，可以切实保证运动康复服务的覆盖面，同时也可以促进运动康复服务供给大幅度增加，能够为全体运动康复患者提供相对公平的康复消费机会。总之，运动康复服务的大众化、普及化是运动康复产业发展的必然趋势。

参考文献

［1］互联网+康养 全方位覆盖亚健康人群需求. http：//finance.eastmoney.com/ a/201901241033803632.html.

［2］陆学艺. 当代中国社会阶层研究报告［M］. 北京：社会科学文献出版社，2002：13-68.

［3］陈复平. 亚健康概论［M］. 北京：中国轻工业出版社，2004：6-105.

［4］杨现新. 成年人亚健康现状调查［J］. 实用预防医学. 2005（6）：1344-1345.

［5］何万生. 大学生亚健康的现状分析及预防措施［J］. 现代医院. 2006（2）：114-115.

［6］张林. 人体运动科学研究进展［M］. 北京：北京体育大学出版社，2017：22-156.

［7］张开金，夏俊杰. 健康管理理论与实践［M］. 南京：东南大学出版社，2011：3-123.

［8］田麦久. 运动训练学［M］. 北京：高等教育出版社，2017.

［9］艾东明. 大学生体质健康研究［M］. 北京：新华出版社，2014.

［10］罗伯特，刘颖，吴岩. 基因蓝图：DNA究竟如何塑造我们的性格、智力和行为？［M］. 北京：中信出版社，2020：12-156.

［11］姬玉，罗炯. 休闲参与、社会支持对老年忧郁及幸福感的影响［J］. 中国老年学杂志，2019，39（6）：1460-1466.

［12］何小平. 体育锻炼对中老年人主观幸福感影响的研究［J］. 求知导刊，2014，23（6）：31-32.

［13］You M K, Packer T.Health and well-being through T'ai Chi Perceptions of older adults in Hong Kong［J］. Leisure Studies, 2002, 21（2）：163-178.

［14］Kim Kyuwoong, Choi Seulggie, Hwang Seo Eun, et al. Changes in exercise frequency and cardiovascular outcomes in older adults［J］.

European Heart Journal, 2020, 41（15）：1490-1499.

［15］胡明文.老年族群的运动参与程度与利益知觉之关系［J］.上海体育学院学报，2015，39（5）：63-70.

［16］魏烨.群体性休闲运动对老年人幸福感的影响模式［J］.天津体育学院学报，2014，36（5）：455-460.

［17］张靖波.体育锻炼与压力、人际关系、心理健康关系的研究［D］.昆明：云南师范大学，2014：3-45.

［18］Bennett K M. Gender and longitudinal changes in physical activities in later life［J］. Age and Ageing, 1998, 27（3）：24-28.

［19］Dergance J M, Calmbach W L, Dhanda R, et a1.Barriers to and benefits of leisure time physical activity in the elderly: Differences across cultures［J］. Journal of the American Geriatrics Society, 2003, 51（6）：863-868.

［20］倪宏竹.老年人运动与体适能健身研究［M］.北京：中国水利水电出版社，2018：9-141.

［21］常翠青.运动益寿［J］.医药与保健，2012（4）：47.

［22］张玉柱，马昭，潘卫东，等.太极拳对老年帕金森病与风湿性相关疾病平衡障碍的疗效［J］.中国老年学杂志，2016，36（23）：6031-6033.

［23］Depauw K P.Current international trend in research in adapted physical activity［J］. Sport and physical activity, 1992, 4（5）：56-59.

［24］Reuben D B, Laliberte L, Mor V.A hierarchical exercise scale to measure function at the advanced activities of daily living（AADL）level［J］. Journal of the American Geriatrics Society, 1990, 38（8）855-861.

［25］The association between physical activity and quality of life in older women ［J］.Women's Health Issues, 2001, 11（6）：4713-4808.

［26］Lee C, Russell A.Effects of physical activity on emotional well-being among older Australian women［J］. Journal of Psychosomatic Research, 2003, 54（2）：155-160.

［27］魏烨.老年人参与群体性休闲运动的动机、群体气氛与运动效益的相关性［J］.中国老年学杂志，2014，34（20）：5899-5900.

［28］柳鸣毅.健康中国背景下全民健身公共政策分析［J］.中国体育科技，2017（1）：38-44.

［29］岳建军. 美国《国民体力活动计划》中体育与卫生医疗业融合发展研究［J］. 体育科学，2017（4）：29-38.

［30］李红娟. 体力活动与健康促进［M］. 北京：北京体育大学出版社，2012：5-120.

［31］Jeff Konin. Management Strategies in Athletic Training［M］. Lllinois：Human Kinetics,Inc,2018.

［32］医药健康产业研发从仿创结合迈向自主创新. http：//paper.chinahightech.com/pc/content/202104/12/content.42/45.html.

附件

《河南省中、小城市和县、市辖区亚健康调查表1》

要求：选最符合你的选项，在□画√。

性别：男□　女□

一、职业群体

1.公务员群体□　　　　　2.经理人员群体□　　　　3.私营业主群体□

4.专业技术人员群体□　　5.企业职员群体□　　　　6.商业服务业员工群体□

7.产业工群体□　　　　　8.大学生□　　　　　　　9.高校教师□

二、年龄

18～25□　　　　26～30□　　　　31～40□　　　　41～50□　　　　51～57□

三、亚健康表现形式（多选）

在一年时间内持续2个月以上出现所列16项症状中的1项以上（前提条件是：去医院看病但未确诊的情况下）。

躯体性亚健康　　　　　　　　　　　心理性亚健康

1.疲劳（运动量没增加）□　　　　　1.心烦意乱□

2.头痛或头晕□　　　　　　　　　　2.孤独感□

3.懒怠□　　　　　　　　　　　　　3.精力不集中□

4.不能解释的全身肌肉不适感□　　　4.焦虑□

5.咽部有异物感□　　　　　　　　　5.睡眠不好□

情感性亚健康　　　　　　　　　　　6.感觉能力差□

1.对周围事物不感兴趣□　　　　　　社会适应性亚健康

2.情绪低落□　　　　　　　　　　　1.有厌倦工作感□

3.情绪不稳定□　　　　　　　　　　2.人际关系易紧张□

四、亚健康成因的主要因素（多选）

亚健康成因的主要因素简介

社会因素：社会转型期产生的突出问题如现代生活节奏快，知识更新快，竞争激烈，给人们带来的风险和压力等；调节不当所带来的一系列的长期心理（生理）问题。

生活因素：主要是指不良的生活方式所引起身体长期不适感。如长期不合理的饮食结构和不健康的饮食习惯，无规律的生活方式，缺乏适量运动，大量吸烟和酗酒所带来的一系列的长期心理（生理）问题。

人际关系因素：主要指不良的人际关系问题所带来的一系列的长期心理（生理）问题。

环境因素：主要指周围的不良环境对人体危害所带来的一系列的长期心理（生理）问题。如噪声、电磁波辐射、化学污染、光污染、室内外空气污染，生活或工作空间环境不佳（空间过于狭小等）所带来的一系列的长期心理（生理）问题。

1.社会因素□   2.生活因素□   3.人际关系因素□   4.环境因素□

五、访谈内容（主要谈自己的亚健康状况）

_____

_____

_____

_____

_____